Michael Walther

Aids ein Gesicht geben

Die Namen in den Geschichten sind zum grösseren Teil anonymisiert. Jede Person zeigt auf der Fotografie zu ihrer Geschichte einen Symbolgegenstand, der ihr persönlich wichtig geworden ist.

Wir danken allen Erzählerinnen und Erzählern sowie der Aids-Hilfe Schweiz (Selbsthilfefonds) und dem Lotteriefonds des Kantons St. Gallen für die namhafte Unterstützung, ausserdem den Mitarbeitenden vieler Institutionen für die Hilfe bei der Kontaktnahme mit Betroffenen sowie für sonstige Ratschläge.

AIDS-HILFE SCHWEIZ
AIDE SUISSE CONTRE LE SIDA
AIUTO AIDS SVIZZERO

SWISSLOS
Kanton St.Gallen

Bibliografische Information Der Deutschen Bibliothek
Die Deutsche Bibliothek verzeichnet diese Publikation in der deutschen Nationalbibliografie; detaillierte bibliografische Angaben sind im Internet über http://dnb.ddb.de abrufbar.

ISBN 978-3-7252-0831-9

Herausgabe: Johannes Ernst Schläpfer, Arbeitsstelle für Aids und Sexualfragen, St. Gallen (AHSGA)
Idee: Michael Walther, Flawil SG
Konzept: Johannes Ernst Schläpfer, Michael Walther
Autoren: Michael Walther (Haupttext, Sachteil), Claude Janiak, Johannes Ernst Schläpfer
Dokumentation Sachteil und Adressteil: Sandra Rechsteiner (AHSGA), Johannes Ernst Schläpfer
Lektorat und fachliche Beratung Sachtexte: Pietro Vernazza, Leiter Infektiologie Kantonsspital St. Gallen; Ervan Rached, Leiter PIPS, Kantonsspital St. Gallen; Bernhard Bürki, Dr. med., Spezialarzt FMH, Thun; Kurt Pärli, Prof. Dr. iur., dipl. Sozialarbeiter, Fachhochschule Nordwestschweiz, Olten
Fotos Umschlag und Inhalt: Florian Lauchenauer, Mörschwil SG
Lektorat Verlag: Markus Kappeler, Emmen
Layout: Andrea Fassbind, Luzern
Druck: Memminger MedienCentrum, Memmingen

Michael Walther

Aids ein Gesicht geben

Geschichten von Menschen mit HIV

rex verlag luzern

Zum Inhalt

B. Sachteil

Geschichten vom Lebenswillen, nicht über das Leiden

Claude Janiak, Nationalrat

HIV – drei Buchstaben, die allen, aber auch wirklich allen geläufig sind. Aids – vier Buchstaben, die allen etwas sagen, die aber auch viel, sehr viel verbergen. Hinter den Abkürzungen HIV und Aids verbergen sich in erster Linie Schicksale, Menschenleben, zerstörte Hoffnungen, vielleicht und hoffentlich aber auch Wünsche und neue Lebensentwürfe.

Die Begriffe HIV und Aids lösen bei vielen Menschen auch heute noch, nach jahrelanger intensiver Aufklärungsarbeit, Vorurteile, Ablehnung und Ängste aus, gleichzeitig aber auch Empathie und Mitleid, gelegentlich sogar falsches Mitleid. Ich bin überzeugt, dass Mitmenschen, die mit HIV infiziert sind, zwar durchaus Mitgefühl brauchen, genau so, wie jeder andere Mensch in einer schwierigen Situation Mitgefühl und Hilfe brauchen kann. Menschen, die HIV-positiv sind, sind jedoch keineswegs bemitleidenswerte Geschöpfe, die mit überbordender Rücksichtnahme und mitfühlender Bevormundung behandelt werden wollen und sollen. Menschen mit HIV und Aids wollen in erster Linie leben, ihr Leben leben, so gut wie immer möglich und so, wie es der Gesundheitszustand zulässt. Darin brauchen sie Unterstützung und Bestärkung: im Leben, nicht in der Krankheit.

Das vorliegende Buch setzt an diesem Punkt an: Es erzählt vom Leben und aus den Leben von Menschen mit HIV und Aids. Es erzählt nicht bloss vom Leiden, von Verzweiflung und Schmerz, es erzählt vor allem vom unbändigen Lebenswillen, von Erfahrungen und Enttäuschungen, aber auch von Freuden und Erfolgen der Menschen, die das HI-Virus in sich tragen. Ein Leben mit HIV und Aids ist möglich und wertvoll, so wie auch ein Leben mit Krebs, mit multipler Sklerose oder mit zystischer Fibrose möglich und wertvoll ist. Es ist ein anderes Leben, das Virus und die Krankheit, wenn sie ausgebrochen ist, sind ein ständiger Begleiter, einer, der das Leben schwerer macht, oft aber auch intensiver leben und erleben lässt.

Die Krankheit macht die Auseinandersetzung mit sich selbst, mit dem Leben und mit dem eigenen Sterben zum Imperativ. Die in diesem Buch skizzierten Schicksale zeigen nicht nur, wie Menschen mit HIV und Aids leben, das Buch hält uns allen einen Spiegel vor. Es zeigt, wie die Gesellschaft, wie wir mit HIV umgehen und mit den Menschen, die dieses Virus in sich tragen.

Wir erfahren, dass Menschen mit HIV und Aids sich immer noch schwer damit tun, in der Öffentlichkeit zu ihrer Infizierung und Krankheit persönlich zu stehen, nicht weil ihnen der Mut fehlt, sondern weil ihre Mitmenschen – also wir alle – damit kaum umzugehen wissen. Wir schwanken zwischen Vorurteilen, Hilflosigkeit und übergrossem Mitleid. Wir möchten Menschlichkeit gerne mit modernen Medikamenten substituieren, mit denen wir Krankheiten und Probleme auf der Welt in den Griff bekommen wollen. Wir sollten aber eines nie vergessen: Leben heisst zusammen leben – wir müssen lernen, mit dem umzugehen, was uns das Leben bringt, nicht nur bei unseren Mitmenschen, sondern auch bei uns selber.

Claude Janiak ist Nationalrat aus Binningen BL, Mitglied der Sozialdemokratischen Partei der Schweiz (SP) und war 2006 Nationalratspräsident.

Ein aktuelles Bild von Aids zeichnen

Johannes Ernst Schläpfer

Aids hat sein Gesicht verändert. Das wissen viel zu wenige Leute. Menschen, die mit HIV leben, sind keine Todeskandidaten mehr. Sie sind Zeitgenossen, die ihren Lebensweg suchen wie wir alle. Ab Mitte der 1990er-Jahre wurden immer wirksamere Medikamente entwickelt. Seitdem diese eingesetzt werden, haben Menschen mit HIV wieder eine Zukunftsperspektive erhalten. Diese Erkenntnis ist zu wenig weit verbreitet. Das möchte das vorliegende Buch ändern. Die Geschichten von Menschen mit HIV zeigen, wie jede Person ihren eigenen Weg im Umgang mit dem Virus geht, ihre eigenen Antworten auf ihr Gesundheitsproblem findet. Jeder Lebensweg ist anders, einzigartig, und trotzdem ziehen sich bestimmte Themen wie ein roter Faden durch die persönlichen Erzählungen hindurch. So wird sichtbar: Aids ist doch keine Krankheit wie jede andere. Sie berührt die intime Zone der Sexualität und sie ist immer noch mit bestimmten Stigmatisierungen behaftet. Das zeigen die Geschichten in aller Deutlichkeit. Die Erzählungen dokumentieren ebenso eindrücklich, wie viel sich in den zwei vergangenen Jahrzehnten verändert hat.

Das Acquired Immune Deficiency Syndrome (Aids) von 2006 ist nicht mehr die Krankheit von 1990, zumindest nicht in der westlichen Welt, obwohl sie immer noch den gleichen Namen trägt. Die unbestreitbaren medizinischen Fortschritte in der Behandlung der HIV-Infektion geben den direkt betroffenen Menschen eine völlig veränderte Lebensperspektive. Nach den Todesängsten, die durch eine HIV-Infektion in den ersten Jahren ausgelöst wurde, gibt es heute für sie eine neue Zukunft. Es geht den meisten HIV-Patienten in Westeuropa und Nordamerika inzwischen gesundheitlich so gut, dass ihre Lebenserwartung nicht mehr bedeutend tiefer liegt als bei der Allgemeinbevölkerung. Dies ist sehr positiv. Deshalb ist es ein Skandal, dass Menschen mit HIV immer noch stark diskriminiert werden. Hier sind die Versicherungsgesellschaften aufgefordert, sich auf den aktuellen Stand des medizinischen Wissens zu begeben und ihre Praxis rasch zu ändern.

Neu ist auch, dass Menschen mit HIV heute wieder teilweise oder voll arbeiten und eine stattliche Zahl sich gerne wieder in den Arbeitsprozess integrieren möchte – sofern sie von den Versicherungen für die Integrationsphase genügend Sicherheitsgarantien erhalten und das Risiko eines gescheiterten Wiedereinstiegs nicht alleine tragen müssen. Hier braucht es Eingliederungsmassnahmen, die auf den aktuell gültigen Verlauf der Infektion besser Rücksicht nehmen.

Durch den medizinischen Fortschritt hat Aids aber auch sein – öffentlich sichtbares – Gesicht verloren. Mit dem Rücken zur Wand, den Tod vor Augen, hatten Menschen mit HIV nicht mehr viel zu verlieren, und dramatische Bilder von Aidskranken rüttelten vor Jahren die Öffentlichkeit auf. Heute ist dies – glücklicherweise – anders geworden. Durch die neu gewonnene Lebensperspektive sind Betroffene mit Recht vorsichtig geworden, ob und in welchem Ausmass sie ihre Krankheit öffentlich bekannt geben wollen. Dieses nachvollziehbare Verhalten hat nun dazu geführt, dass die Krankheit unsichtbarer geworden ist, sie hat den Bezug zu Menschen aus Fleisch und Blut verloren. Aids ist immer mehr zu einer Chiffre in der Präventionskampagne geworden, und deshalb ist es ausserordentlich wertvoll, dass wir in diesem Buch wieder von Menschen persönlich erfahren, wie sie mit der HIV-Infektion umgehen. Damit werden HIV und Aids wieder menschlich konkret, anschaulich, berührend.

Mangelndes Wissen ist sicher die wichtigste Ursache für Vorurteile über Aids und bereitet den idealen Nährboden für Ängste. Doch Zerrbilder entstehen auch, wenn eine Krankheit keine persönlichen Botschafter und Botschafterinnen mehr hat, die sich öffentlich zeigen und falsche Vorstellungen richtigstellen. Die Fachleute der Aids-Hilfen können diese Lücke nur teilweise füllen. Das vorliegende Buch möchte das ändern, indem Betroffene von sich selbst erzählen. Zudem wäre es sicher dringend nötig, dass Menschen mit HIV sich zu einer schlagkräftigen Patientenorganisation zusammenschliessen und für ihre Anliegen kämpfen. Zurzeit stehen die Zeichen dafür günstig, dass dies in naher Zukunft gelingt.

In den letzten Jahren ist Aids vielleicht zu stark auf die Botschaften der Präventionskampagne reduziert worden. Stop Aids – Love Life. Dies ist weiterhin nötig, keine Frage. Doch Love Life – das Leben lieben – gilt ebenso sehr für die Menschen mit HIV wie für all jene, die sich vor dem Virus schützen sollen.

Die Prävention braucht einfache und konzentrierte Botschaften, damit die breite Bevölkerung unzweideutig weiss, wie sie sich zu verhalten hat. Doch dies darf nicht zu einer Reduktion des Krankheitsbildes auf wenige Schlagworte führen. Ausserdem neigen die Präventionsfachleute dazu, die Krankheit zu dramatisieren, um so eine erhöhte Präventionswirkung zu erzielen. Hier decken sich die Anliegen der Prävention und die Interessen der von der Krankheit direkt betroffenen Menschen nicht immer. Zweifellos – eine HIV-Infektion ist keine Bagatelle, sie führt nach wie vor zu einer schweren chronischen und nicht heilbaren Krankheit. Und deshalb gilt weiterhin: Es lohnt sich, sich konsequent zu schützen. Gleichzeitig machen gerade die vorliegenden Geschichten von Menschen mit HIV klar, dass auch ein Leben mit HIV lebenswert, farbig ist und intensiv gestaltet werden kann. Dies ist keine Aufforderung zum Risikoverhalten. Es ist vielmehr eine Aufforderung, sich mit Menschen auseinanderzusetzen, die mit der Infektion leben. Wenn wir uns auf sie einlassen, können wir von ihren Lebenserfahrungen lernen, wie man trotz einer Krankheit ein erfülltes Leben führen kann. Dazu leistet das Buch einen Beitrag.

Wir wünschen uns, dass diese Publikation eine möglichst grosse Verbreitung erfährt und den Weg auch in viele Schulzimmer findet. Das kann dazu beitragen, dass von HIV und Aids ein moderneres, aktuelles Bild entsteht, das der Krankheit auch in der ersten Dekade des 21. Jahrhunderts gerecht wird. Selbstverständlich haben wir hier die Probleme und Aspekte von HIV und Aids besprochen, wie sie Menschen in der Schweiz erleben. Ähnliche Verhältnisse gelten für ganz Westeuropa und Nordamerika. In Afrika und Osteuropa, in Südamerika und Asien hingegen sieht die Realität je wieder ganz anders aus. Aids hat viele Gesichter auf dieser Welt.

Wir möchten uns am Schluss für die finanzielle Unterstützung bedanken, die wir als Herausgeber aus dem Selbsthilfefonds der Aids-Hilfe Schweiz und dem Kantonalen Lotteriefonds des Kantons St. Gallen erhalten haben. Ohne die Beiträge dieser Institutionen wäre dieses Buch nicht entstanden.

Johannes Ernst Schläpfer ist Herausgeber und Geschäftsleiter der Fachstelle für Aids- und Sexualfragen St. Gallen-Appenzell.

Maria Walser

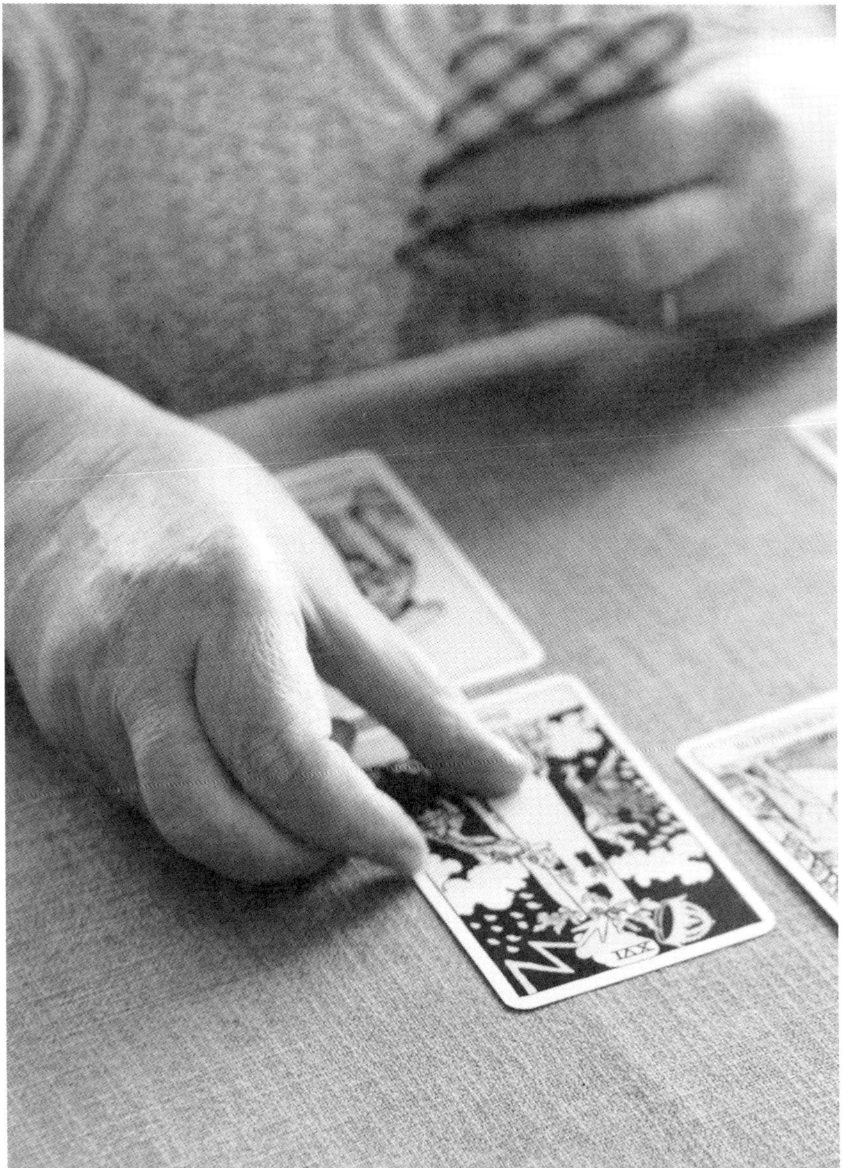

Sachtexte zur Geschichte

«Vielleicht liest der eine oder andere Mann meine Geschichte und macht sich ein paar Gedanken»

Maria Walser

Maria Walser wurde um 1990 von ihrem Mann mit HIV angesteckt. Sie pflegte ihn drei Jahre lang, bis er von der Krankheit schwer gezeichnet starb. Ihr geht es heute trotz schlechten Blutwerten gut. Dies grenzt fast an ein medizinisches Wunder, ist zum Teil aber auch ihr eigenes Verdienst. Doch aus dem Vorgefallenen hat auch sie Schaden davongetragen.

Das Leben schreibt oft lange Geschichten. Einige Dinge gehen etwas vergessen. Ich muss mich bewusst an einzelne Ereignisse zurückbesinnen. Ich bin Buchhalterin. Mein Mann war Handwerker. Unsere Kinder waren schon erwachsen, als es geschah. Sie sind liebe Kinder. Wir kamen immer gut mit ihnen aus. Wir waren also sozusagen eine «Bünzlifamilie» – und dann platzte 1990 die Bombe. Mein Mann war soeben 60 Jahre alt geworden, als er ins Spital eingeliefert wurde. Es hiess, er habe eine aidsspezifische Lungenentzündung.
Ich war bei der Arbeit und mitten im Stress, als der Telefonanruf kam. «Walser?!» Es war mein Mann. «Du, ich muss dir etwas sagen. Ich habe Aids.» Mir blieb die Luft weg. Ich war aber gezwungen weiterzuarbeiten. Am Abend fand im Spital im Beisein der Ärzte ein Gespräch statt. Man war damals über HIV noch nicht gut informiert. Ich selbst wusste kaum etwas. Ich fand den Bescheid «krass» und ungeheuerlich. Gleichzeitig war nichts mehr zu ändern. Mein Mann war nun einmal krank und im Spital.
Die Ärzte empfahlen mir, selbst einen Test zu machen. So erfuhr ich, dass ich ebenfalls positiv war. Aber mir ging es gut. Ich spürte nichts. Es erschütterte mich damals nicht so sehr. Es war nun einfach eine Tatsache, dass wir es in der Familie haben.
Mein Mann kam wieder nach Hause. Doch er wurde nie mehr ganz gesund. Nur phasenweise konnte er noch halbtags arbeiten. Es ging mir aber auch um

die bereits verheirateten Kinder und die noch kleinen Grosskinder. Ich machte mir Gedanken wegen der Ansteckungsgefahr. Man hat die Kleinen doch gern und drückt sie gerne ein wenig an sich. Im Spital beruhigte man mich zwar, dass keine Ansteckungsgefahr bestehe. Aber damit wusste ich noch immer nicht, wie die Kinder und Schwiegersöhne damit umgehen würden, wenn ich es ihnen erzählte. Mein Mann hatte es nicht so gern, aber ich wollte es ihnen mitteilen, und als ich es getan hatte, fügte ich bei: «Jetzt müsst ihr halt sagen, ob wir euch noch besuchen dürfen oder nicht.» Wenn sie geantwortet hätten: «Wir wollen keinen Umgang mehr», hätte ich es akzeptieren müssen. Aber sie fanden, es sei ein Problem zwischen Vater und mir. Dass man sich nicht einfach so infizieren kann, wussten sie.
Ihre Reaktion erleichterte mich. Ich hatte auch nichts anderes erwartet. Aber ich hätte ein schlechtes Gewissen gehabt, wenn ich sie jeweils im Wissen besucht hätte, dass ich die Krankheit habe, aber sie wären darüber nicht im Bild gewesen. Die Kinder und ich hatten immer ein offenes Verhältnis. Wenn ein Problem vorlag, sagte man es. Dann ist es aus der Welt geschafft.

Selbstverständlich empfand ich Wut und Enttäuschung und verlieh meinen Gefühlen auch Ausdruck. Am Anfang schimpfte ich gehörig mit meinem Mann. Ich warf ihm Vertrauensmissbrauch vor. Von meiner Seite gab es laute Worte. Doch er blieb immer ruhig.
Es war «etwas» passiert. Das war eindeutig. Sonst hätte er sich nicht angesteckt. Er war sehr körperbewusst. Im Sommer machte er jeweils Strandferien. Mir sagte dies nicht sehr zu. Deshalb fuhr er jahrelang zwei Wochen allein an die Adria. Und da er ein fleissiger Mann war, immer viel arbeitete und sonst für die Familie da war, mochte ich ihm das von Herzen gönnen. Ich selber hatte einfach nicht richtig Lust darauf, jeden Tag an der Sonne zu braten. In diesen Ferien, nehme ich an, wird es passiert sein.
Mit meinem Mann konnte ich nicht über Sexualität reden. Ich selbst hätte die Offenheit eher gehabt. Denn es ist eigentlich ganz wichtig, dass man sich darüber unterhält, sich die Wünsche und Fantasien mitteilt, sagt, was einem passt und was nicht – und nicht versucht, das über eine aussereheliche Beziehung zu kompensieren. Doch in unserer Generation war das noch anders. Ich versuchte es zwar – vielleicht nicht so deutlich, aber ich machte Anläufe. Ich sagte

etwa: «Wenn dir etwas nicht passt oder nicht recht ist, musst du es sagen.» Doch er ging nie darauf ein. Er hatte eine Barriere. Er sagte höchstens: «Ich weiss nicht, wovon du sprichst.»

Inzwischen habe ich an Freimütigkeit noch dazugewonnen. Auch mit den Kindern kann ich heute ohne weiteres darüber reden. Als sie Teenager waren, war ich dazu weniger imstande. Doch in den letzten 15 Jahren habe ich viel gelernt – oder lernen müssen. Möglicherweise wäre ich schon immer offen gewesen. Wenn es in der Gesellschaft allgemein üblich wird, darüber zu sprechen, fällt es einem leichter. Andere in meinem Alter können es vielleicht immer noch nicht. Ich aber war eher gezwungen, es zu thematisieren.

Trotz den Kränkungen und trotz Donnerwetter – die Scheidung wäre für mich nie in Frage gekommen. Dazu waren wir zu lang zusammen. 50 Wochen im Jahr war er ja auch ein flotter und lieber Mann, er war fleissig und brachte seinen Zahltag nach Hause. Wir erlebten gute Zeiten und hatten ein schönes gemeinsames Daheim. Mein Mann führte nie eine länger dauernde Aussenbeziehung. Dazu wäre ihm die Familie viel zu wichtig gewesen. Gelegenheiten gibt es immer, wenn man sucht und will. Und natürlich tut es weh, wenn man eine Familie ist, Vertrauen hat und gleichzeitig weiss oder merkt, dass sich der Mann noch an anderen Orten vergnügt.

Darüber, was in den andern zwei Wochen jeweils geschah und wie er sich wohl angesteckt hatte, sprach er ebenso wenig wie über Sexualität. Gegenüber den Ärzten äusserte er einmal, es tue ihm sehr leid, dass er seine Frau angesteckt habe. Sie teilten mir mit, dass er betrübt sei. Mir konnte er es nicht eingestehen. Er meinte höchstens einmal: «Jetzt muss ich halt büssen.» Mehr nicht.

Daher kenne ich die genauen Umstände nicht. Es könnte sich im Juli 1990, im Sommer 1989 oder schon früher in Italien ereignet haben. Ich weiss nicht mehr genau, wie viele Jahre mein Mann dahin gereist war. Was soll ich mich mit Details belasten? Wir hatten das Leben lang hart gearbeitet, er war fremdgegangen, und nun war diese lebensverändernde Sache eingetreten.

Heute würde ich damit sicher anders umgehen und genauere Auskünfte verlangen. Doch ich veränderte mich erst nach seinem Tod. Die drei Jahre, die er nach der Diagnose noch lebte, waren Leidensjahre gewesen. In einer solchen Zeit sind Veränderungen kaum möglich. Zudem galt für mich die Tradition – und ich hatte ihn auch immer noch gern.

Er hing ebenso an mir. Einige Jahre vor Ausbruch seiner Krankheit ging ich nämlich einmal zu einem Anwalt, und danach besuchten wir den Friedensrichter. Ich fand, wir sollten uns scheiden lassen und unseren eigenen Weg gehen. Doch er wollte das unter keinen Umständen. Es gab in der Beziehung also schon zuvor Dinge, die nicht stimmten. Manches harmonierte aber auch. Und wo ist schon alles perfekt?
Vielleicht war Sex für meinen Mann wichtiger als für mich, und womöglich waren seine Italienreisen ein Ventil. Ich hatte schon ein paar Jahre lang etwas gemerkt. Ich wusste nur nichts Bestimmtes, und wenn ich ihn darauf ansprach, sagte er nichts. Es tat mir aber jeweils weh, wenn er nach Italien ging. Ich badete nun einmal nicht so gern …
Um ehrlich zu sein, besuchte er FKK-Klubs. Ich schlug ihm vor, wir könnten doch an Orte gehen, wo man die Badehose anziehe, und einen Kompromiss machen. Doch er wollte die freie Körperkultur. Dass ihm das so wichtig war, schmerzt mich. Heute mögen zwar andere Ansichten herrschen. Doch so wie ich geprägt war, galt eine Verheiratung eben noch etwas. Dies hätte auch für ihn gegolten – und das war ja auch der Fall, abgesehen von den zwei Wochen im Jahr.

Dann begann die Leidenszeit. Damals gab es noch keine moderne Medizin. Nur einzelne Medikamente erhielt mein Mann noch, darunter das sogenannte Retrovir. Doch da war die Krankheit bereits sehr fortgeschritten.
Meinem Mann erging es wirklich so, wie man es früher auf Bildern gesehen hat. Er «serbelte» während der drei Jahre richtig «ab», und ich musste oft mit ihm ins Spital. Ich war nach wie vor berufstätig und wollte meinen Job nicht einfach so aufgeben. Erst als Rezession herrschte und auch bereits die Nachfolgerin für die Zeit nach meiner Pensionierung feststand, bat ich meinen Chef, auf 50 Prozent zu reduzieren. Vorerst aber war ich als 56-Jährige noch voll als Buchhalterin arbeitstätig und zahlte den Lohn für einige hundert Angestellte. Es gab keine Stellvertretung. Ich konnte nicht einfach sagen: «Mir geht es schlecht, ich bleibe zu Hause.» Trotz dem Vorgefallenen musste ich jeden Morgen zur Arbeit, und vielleicht war das auf eine Art auch gut.
Mit meinem Mann ging es rauf und runter. An einigen Tagen hatte er es besser, an anderen wieder schlechter. Es war ein gewaltiges Hin und Her. Mal weilte er

eine Woche im Spital. Dann konnte er wieder nach Hause, wo mir die Spitex Unterstützung gab.
Eigentlich hatte ich damals gar nie Zeit, auf meine eigene Infektion einzugehen. Ich besuchte allerdings immer gleichzeitig mit ihm die Kontrolle. Er ging beim einen Doktor der infektiologischen Abteilung zur Konsultation, ich beim andern. Ich fühlte mich immer wohl. Nur, mitanzusehen, wie mein anfangs strammer Mann immer hinfälliger wurde, bis er am Schluss nur noch ein Häufchen Elend war, das war schon nicht einfach. Wenn man so viele Jahre zusammen ist, hat man trotz allem eine Verbindung.
Am Schluss konnte er nicht mehr essen. Er hatte einen Pilz im Hals, so dass er nur noch unter grossen Schmerzen schlucken konnte – wenn überhaupt. Er litt an Herzproblemen. Wegen einer Infektion musste der Fuss aufgeschnitten werden. Er wurde in einem Regionalspital behandelt, wo man nicht so gut Bescheid wusste. Ich brachte ihn am Morgen. Er kam abends erst als Letzter dran. Es herrschte grosse Aufregung. Ich konnte in dieser Zeit mein Leben überhaupt nicht mehr planen. Meine Arbeit bedeutete ein wenig Abwechslung. Den Rest der Zeit widmete ich sieben Tage pro Woche der Pflege meines Manns. Meine Töchter wohnten etwas entfernt. Wenn wir sie besuchten, waren sie immer lieb. «Hast du's recht, Papa, können wir etwas für dich tun?», fragten sie. Doch im Alltag war die Pflege meine Sache. Auch dies entsprach der Tradition.

Für mich selbst erhielt ich während der ganzen Zeit keine professionelle Hilfe. Ich besuchte auch nie einen Psychologen. Das brauchte ich nicht. Auf der Infektiologie war ich genügend betreut. Die Ärzte erkundigten sich, wie es mir geht, und redeten mir gut zu. Die Belegschaft wechselte mehrmals. Aber alle auf dieser Abteilung waren kompetente Personen, die mein Bedürfnis nach Informationen stillten. Viele HIV-Betroffene schimpfen über die Betreuung. Für meine Bedürfnisse war sie ausgezeichnet. Des weitern erhielt ich von einer Kollegin im Geschäft Unterstützung. Wenn ich die Kinder besuchte, sprach ich vielleicht mit ihnen darüber. Doch sonst tauschte ich mich wenig mit anderen über meine Situation aus, obwohl ich gute Leute um mich herum hatte.
Finanziell hatten wir keine Schwierigkeiten. Zwei Jahre lang zahlte die Krankentaggeldversicherung den Lohn. Danach erhielt mein Mann ohne Verzug die

IV-Rente. Mir selbst erging es gut. Nie erfuhr ich im Geschäft Ausgrenzung. Alle reagierten prima. Sie kannten mich ja auch bereits. Dies spielt gewiss eine Rolle. Man spricht oft von Diskriminierung, und wenn man jemanden einstellt, den oder die man nicht kennt, ist es sicher schwieriger, als wenn es sich um jemanden handelt, der einem schon bekannt ist. Deshalb konnte ich offen mit der Krankheit umgehen.

Weil mein Mann nur noch 80 Prozent des Lohns erhielt und ich später freiwillig auf 50 Prozent meines Jobs verzichtete, erlitten wir eine finanzielle Einbusse. Geld war aber bei uns nie ein Problem gewesen. Wir waren beide berufstätig. Früher gab es immer Arbeit, und wenn man fleissig war, reichte es gut. Mir war klar, dass mir jetzt eben weniger zur Verfügung stand. Es ärgert mich heute manchmal ein wenig, wenn Leute mit 70 noch dasselbe Einkommen haben müssen wie mit 40. Dabei sind ja auch die Bedürfnisse geringer. Wir hatten inzwischen auch keine kleinen Kinder mehr, für die wir sorgen mussten. Somit war es in Ordnung, ein kleineres Budget zu haben.

Ebenfalls kaum Abstriche gab es bei den Freizeitbeschäftigungen oder sozialen Kontakten. Ich bewege mich gerne. Doch auch in dieser Hinsicht bin ich von der alten «Garde». Ich ging arbeiten und machte nebenbei den Haushalt. Klar, traf man sich ab und zu mit Freunden für ein Abendessen. Doch eigentliche persönliche Hobbys kannte ich keine. Die habe ich erst jetzt. Dies ist eine Frage der Erziehung und der Generation, der man angehört, und damals war es eben noch so, dass eine Frau heiratete und für die Familie da war. Ich fragte mich gar nicht, ob es anders sein könnte.

Ich erhielt viel Anerkennung im Job und verdiente auch gut. Ich bezog das höhere Salär als mein Mann. Ohne seine Krankheit und ohne dass bei uns Personal abgebaut worden wäre, hätte ich gewiss bis zu meiner Pensionierung voll gearbeitet – damit wir es nachher gut haben würden. Aber das war auch so der Fall. Ursprünglich besassen wir ein Einfamilienhaus auf dem Land. Als die ältere Tochter das dritte Kind erhielt, übernahmen sie die Liegenschaft. Inzwischen lebten wir in einer grosszügigen Eigentumswohnung mit schönem Blick über den See hinweg.

Trotz Pflege während der Nacht musste ich oft am Morgen früh wieder zur Arbeit. Alles trug ich allein. Ich bin immer wieder erstaunt, wenn irgendwo etwas passiert und sofort nach psychologischer Hilfe gerufen wird. Ich wuchs

im Zweiten Weltkrieg auf und erlebte während der letzten Kriegsjahre in Deutschland die Bombardements. Da musste man mit den Problemen selber fertig werden.
So blieb er für mich mein Mann, in guten wie in schlechten Zeiten – und jetzt waren es halt schlechte Tage. Ich konnte nicht anders, als mich darein zu schicken – und ich konnte es auch aushalten. Man sagt in der Astrologie, dass einem das Leben nichts bringt, das man nicht tragen kann. Ich bin eher eine weiche, scheue und empfindsame Person, aber ich verfüge seit meiner Kindheit über eine mentale Kraft. Wenn mir beispielsweise einmal im Geschäft übel wurde, brach ich die Arbeit ab. Ich konnte noch eine halbe Stunde Auto fahren und alles zurückhalten, bis ich in der Wohnung auf der Toilette war. Ich presste einfach bis zum Schluss den Mund zu.

Mein Mann und ich hatten auch noch schöne Momente miteinander. Jetzt war er ja das ganze Jahr zu Hause. Dadurch stellte sich eine innere Nähe ein. Auch wenn die Zeit bis zu seinem Tod schrecklich war, so war sie doch für mich und, so glaube ich, auch für ihn trotzdem schön und von Nähe geprägt.
Ein paar Mal konnten wir es noch richtig geniessen. Längere Ferien machten wir zwar nicht. Aber wir unternahmen eine, zwei gemeinsame Reisen. Ein Jahr vor seinem Tod fuhren wir noch einmal zusammen auf die Rigi, seinen Hausberg. Schon früher hatten wir unsere Ferien oft in den Schweizer Bergen verbracht. Es war immer wunderschön und friedlich gewesen. Diesmal konnte er nicht mehr aufwärtsgehen. Eben hinaus ging es noch. Wir sassen auf einem Bänkchen und betrachteten die Aussicht. Es war wie früher.
Wir waren immer gern unterwegs gewesen. Wir stiegen jeweils einfach ins Auto – mein Mann hatte sich, als er älter wurde, noch eine teurere Marke geleistet – und fuhren los. Wo es uns gefiel, suchten wir ein Hotelzimmer. Tags darauf gingen wir ein wenig wandern. Wenn's schön war, blieben wir zwei, drei Nächte. Sonst zogen wir weiter. Hotelferien buchten wir kaum.
Natürlich durchkreuzte die Krankheit jegliche Pläne. 1995 – fünf Jahre nach seinem HIV-Test – wären wir beide pensioniert worden. Ich hatte immer gehofft, dass wir danach ein bisschen mehr Zeit für uns, unsere gemeinsamen Freizeitbeschäftigungen, für Reisen und Ferien haben würden. Mein Mann hatte bereits früher keine besonderen Vorhaben geplant. Ich hatte ihn in Aus-

tralien kennen gelernt, wo wir eine wunderbare Zeit zusammen verbrachten. Danach folgten die von Arbeit geprägten Jahre mit den Kindern. Oft sagte ich ihm: «Wenn wir einmal pensioniert sind, können wir es schön haben – wie damals.» Er antwortete immer: «Davon will ich gar nichts wissen. Ich werde doch nicht so alt.» Er lebte schon gern, vielleicht jedoch eher im Hier und Jetzt, und wollte möglicherweise ausdrücken, dass er sich damit noch nicht befassen wolle. Aber ich bedauerte das immer ein wenig.

Während dreier Jahre investierte ich sehr viel. Vor allem musste ich dem Zerfall zusehen. Er war Metzger und nach geltenden Vorstellungen ein hübscher Mann, auch im Alter nicht dick, sondern nach wie vor schlank und muskulös. Es ist nicht leicht, einen so kräftigen Menschen, den man darüber hinaus gern hat, dahinschwinden zu sehen. Die Medikamente hatten zudem eine geistige Beeinträchtigung zur Folge. Er kannte sich in der Wohnung nicht mehr aus. Musste er Wasser lassen, schaffte er es vielleicht noch ins Bad, machte aber dann in die Wanne. Manchmal polterte es, kaum war er im Bett, weil er wieder aufgestanden und umgefallen war, in der Ecke lag und sich nicht mehr erheben konnte. Dies sind grausige Dinge.

Nach der Wut im ersten Jahr lebten wir in der Zeit, während der ich für ihn sorgte, ihn ins Spital brachte oder dann wieder daheim pflegte, wie versöhnt. Doch eine eigentliche Aussprache gab es bis zuletzt nicht. Nach seinem letzten Spitalbesuch konnte er nicht mehr nach Hause. Er lag noch drei Wochen lang im Pflegeheim, weil er nun Tag und Nacht Betreuung brauchte. Er litt an schmerzhaften Auflagestellen und brauchte ein bewegliches Bett. Ich hatte bereits eins für zu Hause bestellt, doch die Ärzte winkten ab, und auch bei der Spitex war man der Meinung, es sei nun zu intensive Hilfe nötig.

Zu eben dieser Zeit stellte ich in meiner Brust einen Knoten fest. Im Spital hiess es, ich müsse operieren. Ich weiss noch, wie ich ihm am Anfang seiner zweitletzten Lebenswoche sagte: «Ich besuche dich jetzt ein paar Tage nicht. Ich muss selber ins Spital.» Ob er es noch realisierte, weiss ich nicht. Er blickte mich nur gross an. Dann ging ich nach Hause. Am nächsten Morgen nahm ich mein «Köfferchen» und kehrte in die Klinik zurück. Wie mir zu Mute war – der Mann lag im Sterben, mir stand eine Brustoperation mit unklarem Ausgang bevor –, muss ich niemandem erklären. Ich stand buchstäblich allein in der Aufnahme und fühlte mich hundeelend. Es war einer der Tiefpunkte meines Lebens. Am darauffolgenden Tag wurde ich operiert. Nach dem Eingriff suchte mich in der Frauenklinik die Ärztin auf, die mich sonst auf der infektiologischen Abteilung betreute. Diese persönliche Anteilnahme gab mir unvorstellbar viel.

Am Samstag derselben Woche durfte ich wieder nach Hause. Mein Mann war inzwischen ins Pflegeheim verlegt worden. Ich besuchte ihn noch am selben Tag. Sonntags um Mitternacht erhielt ich einen Anruf, es gehe ihm schlecht. Ich zog mich an und fuhr wieder hin. Nachts ist es in einem Pflegeheim still und dunkel. Bestenfalls gibt es schummriges Licht. So sass ich allein neben einem sterbenskranken Mann. Sein Atem ging schwer und hatte Aussetzer. Nach einer Weile hielt ich es nicht mehr aus und telefonierte meiner Tochter. Mit ihr zusammen war es ein wenig erträglicher. Bis gegen fünf Uhr sassen wir am Bett. Er erholte sich nochmals ein bisschen.

Bis zu seinem Tod sieben Tage später besuchte ich ihn noch täglich. Dabei war ich selbst rekonvaleszent. Es war eine heftige Woche. Zum letzten Mal sass ich am Sonntag an seiner Seite. Er war bereits nicht mehr ansprechbar. Man konnte ihn kaum noch berühren. Man hatte das Gefühl, dass nur noch die Knochen da waren – und kalter Schweiss. Bis zu den Fersen war alles in Schaffell verpackt, weil er überall wund war. Dazu hing er am «Tropf».

Am Montagmorgen wachte ich kurz auf. Dann schlummerte ich nochmals ein und sah meinen Mann wieder, wie er als junger Mann war. Er winkte mir zu. Eine halbe Stunde später riefen sie mich an, er sei gestorben. Ich dachte immer: «Wenigstens ist er noch gekommen, um mir Adieu zu sagen.» Ein, zwei Stunden nach der Todesnachricht erhielt ich einen weiteren Anruf mit der Information, bei der Verhärtung in meiner Brust habe es sich nicht um Krebs gehandelt, sondern um einen Fettknoten. So erfuhr ich fast gleichzeitig eine schlimme und eine gute Nachricht für mein Leben. Und obgleich mein Mann bis zum Schluss nicht darüber sprach, so hatte er doch noch gewinkt. Dies versöhnte mich irgendwie.

Seit meiner Ansteckung sind nun 15, 16 Jahre vergangen. Dass bis jetzt zum grossen Teil von meinem Mann die Rede war, hängt mit meinen Gefühlen zusammen. Nachdem ich erfahren hatte, dass ich HIV-positiv war, musste ich zunächst mit der Vorstellung fertig werden, dass ich wahrscheinlich nicht mehr lang leben würde. Dies beschäftigte mich zwar, aber es lief eben nur neben all der Arbeit und Pflege her. So standen ich und meine Bedürfnisse eigentlich immer im Hintergrund. Ich hatte keine Zeit, über mich nachzudenken. Ausserdem ging es mir immer gut. Die Krankheit beeinträchtigte mich somit nicht.

Nach dem Tod meines Manns arbeitete ich zunächst noch weiter. Hobbys sparte ich weiterhin auf. Ich konnte meine Wünsche und Ideen allerdings auch lange Zeit nicht richtig formulieren. Ich wirke vielleicht nicht so, aber ich bin eigentlich eher ein intellektueller Typ. So wählte ich schliesslich als Freizeitbeschäftigung nicht irgendeine Basteltätigkeit, sondern bildete mich weiter. Ich besuchte an der Universität St. Gallen viele öffentliche Vorlesungen und studierte nach dem Tod meines Manns astrologische Psychologie. Dies weil ich mehr über den Menschen erfahren wollte, wie er funktioniert und warum der eine so und der andere anders ist. Und ich wollte mehr über die Liebe wissen. Denn wer vermag – abgesehen von der Sexualität – denn schon Liebe zu definieren. Worin besteht dieses Gefühl, das sich im Menschen auf so viele vielfältige Weise ausdrückt?

Seit ich allein bin, engagierte ich mich auch in verschiedenen Ehrenämtern. Ich half bei der Fachstelle für Aids und Sexualfragen in St. Gallen, bei der Pro Juventute und bei der Winterhilfe aus. Ich weiss nicht, ob meine Weiterbildung und die Ehrenämter etwas mit dem Erlebten zu tun haben. Vielleicht würde ich all dies auch sonst tun. Ich bin ein wenig eigenwillig und habe unabhängige Ideen. Vielleicht wäre ich eher der Typ gewesen, der unverheiratet geblieben und seinen eigenen Weg gegangen wäre, wenn es damals etwas anderes gegeben hätte. Doch ich hatte Mann und Familie. Da nimmt man sich eben zurück. Man empfindet einen allfälligen Verzicht nicht so sehr. Man hat Kinder und muss dafür sorgen, dass alles gut geht. Aber während viele Frauen traurig sind, wenn die Kinder das Haus verlassen, freute ich mich, als sie auf eigenen Füssen standen. Ich war deswegen doch eine gute Mutter. Ich sagte zwar manchmal, als sie noch Kinder waren, sie sollten ein wenig draussen spielen. Dann konnte ich für kurze Zeit tun, was ich wollte, alleine irgendwohin gehen oder mich auch einmal nur hinsetzen und meinen Gedanken nachgehen. Sonst musste ich ja immer etwas erledigen.

Weil ich acht Jahre in Australien lebte, spreche ich relativ gut Englisch. Gerne wäre ich mit meinem Mann dorthin zurückgekehrt. Wir weilten oft im Berner Oberland, in der Innerschweiz oder im Tessin, denn er war ein «urchiger» Schweizer – und abgesehen von seinen Italienferien gar kein Auslandfan. Meine Verwandten in Deutschland musste ich jeweils allein besuchen.
In jüngeren Jahren kam ich ziemlich in der Welt herum. Ich schaffte es aber nie in die USA. Während meiner Heirat dachte ich immer, wenn wir pensioniert sind, reisen wir einmal in die Vereinigten Staaten. Als es meinem Mann schlecht ging und weil ich selbst HIV-positiv war, dachte ich: «Adieu, Amerika. Es muss ja auch nicht sein.» Doch inzwischen war ich mehrmals dort. Es ist, als ob es an mich herangetragen worden sei.
Ein Neffe von mir lebt in den USA. Er ist für die chemische Industrie tätig. Meine Schwester, der es wegen eines Krebsleidens nicht mehr so gut geht, erwähnte eines Tages, sie würde gern noch einmal ihren Sohn besuchen. Weil ihr Mann nicht mitwollte, sagte ich: «Frage doch mich!»
«Würdest du denn mitkommen?»
«Selbstverständlich!»
Und so flog ich mit meiner Schwester in die USA – und zwar erst noch Business Class. Vier Wochen weilten wir bei ihrem Sohn, unternahmen Ausflüge, besuchten die «Metropolitan Opera» und reisten an die Ostküste, um in Casinos zu spielen – wunderbar. Manchmal muss man nur Geduld haben. Dann kommt es schon.
Ich besuchte meinen Neffen gleich noch zwei Mal, und später fragte mich meine Nichte, warum ich nicht mit nach Hawaii komme. Und so flog ich im Jahr 2001, als sich bei der Swissair das «Grounding» ereignete, für drei Wochen in die Südsee. Sehen Sie nur, was ich Schönes erlebte!
Ich glaube, dass die tragischen Ereignisse mich freier machten. Dies war umso eher möglich, als es mir körperlich immer relativ gut ging. Wieso weiss ich nicht. Die Ärzte sagen stets, dass meine Blutwerte schlecht sind. Indirekt habe ich durch die Krankheit viel Schönes erlebt, etwa durch die Mitarbeit bei der Aids-Hilfe. Ich gab schon mehrere Interviews, wurde in Fernsehsendungen eingeladen und lernte auf diese Weise viele Menschen kennen, denen ich sonst nie begegnet wäre. Ich kam mit «Junkies» in Kontakt und erfuhr, dass sie genauso Menschen sind wie alle andern. Dies veränderte mein Weltbild, und

das ist doch schön – wenn man sonst eher ein «Bünzli» ist und immer auf der gleichen Schiene läuft.
Auch meine Kinder finden das gut, und die Enkel sind stolz auf ihre Grossmutter. Als ich im Jahr 2005 in Sendung «Quer» des Schweizer Fernsehens weilte, füllte ich mit meiner Familie das halbe Studio. Meine Grosskinder sind inzwischen Burschen von 18, 19 Jahren. Sie wissen, was die Omi hat. Ein Vorbild bin ich deswegen nicht, um Himmels willen. Ich habe einfach Freude an meinen Enkeln, und obwohl wir uns nicht immerzu anrufen, glaube ich, sind sie bestimmt auch zufrieden mit mir.

Von der Ansteckung spüre ich eigentlich nichts. Im Spital gibt es auf der infektiologischen Abteilung zwar einen dicken Ordner über mich, und man wundert sich schon, weshalb es mir mit meinen schon jahrelang schlechten Blutwerten so gut geht. Von einem medizinischen Wunder sprechen mag ich aber nicht. Ich bin aufgestellt und fröhlich. Man mag es «verrückt» finden, aber ich glaube nun einmal, dass dies zu meinem guten Zustand beiträgt.
Die Medikamente nehme ich halt einfach. Während der paar Jahre ohne Therapie ging es mir genau gleich gut. Doch vor einem Jahr vermehrte sich das Virus stark. Da nahm ich wieder Medikamente, denn ich dachte, dass es bei so vielen Viren und so schlechten Blutwerten womöglich gefährlich würde.
Weil sie mich während des Tags belasten, nehme ich die fünf Tabletten vor dem Zubettgehen ein. So spüre ich keine Nebenwirkungen, und die Pillen wirken gleich noch als Schlafmittel … Ich schlucke den Cocktail jeweils während der Nachrichtensendung «10 vor 10» des Schweizer Fernsehens. Der Moderator, Stephan Klapproth, könnte mir ruhig einmal einen Gruss sagen. Den mag ich nämlich. Er hat Schalk und ist nett.
Ich kenne keine Frauen in einer ähnlichen Situation. Von den Infizierten, die mir sonst bekannt sind, nimmt es kaum eine oder einer so locker wie ich. Dabei bin ich kein oberflächlicher Mensch. Ich verkehre ja auf der Aids-Hilfe und setze mich mit dem Thema auseinander. Nur bleibt für mich die Tatsache, dass ich infiziert bin, abstrakt. Das Virus kann mich mal …
Der relativ entspannte Umgang mit der Krankheit hängt allerdings auch mit meinem Alter zusammen. Mit Sicherheit empfindet jemand mehr Stress, der oder die zwischen dem 20. und dem 40. Lebensjahr mit HIV infiziert wird –

wenn es also um Familienplanung geht. Doch ich war 58 und dachte damals: «Sterben müssen sowieso alle.» Nun bin ich 72, und es geht mir immer noch gut – ich darf es fast nicht sagen. Gut, ich habe meinen Mann verloren, und immer so allein zu sein, ist auch nicht einfach. In gewisser Hinsicht ist es aber auch schön. Man kann tun und lassen, was man möchte. Ganz so locker bin ich zwar nicht immer. Manchmal habe ich schon ein wenig zu «beissen». Dann aber sage ich mir: «Steh schon auf und geh hinaus!» Ich kann immer jemanden besuchen. Ich habe meine Kinder. Vieles hängt auch von einem selber ab.
Obwohl mein Leben einen unerwarteten Weg eingeschlagen hat, stimmt es jetzt so. Doch damit möchte ich nicht sagen, man solle drauflos leben. Mir geht es gut, weil ich eher optimistisch eingestellt bin. Ich möchte aber jeden davor warnen, das Virus aufzulesen. Ich bin mental stark. Andere haut es gleich um. Manche glauben inzwischen, man könne einfach Medikamente schlucken. Aber so harmlos ist das nicht. Jedes Mal, wenn man etwas hat, und sei's nur eine Grippe, die nicht gleich wieder verschwindet, steckt einem sofort die Angst im Nacken.

Eine Beziehung mit einem anderen Mann hatte ich nie mehr. Das möchte ich auch nicht mehr ändern. So kann ich machen, was ich will. Die Erotik schlief bei mir ein wenig ein. Sexualität im Alter ist schon in Ordnung, wenn jemand das leben will. Doch man muss sehen, dass die Verletzungen, die ich durch meinen Mann erhielt, die Sexualität in mir ein wenig abtotete.
Ich will niemanden verurteilen. Auch Frauen gehen fremd. Vielleicht ist für die Männer der Reiz der eigenen Frau nicht mehr gleich, wenn sie ein bisschen älter werden und man so viele Jahre zusammen ist. Dann suchen sie möglicherweise etwas Neues, eine andere Anregung oder so. Was weiss ich.
Es wäre aber wichtiger, dass man über Sexualität, über die eigenen Bedürfnisse und Fantasien spricht – statt dass man nach Italien reist oder etwas in einem stirbt. Ich hatte nachher kein Interesse mehr, dies wieder zu beleben. Ausserdem – ich war ein Leben lang für die anderen da. Jetzt bin ich mein eigener «Herr» und «Meister».
Und so freue ich mich im Augenblick wahnsinnig auf eine Reise von Litauen nach Moskau, die vor mir liegt. Ich werde die Kurische Nehrung sehen, das Biosphärenreservat in Weissrussland, die Beresina, den Ort der Niederlage

Napoleons 1812, und Chagalls Geburtsort Vitebsk. Die Reise dauert 16 Tage. Stephan Klapproth soll mich auf jeden Fall nicht genau in dieser Zeit grüssen! Das vergangene Jahr war ich weniger unternehmenslustig. Jetzt hatte ich nochmals einen Energieschub. So meldete ich mich für die Reise an. Ein nächstes Jahr mag ich vielleicht nicht mehr. Ich musste niemanden fragen. Ich konnte einfach sagen: «Da gehe ich.» Das ist doch super. Mein Bruder wird demnächst 85. Wir veranstalten ein Fest. Dann hat auch er Seins gehabt. Und danach gehe ich auf die Reise.

Es mag sein, dass heute vieles in meinem Leben gut ist, zum Teil vielleicht auch dank meinem eigenen Verdienst. Aber ich habe auch einen Schaden davongetragen. Ich trage das Virus in mir, und die Sexualität ist ein wenig erstorben. Dies sind Einbussen. Die Erotik war für mich schliesslich einmal etwas Schönes. Darüber habe ich schon oft nachgedacht, obwohl ich es nicht an die grosse Glocke hänge. Wenn man weiss, dass der Mann fremdgeht, geht einiges verloren. Die Sexualität ist danach nicht mehr gleich. Ich bin mit meiner Geschichte nicht zuletzt deshalb an die Öffentlichkeit gegangen, weil ich die Hoffnung habe, dass sie der eine oder andere Mann vielleicht liest und sich ein bisschen Gedanken macht.

Erzählt am 5. Mai 2006.

Dominique Stein

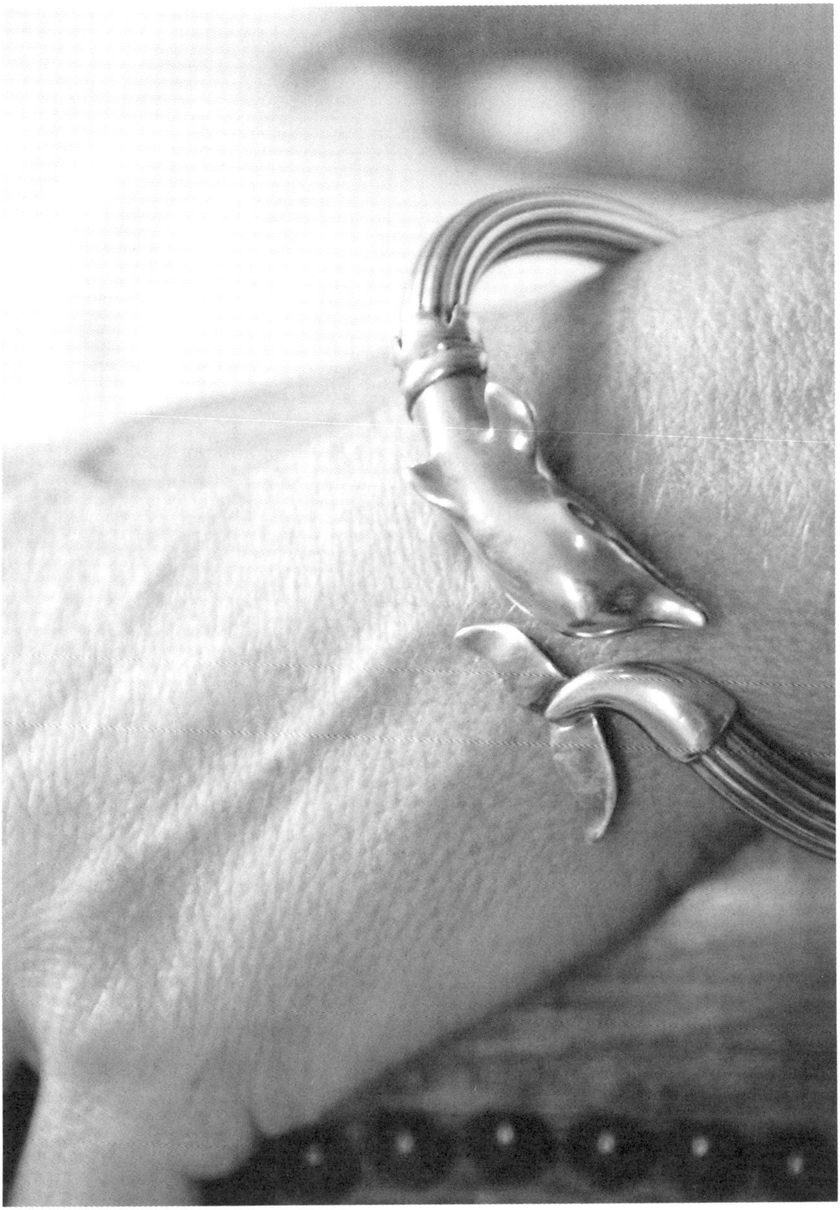

Sachtexte zur Geschichte

«Meine kämpferische Seite half mir, dass ich noch da bin»

Dominique Stein

Dominique Stein, geboren 1959, wurde HIV-infiziert, als in Zürich noch keine sauberen Spritzen erhältlich waren. Die Schulmedizin gab ihr damals gerade noch eine Lebenserwartung von zwei bis drei Jahren. Sie hielt durch, verzichtete lange Zeit auf Medikamente, betrieb Kampfsport, sie war Aidsaktivistin und möchte heute auswandern.

Seit um 1996 herum wirksame Medikamente auf den Markt kamen, zeigen sich nur noch wenige HIV-positive Menschen mit dem Gesicht in Massenmedien. Zuvor sah man oft schwer Kranke. Aus meinem Freundeskreis starben viele. Die Betroffenen waren Personen, die mit Drogen zu tun hatten, «Heteros» sowie natürlich Schwule.

Man könnte erwarten, dass dank den Medikamenten HIV nicht mehr derart im Verborgenen gehalten würde. Doch das Gegenteil ist der Fall. Heute sieht man die HIV-Krankheit kaum mehr jemandem an. Man kann als HIV-positive Person folglich wieder in der Gesellschaft mitwirken und mit dem geforderten Tempo und dem Leistungsdruck mithalten. Dies führt auch dazu, dass man sich nicht zeigt. Ich kenne einige Personen mit HIV, die ein Geschäft führen. Sie haben Angst, sich zu outen – mit Recht. Böse gesagt, zeigten sich in den letzten Jahren nur noch jene in der Öffentlichkeit, die nichts mehr zu verlieren hatten, über keine Stelle verfügten oder nicht gut integriert waren.

Stets sind es Schlüsselsituationen, in denen das Outing eingeschränkt wird. Eine davon fand statt, als die modernen Medikamente aufkamen. Bei mir war es der Fall, als ich die Chance auf eine neue Ausbildung erhielt. Wenn die Gesellschaft einem erlaubt, wieder mitzuspielen, dann muss man auch «normal» sein und darf Abweichungen nicht zeigen. Doch das verdient eigentlich den Namen Integration nicht. Diese würde beinhalten, dabei zu sein, auch wenn man untypisch ist – gleich ob homosexuell, HIV-positiv, sonst irgendwie krank oder von ausländischer Herkunft.

Wenn aber die HIV-Betroffenen sich nicht outen können, bleibt ihre Stigmatisierung gross. Die meisten Menschen kennen keinen Betroffenen wissentlich, obwohl sie fast sicher jemanden im engeren oder weiteren Umkreis haben, der oder die HIV-positiv ist. Ich war Mitgründerin der ersten Betroffenenorganisation in der Deutschschweiz. Wir hatten sie ins Leben gerufen, weil kaum andere Informationen vorhanden waren als die der Schulmedizin. Wollte man heute ein Foto der HIV-positiven Mitglieder der damaligen Gründungsgruppe in die Zeitung bringen, liesse sich wohl kein Drittel mehr abbilden – einmal abgesehen davon, dass inzwischen fast alle gestorben sind. Wichtig wäre das Gegenteil, dass sich alle ablichten lassen wollten. Doch um dies zu ermöglichen, wäre auch seitens der Gesellschaft nochmals ein echter Integrationsschritt nötig.

Als Aidsaktivistin trat ich oft am Fernsehen und am Radio auf. Auch als ich längere Zeit in der Zürcher Frauenszene engagiert war, wusste «man», dass ich HIV-positiv bin. Als ich später in der Jugendarbeit und im Integrationsbereich tätig wurde, erzählte ich es nicht mehr offen, weil ich nicht abschätzen konnte, wie Jugendliche und Eltern reagieren würden. So begann der Rückzug.

Unterdessen ist es so, dass ich eine Person über meine Krankheit nur dann einweihe, wenn ich mit ihr eine verbindliche Freundschaft eingehen will. Wenn ich verberge, dass ich HIV-positiv bin, blende ich einen wichtigen Teil von mir aus. Es offenzulegen ist ein Zeichen grossen Vertrauens. Ich kenne also beide Verhaltensweisen – mich zu outen sowie mich bedeckt zu halten.

Für mich ist es im Moment aber auch deshalb tabu, mich mit meinem Gesicht zu zeigen, weil ich in die USA auswandern möchte, jedoch als Trägerin einer übertragbaren Krankheit offiziell nicht einreisen darf. Ich habe auch nicht die Möglichkeit zu heiraten, um so eine Aufenthaltsbewilligung zu erhalten. Natürlich ist dies eine klare Diskriminierung. Man liefert sich aus, entscheiden kann man aber nicht.

Wenn ich hier meine Geschichte erzähle, komme ich nicht umhin zu berichten, wie «es» begann – ein springender Punkt. Bei Krebs jedoch fragt man nicht: «Wieso erhielten Sie Krebs?» Nur bei HIV geschieht in den Köpfen der Leute die Einteilung: «Aha, Bluttransfusion, er oder sie kann also nichts dafür» oder aber «Sex oder Drogen, dann ist er oder sie wohl selber Schuld». Krebs bewirkt Mitleid. Bei einer HIV-Ansteckung unterstellt man rasch: «Die haben nicht aufgepasst.» Im Unterschied etwa zu Krebs wird bei HIV die Schuldfrage gestellt.

Ich wuchs in der Zürcher Altstadt auf. Als Teil der Jugendbewegung hielt ich mich schon als Heranwachsende am Limmatquai, der sogenannten «Riviera», auf. Hippiekultur, Hermann Hesse, aber auch Drogen gehörten damals einfach dazu. Letztere waren ein Phänomen, das mich bereits mit 13 Jahren brennend und zentral interessierte. Es zogen mich nur Personen an, die auch Drogen konsumierten. Die anderen fand ich langweilig. Bei anderen Jugendlichen meines Alters hätten alle Warnlampen aufgeleuchtet, bei mir nicht. Heute ist genau das Gegenteil der Fall. Es darf niemand mehr in meiner Wohnung rauchen. Ich vollzog einen riesigen Schwenker. Inzwischen meditiere ich, bin stark mit der Natur verbunden und muss oft draussen sein. So reich ist nun einmal das Leben.

Nach der Sekundarschule absolvierte ich eine dreijährige kaufmännische Lehre – was man eben tut, wenn man kein genaues Ziel hat. Während der Ausbildung nahm ich regelmässig Drogen. Bereits mit 16 fixte ich. Ich war damals bei einem Verlag angestellt und entdeckte dort meine Bücherliebe. Sie war meine Rettung und half mir, die Lehre trotzdem abzuschliessen.

Bei der Diplomierung war ich soeben 19 geworden. Dass ich bald darauf nach Italien verreiste, hatte mit dem Traum vom Weggehen zu tun; ebenso stark aber mit dem Drang, von den Drogen loszukommen. Ich suchte Distanz zu Zürich und zur Suchtgeschichte. Ich zog nicht als Aussteigerin nach Italien, sondern besuchte eine Kunstschule, töpferte und arbeitete eine Zeit lang mit Pferden. Ich war gut vernetzt, hatte einen Job, einen grossen Freundeskreis und lebte in einer festen Beziehung. Doch von den Drogen kam ich nie ganz los. Das Suchtthema zu überwinden dauert eben.

Immerhin waren in Italien im Unterschied zu Zürich schon saubere Spritzen erhältlich. Man brauchte bloss eine Apotheke aufzusuchen und seinen Wunsch zu äussern. Es war verrückt zu sehen, wie einfach die Welt im Vergleich zu Zürich sein konnte. Bezüglich HIV war der Drogenkonsum in Italien also problemlos. Später stellte sich heraus, dass von meinen italienischen Freundinnen und Freunden viel weniger infiziert worden waren als von den Kolleginnen und Kollegen in Zürich.

Ich fuhr immer wieder nach Zürich, weil ich hier zum einen meinen Freundeskreis und meine Familie hatte, und zum andern, weil auf dem Zürcher Markt höhere Preise für meine Töpfereiprodukte bezahlt wurden. 1980 verkehrte ich im Autonomen Jugendzentrum, dem AJZ, wo viele Konzerte stattfanden, und besuchte dort den Fixerraum. Ich hatte davon in Italien erfahren. Der Sinn des «Junkieraums», den alle benützen konnten, bestand darin, dass Heroin nicht auf der Strasse oder in einer öffentlichen Toilette konsumiert werden musste. Dabei handelt es sich um eine Errungenschaft, die auf eine politische Entscheidung der Jugendbewegung zurückging. Je nach Auslegung gilt die Einrichtung des Fixerraums heute aber als der Todesstoss für die Bewegung, weil diese später überwiegend mit Drogensucht assoziiert wurde. Das gab den Politikern die Macht in die Hand, um das AJZ dicht zu machen.

In Zürich war es unmöglich, an saubere Spritzen heranzukommen, auch wenn man es wollte. Vor allem zur Zeit der «Achtzigerbewegung» herrschte ein grosser Stress. Die ganze Szene verfügte wohl gerade einmal über zwei Spritzen, die wieder angefeilt wurden, wenn sie stumpf waren. Wer Injektionsbesteck hatte, hütete es wie den eigenen Augapfel, denn man wusste, dass man so schnell kein neues erhielt, wenn man es verlor. Das war hygienisch unverantwortlich und ist aus heutiger Sicht kaum mehr vorstellbar.

All dies war schikanös und in den Konsequenzen fatal. Man darf allerdings nicht vergessen, dass ein Teil der politisch Verantwortlichen damals glaubten, ohne Spritzen würde weniger konsumiert. Stärker noch als heute galt der Konsum harter Drogen als verwerflich. Themen wie Suchtgesellschaft oder Alkoholismus standen überhaupt nicht auf der Traktandenliste. Der Drogenkonsum gehörte schon in der 1968er-Bewegung einfach dazu. Politisch Verantwortliche aber vertraten das andere «Lager» und waren folglich dagegen. Immerhin gab es damals, verglichen mit heute, weniger Fixerinnen und Fixer, obwohl der «Needle-Park» zu jener Zeit bereits weltberüchtigt war.

Von HIV hatte man keine Ahnung. Als «Aids» in die Schlagzeilen kam, wusste man zunächst nicht, wie die Übertragung geschah, und hatte folglich auch keine Kenntnis, wie man sich schützen konnte. Anfangs war es ohnehin die «Schwulenseuche». Alle anderen galten als nicht gefährdet. Wenn sich heute

junge schwule Männer nicht schützen und infizieren, frage ich mich zum Teil selbst: «Wie kann man nur!» Allzu viele denken, man könne mit den Therapien leben. Dabei kann niemand im Voraus abschätzen, was es bedeutet, dauernd Mittel einzunehmen. Ausserdem gibt es auch keine Daten über die Folgen eines langjährigen Gebrauchs von Aidsmedikamenten. Für all jene, die früher null Chance hatten sich zu schützen, selbst wenn sie es wollten, ist es doppelt ungerecht, wenn die Schuldfrage gestellt wird. Dies gilt allerdings selbst für Schwule, die heute infolge Risikoverhalten HIV-positiv werden. Die einen infizieren sich, andere nicht. Es ist und bleibt somit eine «Glücksfrage».
Vermutlich steckte ich mich in jener Zeit in Zürich und somit ziemlich sicher in meinem 20. Lebensjahr an. Ich weiss dies, weil ich hernach «clean» war und kein Infektionsrisiko mehr bestand. Damit war ich eine der Ersten, die infiziert wurden, obwohl ja noch nicht völlig geklärt ist, wie lange es das Virus schon gibt und wie es zur Mutation kam, denn dazu kursieren die verschiedensten Theorien.

Noch bis 1982 fixte ich. Dann kehrte ich definitiv in die Schweiz zurück. Ich hatte gemerkt, dass es auch in Italien nicht funktionierte. Auch dort kannte ich nur mehr alle Drogenabhängigen. Mir war klar, dass ich auf diese Weise früher oder später ins Gefängnis kommen würde und dies in Italien sehr unangenehm wäre. Ich hatte verstanden, dass ich Hilfe holen musste, nachdem ich so viele Jahre allein wegzukommen versucht hatte. Ich reiste in die Schweiz zurück und zog in die «Therapeutische Wohngemeinschaft Ulmenhof» nahe der Stadt Zürich ein. Etwa zweieinhalb Jahre verbrachte ich dort.
Ich war nicht nur beim Drogenkonsum und mit meiner HIV-Infektion eine der ersten Betroffenen. Ich weilte auch in einer der ersten damals entstandenen Drogenentzugsgemeinschaften. Nach dem Drogenelend war es eine tolle Zeit. Wir waren eine grosse Gruppe und mussten viel Verantwortung übernehmen. Die Institution wurde von Fachleuten, aber auch von Personen geführt, die selber Drogenerfahrungen überwunden hatten. Wenn man sah und erlebte, wie sie es schafften, sagte man sich: «Dann kann ich es auch.» Und wenn nach zwei Jahren wieder Neue eintraten, war man selbst bereits ein Vorbild für sie.
Wir waren in einen Arbeitsprozess eingebunden und verdienten das Geld für den Unterhalt mit. Wir zogen Kerzen. In einer Holzwerkstatt wurde Kinder-

spielzeug hergestellt. Zudem betrieben wir eine Sandwichproduktion. Einmal wöchentlich wurde an Sitzungen das Geschäft besprochen. Die Brote wurden an Läden in der Deutschschweiz verkauft. Morgens um vier Uhr standen wir auf, um Schinken, Salami, Gurken und Eier in Scheiben zu schneiden. Es war eine mühevolle Zeit. Aber sie förderte das Gemeinschaftsleben – dies im Unterschied zu den vergangenen Jahren. Denn Sucht macht immer egoistisch. Die eigene Abhängigkeit steht höher als jene des Gegenübers. Um die eigene Sucht zu befriedigen, sticht man den andern aus. Daher war es für mich ganz wichtig, ins gemeinschaftliche Leben zurückzufinden. Auch später lebte ich in grossen Wohngemeinschaften und war als politisch Engagierte in Gruppen eingebunden. Dies gab mir Halt und wurde zu einem roten Lebensfaden.

Der hohe Stellenwert der Gemeinschaft gehörte für mich schon immer dazu. Ich war als Einzelkind allein mit meiner Mutter aufgewachsen. Gemeinschaft bedeutete mir, der Enge des Zweierhaushalts ein wenig zu entkommen und in einen grösseren Verband zu gelangen. Schon als Kind packte ich jeweils das Köfferchen und sagte: «Ich gehe zu meiner besten Freundin.» Nur zur Zeit meiner Drogensucht machte ich einen «Schwenker». Die Therapie half mir nachhaltig. Ich blieb nach den zweieinhalb Jahren mit einer Ausnahme bis heute «sauber».

Ich war noch immer Mitglied der therapeutischen Wohngemeinschaft, als erste Meldungen bezüglich «Schwulenseuche» in den Zeitungen auftauchten. Über Aids wurde damals weit herum im Jargon der Boulevardzeitungen geredet – ich weiss nicht einmal mehr, ob «Schwulenseuche» in Anführungs- und Schlusszeichen gesetzt wurde oder nicht. Ich erinnere mich nicht mehr, wie lange es dauerte, bis es hiess, dass nicht nur schwule Männer betroffen seien, sondern auch Drogensüchtige. Ab diesem Zeitpunkt begann man sich schüchtern zu fragen, ob man vielleicht auch betroffen sei.

In jener Zeit hatte ich eine Beziehung mit einem Arzt. Aus der Schulmedizin wusste man, dass die ersten Anzeichen der Infizierung Nachtschweiss und Mundpilz sind. Eines Tages sagte mein Freund: «Du hast die Symptome.» Es dauerte ein halbes Jahr, bis ich mich testen zu lassen wagte, obwohl die Möglichkeit dazu sofort bestanden hätte. Ich bereitete damals den Austritt aus der Wohngemeinschaft vor und befand mich auf Arbeitssuche. Die Frage, ob ich es nach dem Ausstieg aus dem Suchtleben nun auch in der Gesellschaft, im unge-

schützten Rahmen, schaffen würde, stand im Vordergrund – nicht Aids. Alles miteinander wäre zu viel gewesen.
Als mein Freund eine Praxisvertretung machte, war für mich der Tag gekommen. Ich ging hin, um Blut abzugeben, und erhielt schliesslich das Resultat. Ich war ganz klar positiv. Es war ein Schock. Zu wissen, dass die Möglichkeit besteht, oder es bestätigt zu bekommen sind zweierlei.
Bei allem Unwissen über Aids, eins war klar – dass es das Leben verkürzte. Eine Schlagzeile der Boulevardzeitung «Blick» blieb mir in Erinnerung: «Tickende Zeitbombe» wurden die HIV-Positiven genannt. Gemeint war damit wohl, dass sie sowohl eine Zeitbombe für sich als auch für die andern darstellten. Man schaute sich den Zeitungsaushang an, wusste: «Die reden von dir», und verinnerlichte es. Die Angst der Leute war riesig. In der Volkszahnklinik Zürich wollten mich 1986 drei Zahnärzte nicht behandeln. Schliesslich wurde der ganze Stuhl von oben bis unten mit Plastik eingewickelt. Dies ist heute unvorstellbar. Der Informationsgrad liegt unvergleichlich höher. Doch erlebten alle Betroffenen Vorfälle, bei denen sich Leute aus Angst vor ihnen zurückzogen und die Abstempelung klar zum Vorschein kam.
Das Resultat «positiv» führte bei mir in keiner Weise zu einer Trotzreaktion – im Gegenteil. Mir war überhaupt nicht klar, wie es weitergehen würde. Es war noch völlig unbekannt, wann und ob es je wirksame Medikamente geben würde. Die Lebenserwartung, die einem eingeräumt wurde, betrug zwei, drei Jahre. Wohl mancher Süchtige sagte sich damals: «Jetzt ist ohnehin nichts mehr wichtig.» Ich hatte nach drei Jahren Therapie im «Ulmenhof» genug Boden unter den Füssen. Nicht nur war ich in der Institution bereits auf «Vorbildstufe». Ich hatte auch sehr wohl gespürt, dass das Leben ohne Drogen viel besser und einfacher ist. Ich schätzte den klaren Kopf. Ich wusste zwar, dass das Leben immer noch eine Achterbahn sein kann. Doch hatte ich wieder einen Lebenssinn entdeckt und Fähigkeiten zurückerlangt, die ich während des Lebens mit der Sucht verloren hatte.
Bloss meine Beziehung hielt nicht mehr. Der Arzt hatte den Test sogleich auch gemacht und war zum grossen Glück negativ. Doch er bekam es mit der Angst zu tun und ging. Mir war klar, dass es in diesem Fall ohnehin keine gute Beziehung war. Ich war 26-jährig. Selbst wenn mir nur noch zwei oder drei Jahre verblieben, so wollte ich sie doch leben.

Grosse Pläne fasste ich gleichwohl nicht. In erster Linie ging es darum, in der Gesellschaft draussen drogenfrei zu bleiben. Ich besass eine feste Stelle. Dies gab mir Halt. Die Arbeit gefiel mir und ich verrichtete sie zusammen mit guten Leuten. Ich war bei einem Buchversand tätig, der als Genossenschaftsbetrieb organisiert war und Mitbestimmungsrechte bot, was meinen Wünschen entsprach, etwas Gemeinschaftliches zu tun.

Nach wie vor lebte ich auf dem Land. Mein Umfeld bestand aus Personen, die nie in den Drogen waren. Viele waren alternativ orientiert. Neue Perspektiven öffneten sich. Obwohl ich keine längerfristigen Aussichten hatte, schenkte ich der Schulmedizin teilweise keinen Glauben und sagte mir: «Es kann schon sein, dass die Mediziner Recht haben. Aber das Leben will gelebt werden.»

Denn eigentlich hatte mein Leben eben erst begonnen. Einerseits hatte ich zwar das Verdikt erhalten, dass mir nur noch zwei, drei Jahre blieben. Auf der anderen Seite jedoch stand meine Biografie erst am Anfang. Für mich war es bedeutsam, dass ich durch den Ausstieg aus der Sucht begriffen hatte, dass es im Leben um mehr geht als darum, vor der Polizei davonzurennen und sich das Geld für den nächsten Absturz zu beschaffen. Die Erfahrung, dass das Leben viel reicher ist, verlieh mir Kraft.

Natürlich hätten die damaligen kurzfristigen Prognosen gar nie gestellt werden dürfen. Dies nur schon deshalb, weil man schlicht nichts über HIV wusste. Allerdings war es offensichtlich, dass die Infizierten relativ schnell starben. Das Immunsystem der Betroffenen zerfiel zum Teil rapide. Schwer Kranke in meinem Umfeld kämpften teils zwei Jahre lang. Andere «gingen» innerhalb dreier Monate. Niemand verstand, was den Unterschied bewirkte, und es blieb ein Mysterium bis heute.

Mit der Zeit wurden mir der Bücherversand und das Leben auf dem Land zu langweilig. Es zog mich nach Zürich – ein heikles Unterfangen. Die meisten ehemaligen Süchtigen meiden die Orte ihrer Abhängigkeit. Noch heute erinnern mich in Zürich 1000 Ecken an meine Suchtzeit. Doch ich hatte das Gefühl, ich wollte jetzt wieder in die Stadt eintauchen, den Ausgang geniessen und mich in der politischen Szene bewegen.

In Zürich lebte ich wiederum in einer grösseren Wohngemeinschaft und wurde Teil der Frauenbewegung. Zehn Jahre lang war ich ausschliesslich mit

Frauen zusammen, auch in Liebesbeziehungen. Ich stürzte mich voll in dieses Leben. Harte Drogen waren kein Thema mehr.

Der Grund für meine Frauenbeziehungen lag nicht in der verminderten Ansteckungsgefahr. Schon als Jugendliche fühlte ich bisexuell. Ich litt dabei nie an Schuldgefühlen oder empfand daran etwas Komisches. Meine Mutter hatte mich diesbezüglich ziemlich frei erzogen. Als ich nun wieder in Zürich war, kam die Bisexualität zum Vorschein. Mit Frauen zusammen zu sein stimmte vom Herzen her. Ein bewusster Entscheid war es nicht.

Was die Ansteckungsgefahr betrifft, hatte es in meinem Leben tatsächlich sechs Jahre lang – vom Zeitpunkt der Infektion mit 20 bis zum Test mit 26 – eine Phase gegeben, in der ich mir dessen nicht bewusst war. Ich hatte später erfahren, dass mein Freund, den ich in Italien gehabt hatte, auch infiziert war. Doch ich weiss nicht, wie er sich angesteckt hatte. Er war auch mit mir im AJZ gewesen. Ich habe keine Informationen, ob er heute noch lebt. Er geriet allerdings auch wieder in die Drogensucht. Sobald mir selber bekannt war, dass ich HIV-positiv war, übernahm ich für meinen Teil die Verantwortung. Dieselbe Umsicht erwartete ich auch von meinen Partnern und Partnerinnen. Im Rückblick kann ich abschätzen, dass während der sechs Jahre, in denen ich unwissend jemanden hätte anstecken können, nur wenige Gefahrenmomente bestanden hatten.

Als ich in Zürich war und Liebesbeziehungen zu Frauen lebte, wusste man über den Übertragungsweg von Frau zu Frau fast nichts. Ich führte viel Aktivistinnen- und Grundlagenarbeit durch. Ich zählte zu den Herausgeberinnen einer Broschüre zu diesem Thema und beteiligte mich an der Präventionsarbeit, etwa indem ich zusammen mit Freundinnen Wochenenden zu HIV und Aids für Frauen und Lesben veranstaltete. Auch als Referentin trat ich auf. So wurde ich nach Berlin an einen Lesbenkongress eingeladen. Die ganze Szene wusste es von mir, was in gewisser Weise bequem war. Wenn ich jemanden kennen lernte, war «es» meist schon um drei Ecken herum bekannt. Doch selbst in der Szene war die Stigmatisierung spürbar. Es kam vor, dass mir Frauen nach einem Vortrag die Hand nicht reichten oder die Angst anderweitig spürbar wurde.

Ausserhalb der Frauenbewegung hatte ich damals, als ich nach Zürich gekommen war, keine Betroffenen gekannt. Mir war klar, dass ich gewiss nicht allein war. Wo also waren alle andern? Um Informationen zu erhalten, suchte ich die Zürcher Aids-Hilfe auf. Dort konnte man nicht viel sagen ausser den Gemeinplätzen, die Ende der 1980er-Jahre ohnehin bekannt waren – dass es vielleicht zwei, drei Jahre bis zum Tod dauern würde und dass es mit Ausnahme von AZT keine Medikamente gebe. Bei AZT handelte es sich um ein Krebstherapiemittel, mit dem in jener Anfangszeit der Therapien die Leute richtiggehend vergiftet wurden – was ich nicht nur subjektiv so sage, sondern tatsächlich der Fall war. Viele meiner Freunde starben daran. Der Grund war die zu hohe Dosierung des Medikaments.

Immerhin vermittelte mir die Aids-Hilfe Kontakt zu anderen Betroffenen. Wir bildeten ein kleines Grüppchen. Wir trugen keinen offiziellen Namen, nannten uns nur die «zehn kleinen Negerlein» und waren ein furchtbar zynischer Haufen. Galgenhumor war unsere einzige Überlebenshilfe. Wir tauschten jeweils die neusten Zeitungsartikel aus, worin unter anderem öffentlich darüber nachgedacht wurde, ob HIV-Positive auf eine Insel zu schicken seien. «Welche wählen wir aus?», witzelten wir dann.

Die Gruppenmitglieder waren sehr unterschiedlicher Herkunft. Es waren schwule Männer darunter. Eine Frau mit drei Kindern hatte das Virus bei einer Spitalgeburt infolge Bluttransfusion erhalten. Ein Pärchen gehörte dazu, bei denen wahrscheinlich er sich über einen Sexualkontakt infiziert hatte.

Wir trafen uns alle vierzehn Tage. Meistens betranken wir uns ausgiebig und erzählten uns die neusten Aidswitze. Jemand aus der Gruppe probierte AZT und wurde vergiftet. Es war hart, ihn langsam sterben zu sehen, und für mich ein Grund, dieses Medikament ganz sicher nie einzunehmen. Die Gruppe war für mich wichtig. Sie war der sichere «Hafen», wo man sich gegenseitig erzählen konnte. Sonst las man im Aushang der Boulevardzeitung «Blick» Dinge wie das der tickenden Zeitbombe, hatte aber keinen Ort, wo man «abladen» konnte. Einige von uns hatten zwar auch Freunde, die von ihrer Erkrankung wussten. Andere waren nur in der Gruppe offen.

Vierzehntäglich trafen wir uns in diesem Rahmen etwa zwei Jahre lang. Es war jedes Mal schlimm, wenn einer starb. Das Sprüchlein mit den «Negerlein» sagten wir dann tatsächlich, und am Schluss waren wir nur noch vier. Man kann davon ausgehen, dass wir die erste Selbsthilfegruppe in Zürich waren. Auch hier übte ich wieder einmal eine Pionierrolle aus. Ich weiss nicht einmal, ob heute noch jemand der Gruppe lebt. Vielleicht ist es noch eine Person ausser mir. Alle andern sind gestorben.

Wohngemeinschaft, Frauenbewegung und Selbsthilfe, dies alles lief nun mit- und nebeneinander ab. Meinen Lohn verdiente ich als Selbstverteidigungstrainerin. Ich hatte eine Ausbildung absolviert und erteilte Kurse. Ich brauchte wenig zum Leben und befand mich immer auf Achse. Frauen- und Aidsbewegung, Zürich, Berlin, Kurse in Selbstverteidigung – ich war «super fit mit HIV», könnte man sagen. Ich hatte bestimmt 18-Stunden-Tage. Jeden Abend fand eine Sitzung statt. Es war eine tolle Zeit. Ich möchte sie nicht missen. Heute bin ich älter und ruhiger.

Nach wie vor gab es nur AZT. Die Leute starben, in der Gruppe, aber auch sonst. Ich weilte an manchen Beerdigungen. Das war Teil des Lebens. Natürlich packte einen jedes Mal wieder die Angst. Dies ist auch heute noch so. Mein Medikament war die Aktivität. Sie erhöhte sozusagen die CD4-Werte – die Rezeptoren, die man misst, um die Zahl der T-Helferzellen im Blut festzustellen, die wiederum wichtig fürs Immunsystem sind.

Durch die Selbstverteidigung war ich überdies mehr und mehr in den Kampfsport hineingeraten. Sechs Jahre lang, bis Mitte der 1990er-Jahre, stand ich bestimmt jeden Tag mit Begeisterung einmal auf der Matte. Dass auch das harte Training das Immunsystem stählte, ist möglich.

Mit drei Frauen, die ich vom Kampfsport kannte und die zum Teil in einer Liebesbeziehung zueinander standen, reiste ich 1989 für ein halbes Jahr in die Vereinigten Staaten. Wir kannten dort eine tolle Trainerin, bei der wir uns weiterbilden wollten. In San Francisco lernte ich die vielen Netzwerke kennen, die von den HIV-positiven Schwulen gegründet worden waren. Die Aidsbewegung war ausgesprochen vielfältig und aktiv. Ich fand, das können wir auch. Die Reise in die USA bewirkte, dass ich nach diesem Vorbild in der Schweiz eine weitere Selbsthilfeorganisation gründen wollte. Zwei der Frauen blieben in den USA. Ich kehrte zurück und gründete in Zürich 1990 «ActHIV».

Wir waren zunächst zu dritt und riefen die Organisation ohne Geld ins Leben. Der harte Kern derer, die sie aufbauten, erweiterte sich auf acht Personen. Unser Büroraum war so billig, dass wir für die Miete selber aufkommen konnten. Wir wollten ein Beratungszentrum bieten, wo die Betroffenen Informationen abholen, aber auch hinbringen konnten und wo eine Vernetzung möglich war. Die Möblierung stellten wir buchstäblich aus Fundgegenständen zusammen. Wenn wir auf der Strasse Ordner fanden, stellten wir sie ins Büro und füllten sie mit Informationen: etwa was Johanniskraut bei HIV bringt oder was geschieht, wenn man Algen verzehrt. Wir waren an allem interessiert, denn man wusste nichts Genaues, und man hatte nichts zur Behandlung, ausser AZT, und das lehnten wir ab.

Zu einem späteren Zeitpunkt wirkten bei «ActHIV» auch ehemalige Drogensüchtige mit, die zum Teil wirklich «clean» waren, zum Teil aber auch nicht. Ähnlich wie beim AJZ brach dadurch die Dynamik ein. Schwule Männer beispielsweise wollten nicht mehr mitmachen. So wurde die Organisation im Sommer 2005 leider begraben.

Nach der «ActHIV»-Gründung dauerte es immer noch sechs Jahre lang, bis wirksame Medikamente auf den Markt kamen. Einer der Mitgründer starb bald, einige Zeit später noch eine zweite Person. Für mich bedeutete es jedes Mal eine schwierige Auseinandersetzung. Sonst ging es mir immer noch gut. Ich begann eine schöne Liebesbeziehung mit einer Amerikanerin, die ich in der Schweiz kennen gelernt hatte. Sie war nicht positiv, wohl aber gemessen an Schweizer Verhältnissen gut über HIV informiert, weil ein guter Freund von ihr infiziert war. Dadurch fühlte ich mich von ihr getragen. Wir entschieden uns, zusammen auszuwandern. Deswegen und weil ich das Gefühl hatte, es sollten jetzt auch einmal andere Verantwortung übernehmen und aktiv werden, ging ich von «ActHIV» weg. In der Tat wirkten inzwischen neue Kräfte mit. Da wollte ich nicht bremsen.

Unser USA-Aufenthalt war von kurzer Dauer. Schon in der Schweiz hatte ich wieder begonnen, Drogen zu konsumieren. Ich weiss eigentlich gar nicht, warum. Eine Zeit lang waren meine Freundin und ich zusammen «drauf». In den USA, glaubten wir, würden wir den Ausstieg schaffen. Doch dies ist nicht so einfach. Nach vier Monaten kehrten wir wieder zurück.

Von 1992 bis 1996 lebte ich mit dieser Frau wieder in Zürich zusammen. Drei oder vier Jahre lang steckte ich noch einmal ziemlich tief in der Sucht drin. Es war wieder dasselbe wie früher. Ich nahm Heroin, erteilte diesmal aber gleichzeitig Selbstverteidigungskurse. Ich war gut trainiert. Niemand kriegte etwas mit. Es ist schwierig zu beurteilen, ob es mir körperlich etwas ausmachte. Ich hatte nicht das Gefühl, dass das Heroin sich aufs Immunsystem auswirkte. Ich

machte auch nie einen Test. Die Blutwerte wollte ich aus Selbstschutz nicht wissen. Meiner Meinung nach war uns damit zu viel Angst eingejagt worden. Wir fanden, ohne Kenntnis der Blutanalyse machte man sich auch keine Sorgen. Ausserdem, wozu brauchte es Bluttests, wenn es ohnehin keine medizinischen Möglichkeiten gab?
Auch die zweite Suchtphase war wieder mit viel Leiden verbunden. Heute finde ich es sehr schade, dass ich noch einmal mit Drogen begonnen hatte. Es hat allerdings auch immer einen Hintergrund, weshalb man süchtig ist – und warum in so extremer Form. Ich musste jahrelang nüchtern sein, um die Gründe dafür herauszuarbeiten. Mit meiner Partnerin war ich zusammen bis zum Ende der Sucht. Ich hörte als Erste auf. Danach wohnten wir noch kurze Zeit zusammen. Zum einen war ich es schlicht Leid, dem Stoff nachzurennen. Zum andern musste ich lernen, anders mit Langeweile umzugehen.

Ein neuer Lebensabschnitt begann für mich, als ich mich 1996 entschloss, die dreieinhalbjährige Ausbildung zur soziokulturellen Animatorin zu absolvieren. Dies war ein grosser Schritt, denn immerhin wusste ich nicht, ob ich den Abschluss der Schule überhaupt erleben würde. Ich stellte mir die Frage, ob ich unter solchen Umständen überhaupt eine Ausbildung machen durfte. Tatsächlich hatten, als ich später das Diplom überreicht erhielt, ich, meine Mutter und meine beste Freundin, die beide anwesend waren, Tränen in den Augen, denn uns allen war bewusst, dass wir dreieinhalb Jahre zuvor nicht hatten sicher sein können, ob ich das schaffen würde.
In Zusammenhang mit der Sucht war der Schritt in die Ausbildung wichtig. Nach den langen Bewegungs- und Aktivistinnenjahren verspürte ich Überdruss und suchte etwas Neues. Meine Pläne gaben mir einen neuen Lebenssinn. Da wollte ich sauber sein. Das funktionierte und gab mir Kraft, ohne Therapie mit dem Drogenkonsum aufzuhören. Gleichwohl fiel nach dem ersten Ausbildungsjahr alles zusammen. Parallel zu meiner Ausbildung hatte ich eine 50-Prozent-Stelle als Jugendarbeiterin, bei der ich sehr viel leisten musste. Die Beziehung zu meiner Partnerin war soeben zu Ende gegangen. Und plötzlich verschlechterte sich auch mein Gesundheitszustand rapide. Zu dieser Zeit waren die neuen Medikamente – das «Zaubermittel» Dreierkombination – frisch erhältlich. Einige meiner Bekannten nahmen sie auch bereits. Es gab

zwei Fraktionen, die Befürworter und jene, die der Auffassung waren, die Medikamente hätten bis jetzt nicht geholfen. Sie hülfen auch weiterhin niemals. Ich zählte zu denen, die «Niemals» sagten.

Doch nun ging es um Leben und Tod. Viele meiner Freundinnen hatten Angst um mich und machten Druck. Tatsächlich ging es einigen meiner Bekannten, die von den Medikamenten Gebrauch machten, besser. Es starben nicht mehr so viele wie zuvor. Wir besuchten wirklich nicht mehr so zahlreiche Beerdigungen. Schliesslich glaubte ich selber, ich würde ohne die Medikamente nicht überleben. So begann ich nach dreimonatigem Überlegen eine Therapie.

Zwei Monate später reiste ich allein in die Wanderferien nach Griechenland, etwas, woran ich davor nicht mehr geglaubt hatte. Der Neubeginn war total. Ich war wie ein Phönix aus der Asche – neugeboren. Seitdem nehme ich die Medikamente fast ununterbrochen. Einmal wollte ich sie absetzen, doch war es unmöglich, weil es mir ohne Medikamente viel schlechter ging und meine Werte nicht dafür sprachen. Im Jahr 2005, also nach acht Jahren, machte ich einmal für ein halbes Jahr Pause, was ich manchem Arzt nicht erzählen darf.

Die Amerikanerin war meine letzte Frauenliebe gewesen. Heute ist sie meine beste Freundin. Kurz nach unserer Trennung hatte ich mich in einen Mann verliebt, der in einer therapeutischen Wohngemeinschaft wohnte und von den Drogen loszukommen versuchte. Weil ich mich an mir orientierte, ging ich davon aus, dass er es schaffe. Doch er stürzte wiederholt ab. Die Folge war ein langes Hin und Her. Zwischendurch unterbrach ich die Beziehung, weil ich das Gefühl hatte, so würde ich die Ausbildung kaum mehr schaffen.

Noch immer beschäftigte mich das Thema HIV. Die Teilnahme am Weltaidskongress 1998 in Genf bewegte mich dazu, im Jahr 2000 einen Aidskongress in Zürich zu veranstalten. Es war ein Animationsprojekt im Rahmen meiner Ausbildung. Dort hatte ich, als es mir schlecht gegangen war, meine Krankheit gegenüber dem Klassenlehrer offengelegt.

Ich merkte allerdings auch, dass sich das Thema Aids für mich ein wenig erledigt hatte. Die Anzeichen mehrten sich, dass es noch etwas anderes als die Aidsaktivistin in mir gibt. Nachdem ich, ebenfalls im Jahr 2000, das Diplom erhielt, arbeitete ich zwei Jahre im Integrationsbereich. Ich führte tolle Projekte mit verschiedenen Kulturen durch. Ich brach auch die eher tragisch verlaufene Beziehung zu meinem Freund ab.

Im Jahr 2003 legte ich sechs Monate die Arbeit nieder und entdeckte meine Liebe zu den USA und zur indianischen Kultur. Ich spürte, dass ich dort leben möchte. Der Schweiz fühlte ich mich nie sehr zugehörig. Leider musste ich inzwischen feststellen, dass ich nicht ohne weiteres auswandern kann.

Nach meiner Rückkehr in die Schweiz arbeitete ich wieder, verwirklichte Projekte und führte ein integriertes, «normales» Leben. Mein Job besteht aus Projekten im Integrationsbereich im Umfang von 50 Prozent. Seit 1990 – vier Jahre nachdem meine Infizierung erkannt wurde – habe ich eine halbe IV-Rente. Neben meinem Beruf wurde in den letzten Jahren mehr und mehr die Spiritualität zu einem Lebensinhalt. Ich mache Chi-Gong und chinesische Gesundheitsübungen. Geblieben ist seit meiner Kampfsportzeit das Interesse an Atemarbeit und -therapie. Ausserdem bildete ich mich in einer speziellen Art Tao-Yoga aus. Nebst der chinesischen begann mich vermehrt die indianische Spiritualität zu beeinflussen.

Das gewachsene spirituelle Interesse widerspiegelt sich in meinem Freundeskreis. Zu einigen alten Freunden, die teils noch in den Drogen drin hängen, brach ich den Kontakt ganz ab. Die meisten neuen Freunde sind spirituell orientiert – und «clean». Ich auch. Vor zwei Jahren hörte ich definitiv auch mit «Kiffen» auf. Alkohol trinke ich ganz selten, und ich ertrage auch keine Leute, die damit zu tun haben. Es entstand nochmals etwas Neues.

Nur einmal noch, im Jahr 2004, hatte ich ein Jahr lang eine Beziehung. Ich fühlte mich jedoch hinsichtlich HIV nicht sehr geborgen. Heute lebe ich allein. Auf Affären habe ich keine Lust mehr, denn ich möchte tief gehen und lasse mich deshalb auch nur noch auf einen Partner ein, der das auch will. Auch in dieser Hinsicht hat sich vieles gewandelt. Gemessen daran, was ich alles ausprobierte, wurde ich sehr «seriös».

Auch weil ich die Schweiz verlassen will, möchte ich mich nicht verlieben. Der Traum auszuwandern blieb wach. Gegenwärtig besteht mein Leben aus der Arbeit, der Spiritualität, den Freunden – und meinem Wunsch. Dass ich nicht immer in der Schweiz leben würde, wusste ich schon als Kind. Meine Reisen etwa nach Italien und Griechenland hatten damit zu tun. Doch erst in den USA im Jahr 2003 hatte ich das Gefühl, ich sei an einem Ort angekommen, wo alles vorhanden sei, was ich wollte und brauchte. Jetzt beschenke ich mich und mache diesen Traum wahr.

Die vergangenen Jahre blieb ich nicht zuletzt wegen meiner Mutter noch hier, die älter und krank geworden war und mich ihrerseits in meiner Suchtgeschichte sehr stark unterstützt hatte. Wir waren eine Zwei-Personen-Familie gewesen. Für mich stand fest, dass ich nicht auswandern konnte, solange sie in der Schweiz lebte. Dazu hatten wir uns viel zu nahe gestanden. Im Januar 2006, einen Tag, bevor sie ins Pflegeheim musste, ging ihr Leben zu Ende, ohne dass etwas Akutes vorgefallen wäre. Als sie wahrnahm, dass sie nie mehr allein in der Wohnung sein würde, starb sie innerhalb von drei Wochen. Dies beweist die Wichtigkeit des Lebenswillens. Ich bin sicher, dass der Glaube an die Chance zu überleben eine wichtige Rolle spielt. Er führt zu einem anderen Lebensgefühl. Sicher bewirkte dies auch bei mir etwas.
Von meiner Mutter – die gleichwohl fürs Pflegeheim gespart hatte – habe ich ein bisschen Geld geerbt. Dies hilft mir nun dabei, meinem Traum nachzugehen. Was genau mir die Gewissheit vermittelt, der Nordwesten Amerikas, wo ich eine Gemeinschaft indianischer Menschen kennen lernte, die noch sehr um ihre Kultur kämpfen, sei der richtige Ort, weiss ich nicht. Als ich das erste Mal dort ankam, hatte ich den Eindruck, im Paradies zu sein, und fühlte mich erstmals im Leben an einem Ort zu Hause. Schliesslich wirkte alles zusammen – die Berge, die Landschaft und die Natur. Doch auch das Gemeinschaftsgefühl der Menschen dort zog mich sofort an. In dieser Hinsicht kommt mein Gerechtigkeitssinn ins Spiel. Ich unterstütze den Kampf der indigenen Bevölkerung für ihre eigene Lebensweise sehr.
Ich habe das Gefühl, dass ich sterben werde, wenn ich meinen Traum nicht leben kann. Dies ist ähnlich bestimmend, wie es damals war, als ich nicht einfach meinen kaufmännischen Beruf weiter verfolgte. Etwas in mir ist seit jeher unkonventionell. Ich möchte an Ort und Stelle ein spirituelles Zentrum aufbauen, wo auch viel indianisches Wissen einfliessen soll. Kenntnisse zu sammeln und sie weiterzugeben an die, die sich dafür interessieren, dies soll somit auch nach meiner aktiven Zeit in der Frauen-, der Aidsbewegung und der Integrationsarbeit mein Tätigkeitsfeld bleiben. Als soziokulturelle Animatorin habe ich auch die berufliche Voraussetzung dazu.
Oft in meinem Leben ging es um die Suche nach Gemeinschaft. Ich hätte mit der kaufmännischen Ausbildung in der Tasche auch Karriere machen können. Ich hätte theoretisch Direktorin werden und mit den Überschüssen Aids-

waisen unterstützen können. Dies wäre alles möglich gewesen. Doch ich war zu sehr suchend. Ob ich in Amerika all das umsetzen kann, wonach ich strebe, wird später zu beurteilen sein.
Immer wird mir die Frage gestellt, ob Aids mir etwas gegeben habe. Romantisierungen sind fehl am Platz. Immerhin führte die Infektion dazu, dass ich besser auf mich aufpasste, als dass ich es nach dem Entzug und durch die Drogentherapie ohnehin schon tat. Unterdessen allerdings empfinde ich für HIV dasselbe wie für ein ausgetragenes Kleid. Ich habe von HIV alles gelernt, was sich lernen lässt. Ich weiss jetzt, wie ich für mich Sorge tragen muss. Nun würde ich es gern wie einen Mantel an den Nagel hängen – und gehen. Insbesondere bei meinen Auswanderungsplänen behindert mich Aids sehr.
Was meine Lebenserwartung betrifft, möchte ich 180 Jahre alt werden. Tatsächlich denke ich teilweise immer noch: «Ich sterbe nie an Aids.» Ich möchte umso mehr noch lange leben, weil sich nun ein neuer Lebensabschnitt abzeichnet. Wie es mit den Medikamenten weitergeht, wird sich ebenso weisen. Vorderhand nehme ich sie noch, mit positivem Ergebnis. Ich kann mir aber auch vorstellen, dass es eine Zeit geben wird, in der ich wieder ohne Behandlung leben werde. Die Tatsache, dass man uns damals gesagt hat, wir würden nur noch zwei oder drei Jahre am Leben bleiben, machte mich skeptisch gegenüber der Schulmedizin. Ich verfolge immerzu, was läuft. Als Betroffene kann ich mir etwas anderes gar nicht leisten. Doch ich habe auch gelernt, eigene Wege zu gehen und selbst Entscheidungen zu treffen.
Auch wenn inzwischen bei uns viel weniger Menschen an Aids sterben, so frage ich mich manchmal doch: «Mit welchem Recht bin ich noch da, und wie lange geht es wohl noch?» Doch meine optimistische Grundhaltung wirkt auch hinsichtlich der USA. Jemand anders würde vielleicht sagen: «Dann geht es eben nicht. Ich akzeptiere es.» Aber ich will dorthin und werde alles probieren, damit es gelingt. Sie müssen mich schon aus dem Land werfen, anders kehre ich nicht in die Schweiz zurück. Dann jedoch würde ich internationale Aidsaktivistin werden und mich auf jedem Fernsehkanal zeigen. Ich habe eine sehr kämpferische Seite. Sie half mir, dass ich noch hier bin.

Erzählt am 12. Mai 2006.

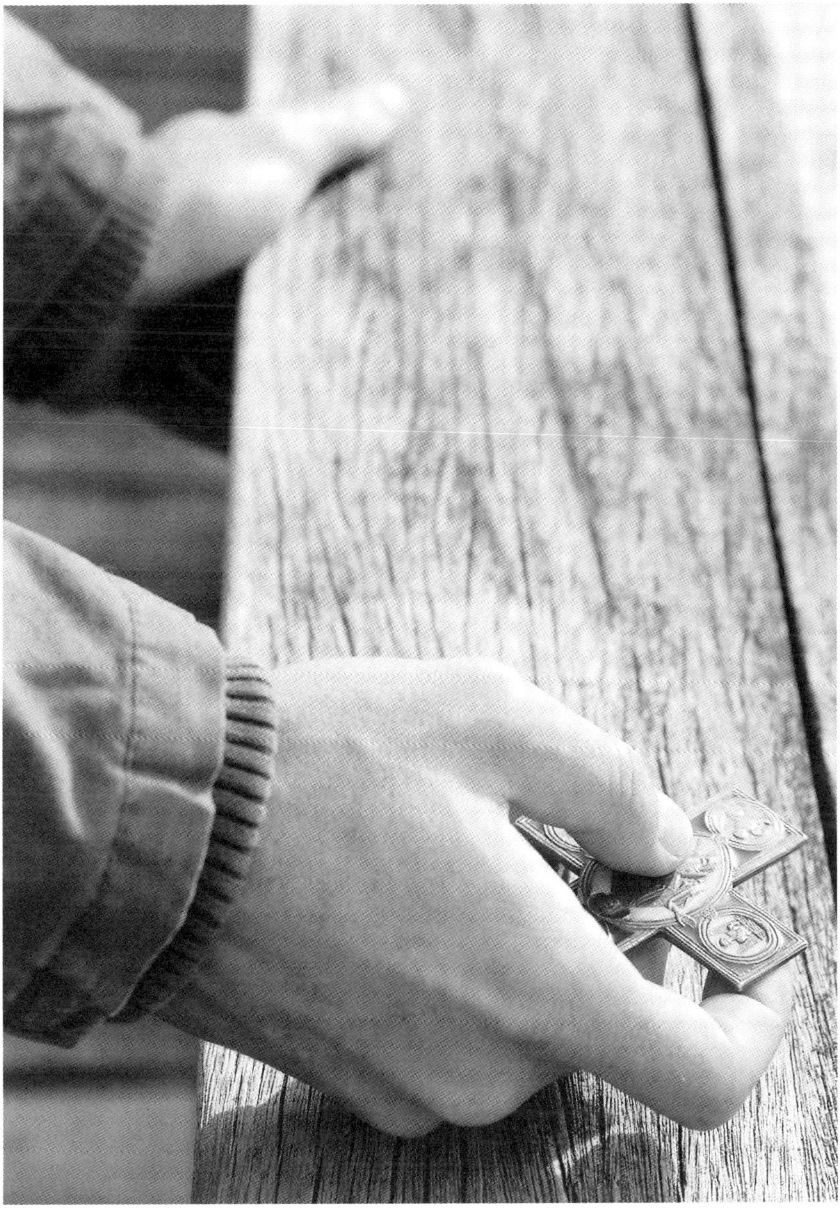

Sachtexte zur Geschichte

«Vielleicht hatte ich zu wenig Mut, um zu mir zu stehen»

Norbert Weiss

Norbert Weiss, geboren 1975, war als Kind ein talentierter Kunstturner. Als Jugendlicher konnte er zur Homosexualität nicht stehen. Die Zugehörigkeit zur Drogensucht fiel ihm leichter als zum Schwulsein. Als er später seine Sexualität auslebte, steckte er sich an. Die Zusammenhänge seiner Identität begriff er erst nach Drogenerfahrung und Drogenentzug.

Mein Leben ist davon geprägt, dass es mir nicht reichte, dass man mir sagt: «Die Platte ist heiss.» Ich musste 20 Mal meine Hand drauf legen. Es gibt etwas Exzessives in meiner Geschichte. Alles, was ich tat, ging in diese Richtung. Ich musste immer alles selbst tun, wenn auch nicht ganz in jedem Bereich.
Dies war so, als ich mit 16 Jahren in die Sucht geriet. Interessanterweise hörte ich zum selben Zeitpunkt mit dem Sport auf. Ich war seit meinem fünften Lebensjahr Kunstturner. Zusammen mit 15 Mädchen war ich der einzige Bub in der Halle. Ich fand den Sport wahnsinnig toll. Ich brachte es mit 13 oder 14 bis zur 2. Elite-Schweizer-Meisterschaft und nahm ausserdem an Wettkämpfen im Ausland teil.
Das Thema Homosexualität wurde immer drängender, als um mich herum alle begannen, die Sexualität auszuprobieren. Meine Kollegen hatten ihre Freundinnen. Ich aber merkte, dass ich nicht leben konnte, wie ich war, und glaubte, dass man mich, wenn ich es doch täte, abwerten würde.
Denn wer die Homosexualität lebt, auf den wurde zumindest damals mit dem Finger gezeigt. Das war auch in meiner Familie so. Trat ein schwuler Moderator am Fernsehen auf, hiess es tatsächlich: «Das ist ein Schwuler», und man zeigte auf ihn. Das hatte mich schon früh sensibel gemacht. Wenn man so vor dem Fernseher reagiert, würde es mir nicht anders ergehen. Ich hatte grosse Angst vor der Verletzung.

Als ich in der Oberstufe war, verliebte ich mich erstmals so richtig in einen Schüler. Dass ich mit dem Sport Schluss machte, geschah zur selben Zeit, denn an der Oberstufe galt man sowieso als schwul, wenn man Kunstturner war. Ich hegte also die Hoffnung, wenn ich damit aufhöre, würde man mich wahrscheinlich nicht mehr so sehr als Homosexuellen identifizieren.
Das war das eine. Doch ich wollte auch diesen Typ näher kennen lernen und schloss mich derselben Clique wie er an. Dort rauchten alle Joints und tranken Alkohol. Immerhin fand ich Freunde. Ich hatte mit den anderen etwas gemeinsam, konnte teilnehmen und fühlte mich zugehörig. Wenn ich ein Sixpack Bier brachte, hatte ich etwas geleistet und zählte auch dazu – zu den «Hetis».
Der junge Mann, in den ich mich verliebt hatte, besuchte nicht dieselbe Klasse. Er ging in die Sekundar-, ich in die Realschule. Das «Witzige» bestand darin, dass ich damals das erste und einzige Mal mit einer Frau zusammen war, die sich dann mit diesem Typ befreundete, in den ich mich verliebte. Er war heterosexuell. Ich sagte es ihm lange nicht, dass ich in ihn verliebt war.
Ich schrieb Tagebuch, und dadurch flog es auf. Meine Mutter hatte gemerkt, dass ich zu «kiffen» begonnen hatte und oft traurig war. Um der Sache auf den Grund zu gehen, studierte sie meine persönlichen Notizen. Als erste Reaktion teilte sie das Geheimnis Nico mit, so hiess der Typ – und hernach informierte sie mich. Zu meiner Homosexualität sagte sie: «Das habe ich schon lang gedacht.» Aus ihrer Sicht war das wohl gut gemeint. Für mich stellte sich die Frage: Hat man es mir schon lang angesehen?
Mein Vater hatte mehr Mühe, was ich auch wieder verstehe, wenn ich mir seine Geschichte vorstelle. Jeder macht es halt so, wie er es gelernt hat. Aus meiner Liebe zu Nico aber wurde nichts. Und mit der Clique war es zu Ende, als die Schulzeit vorüber war.
Aufgewachsen ausserhalb Zürichs, trat ich nach der Schule eine Druckerlehre in der Stadt an. Nun stieg der Alkohol- und Haschischkonsum immerzu. Auch alle andern aus der Clique arbeiteten nun. Mit zweien hatte ich noch Kontakt, darunter eine Frau, deren Geschwister zu diesem Zeitpunkt schon tief in den Drogen steckten und das ganze «Programm» konsumierten. Sie sagte, bei ihr zu Hause liege das «Zeug» nur so herum. Da kamen wir auf die Idee, es zu dritt zu probieren. Sie brachte ein bisschen Heroin, das sie ihrem Bruder geklaut

hatte. Wir waren draussen, und es regnete. Das verdarb den Stoff. Ich war weiterhin neugierig, wie es «einfährt». Die Leute, die ich auf Heroin gesehen hatte, wirkten immer so, als hätten sie Ferien von allem. Ich kam vom Gedanken nicht mehr los, das müsse ich erleben.
1989 suchte ich zum ersten Mal den «Platzspitz» auf, um mir Heroin zu besorgen. Die einschlägigen Plätze der Drogenszene lagen ohnehin sehr nahe. Meine Lehrarbeitsstelle befand sich in Zürich Aussersihl. Mit dem Bus in die Drogenszene waren es gerade einmal zehn Minuten.
Auch beim zweiten Mal klappte es nicht. Gleich auf dem «Platzspitz» wurde ich von der Polizeistreife geschnappt. Die Eltern mussten mich auf dem Posten abholen. Ich merkte später, dass es viele Hinweise gab, die mich hätten vom Heroin abhalten können. Beim ersten Mal hatte der Regen den Stoff verklumpt. Beim zweiten Versuch fing mich die «Schmier» ab. Am Anfang hatte immer eine höhere Macht die Finger drin, als wäre mir gesagt worden, wo's langgeht, damit ich nicht in die Sucht hineingeschlittert wäre.
Zunächst besorgte ich mir jeweils am Wochenende Heroin. Dann konsumierte ich auch werktags. Bereits während der Lehrzeit folgten meine ersten Klinikaufenthalte und Entzüge. 1993 bezog ich vom Hausarzt Methadon, damit ich die Lehrabschlussprüfung bewältigen konnte. Auch danach konsumierte ich weiter.

1994, ein Jahr nach der Ausbildung, trat ich die erste Langzeittherapie an, eine Institution in Südfrankreich. Nach etwa einem Jahr erhielt ich Urlaub mit dem Therapieauftrag, zwei Wochen mit meinem Vater in der Toskana zu verbringen, um die Beziehung zu ihm zu verbessern.
Ich fuhr in die Schweiz, um von da aus nach Italien zu reisen, begab mich aber am Vorabend noch mit einem Freund in den Ausgang in die schwule Szene, wo ich meinen zukünftigen Partner, René, kennen lernte. Nach der Reise mit meinem Vater behielt ich den Kontakt mit René aufrecht. Er besuchte mich in Südfrankreich. Als es vor dem Ablauf der Therapie darum ging, mir etwas aufzubauen und aus 1000 Kilometern Distanz Job und Wohnung zu suchen, war das nicht so einfach. Bei ihm konnte ich gleich einziehen.
Ich schaute mich nach einem Job im Druckereigewerbe um. Ich wollte ohnehin weg aus dem Kanton Zürich und konnte bei meinem Freund in der Nord-

schweiz wohnen. Nach einem halben Jahr fand ich eine Stelle. Wiederum sechs Monate später hatte ich einen Kokainabsturz. An meinem Arbeitsplatz war vertraglich festgelegt worden, wenn ich wieder Drogen nehme, müsse ich künden. Ich tat es. Von da an arbeitete ich am selben Ort wie mein Freund, der in einem Heim tätig war.

Während der Beziehung mit René zog mich die Sexualität immer mehr hinein. Ich entwickelte grosses Interesse daran, Sex auch mit andern Partnern zu haben. Ich besprach mich erst mit René, wie er das sehe. Denn ich wollte nicht, dass jeder von uns fremdgeht, sondern dass wir uns gemeinsam andere Partner suchen, was er allerdings schon von früher kannte. Er war einiges älter, und für ihn war das nichts Neues mehr.

Wir suchten immer intensiver nach Sexabenteuern. Wir richteten auch die Ferien danach aus. Wir fuhren in die Schwulenmetropolen, wo wir uns in Saunas Partner suchten. Schon damals stellte sich die Frage, ob ich mich dabei schützen solle oder nicht. Dies ist ja in der schwulen Szene nicht generell selbstverständlich – trotz Präventionskampagne, die in diesem Bereich nicht wirklich funktioniert.

Von René hatte ich noch vor unseren exzessiven Abenteuern einen HIV-Test verlangt. Er hatte allerdings gebremst. Er fürchtete sich vor dem Resultat. Für mich war es eigentlich ein Muss gewesen, dass er sich testen liesse. Wenn es sich um eine ernsthafte Beziehung handelte, wollte ich schliesslich wissen, wie er «unterwegs» ist.

Ich war mir damals sicher, dass ich selbst negativ bin. Im Rahmen der Therapie war ich zwei Mal negativ getestet worden. Meinen Freund René hatte ich dann direkt aus der Behandlung heraus kennen gelernt. Da hatte ich gar keinen anderen Partner mehr gehabt.

Nach einem Jahr Überlegungszeit unterzog er sich endlich dem Test. Dieser fiel positiv aus. Er hatte ja schon angedeutet, die Chance, sich angesteckt zu haben, sei hoch. Trotzdem stellte sich zunächst einmal ein riesiger Schock ein. Alle besuchten uns. Es herrschte eine permanente Trauerstimmung. Lange Zeit beschäftigte uns die schwierige Frage, wen wir alles informieren sollten. Sein Freundeskreis hielt schliesslich gut zu ihm.

Für mich war es keine Diskussion, ob ich die Beziehung aufrechterhalten wollte oder nicht. Ich liebte ihn und stand zu ihm, und ich zeigte ihm dies auch.

Vor seinem Test hatten wir uns immer geschützt. Nun handelten wir zu einem gewissen Teil unvorsichtig. Wie es genau vor sich ging – ob wir nach Absprache ungeschützt waren oder ob ich es auch hin und wieder unausgesprochen zuliess –, das weiss ich nicht mehr genau.
In gewisser Weise war für mich die Beziehung mit ihm das Ein und Alles. Ich war sicher, sie würde noch sehr lange dauern, und fand, wenn er es hat, könne ich es auch haben. Dann würden wir eben beide damit leben. Wo ich mich genau ansteckte – ob bei ihm oder in den wechselnden Partnerschaften –, ist mir nicht klar. Auch dort gab es ein paar Mal Situationen, in denen ich mich nicht schützte.
1997 bemerkte ich zum ersten Mal weisse Flecken auf der Zunge, kleine Pilze, von denen ich von der Präventionskampagne her Kenntnis hatte, dass sie Anzeichen für ein geschwächtes Immunsystem sein können. Ich versuchte es zu verdrängen. Der Druck nahm aber zu. Meine Überzeugung wuchs, dass ich auch positiv bin. Ich hatte oft Angina. Während eines Jahrs nahm ich sehr viele Antibiotika ein.
Ich schob es noch eine Weile von mir weg. Doch der Wunsch, Bescheid zu wissen, war schliesslich stärker. 1999 machte ich beim Hausarzt den Test und war positiv. Weil ich schon bei Renés Ergebnis beobachtet hatte, wie alles ablief, warf es mich nicht sofort um. Ich ging weiter meiner Arbeit nach. Die Partnerschaft und unsere Freunde trugen mich weiterhin.

Aber dann ging die Beziehung nach einem Jahr doch auseinander. Das Gefühl, wir würden quasi ewig zusammenbleiben, veränderte sich. Ich weiss nicht, ob es etwas mit HIV zu tun hatte, was möglich ist – oder doch mehr mit unserer Verbindung selbst. Ich hatte das Empfinden, ich sei in einem Alter, in dem ich noch Erfahrungen sammeln wollte. Ich fühlte mich in der Partnerschaft ein wenig eingeschlossen. Ich wollte mehr Autonomie und Eigenständigkeit.
Vieles, das ich gern gehabt oder unternommen hätte, war nicht möglich. Zum Beispiel hätte ich gern noch andere Männer kennen gelernt – und zwar nicht einmal nur in sexueller Hinsicht. Ich wurde von René sehr behütet. Nicht nur arbeiteten wir am selben Ort, wir hatten auch gemeinsam ein Haus gekauft. Er war zwölf Jahre älter als ich und hatte mehr Lebenserfahrung. Ich war ja direkt aus der Therapie heraus die Beziehung mit ihm eingegangen und gar nie selb-

ständig gewesen. Es war alles sehr nahe und eng. Da stellte die Trennung einen Ausbruchsversuch dar. Obwohl HIV uns beide verband, war ich überzeugt, ich müsse jetzt weggehen. Dabei geschah die Trennung nicht von heute auf morgen. Sie war ein drei Jahre langer Prozess. Erst später stellte ich fest, dass in unserer Beziehung eine starke gegenseitige Abhängigkeit bestanden hatte.
Rund drei Jahre lang, von 2000 bis 2003, besuchte ich danach vor allem am Wochenende regelmässig die Zürcher Partyszene. Ich konsumierte Partydrogen, was mit meiner Suchtstruktur zu tun hatte, möglicherweise aber auch daran lag, dass ich sah: «Scheisse, du bist 25 und hast HIV.»
Ich lebte allein. Zweimal im Jahr liess ich im Spital meine Blutwerte kontrollieren. Ich wollte über die Zahl meiner Helferzellen Bescheid wissen, was mein Freund nie gemacht hatte. Meine Angst davor, dass Aids ausbricht, war nun gross. Die Unsicherheit, wie lange ich noch leben würde – zwei, drei Jahre oder ein Jahrzehnt –, wirkte sich auf meine Lebensperspektive aus und verzerrte mein Zeitgefühl. Ich sagte nicht mehr, dass ich in einem oder zwei Jahren in die Ferien gehen würde. Ich konnte nicht mehr planen. Es war sehr schwierig, Perspektiven und Ziele zu formulieren.
Die Blutwerte sanken kontinuierlich. Doch vor einer Therapie hatte ich Angst. Ich hatte viel von Nebenwirkungen, Beeinträchtigungen im Alltag oder Energieverlust infolge der Medikamente gehört. Es gab allerdings auch Leute, die die Mittel gut ertrugen und wieder arbeiten konnten.
Trotzdem hatte ich das Gefühl, wenn ich den Cocktail nähme, sei es ein weiteres Eingeständnis an die Krankheit, denn dann würde ich mich jeden Tag damit auseinandersetzen müssen. Das verdrängte ich lieber. Zu wissen, dass die Behandlung positive Folgen haben konnte, war das eine. Aber es widerstrebte mir, zwei, drei Mal täglich die Medikamente einzunehmen und «den Positiven» zu spielen.
Ich sagte mir, ich würde so lange wie machbar auf Therapie verzichten. Wenn Aids ausbreche, wenn ich eine schwere Krankheit, etwa eine Lungenentzündung, erhielte, erst dann würde ich eine Behandlung beginnen.
Ich rauchte sehr viel Cannabis und konsumierte auch andere Drogen. Die Blutwerte wurden immer schlechter. Im September 2004 erlitt ich eine Lungenentzündung. Vier Wochen lang hatte ich ununterbrochen Fieber bis 40 Grad, das mit Medikamenten nicht mehr wegzubringen war. Ich verlor viel

Flüssigkeit, nahm in kürzester Zeit acht Kilo ab und wurde sehr schwach. Die üblichen Medikamente sprachen nicht mehr an. Mir war klar, dass ich jetzt am Punkt war, wo es nicht mehr ging. Ich hatte zwar Angst, sah jedoch, dass der Zeitpunkt, auf den ich gewartet hatte, gekommen war, und zwar schneller, als ich geglaubt hatte. Ich musste mich gedulden, bis ich eine Woche lang fieberfrei war. Danach konnte ich mit der Einnahme des Cocktails beginnen.

Nach dem Ende der Beziehung zu René war es mir zur Belastung geworden, am selben Ort wie er berufstätig zu sein. Ich hatte gekündigt und blieb danach von Ende Oktober 2002 bis März 2004 arbeitslos. So sehr ich mich auch um eine neue Stelle bemühte, ich erhielt nie Gelegenheit zu einem Vorstellungsgespräch. Dann bot mir ein Bekannter an, in seinem Hanfshop zu arbeiten. Ich hatte grosse Widerstände, weil es illegal war, liess mich dann aber doch für ein halbes Jahr darauf ein, weil ich dies besser fand, als mich aussteuern zu lassen. In dieser Zeit war ich krank geworden und hatte schliesslich auch die Therapie begonnen.

Es war eine spezielle Zeit. Ich nahm täglich Antibiotika und wusste nicht, wie der Körper reagiert. Ich war kaum vernetzt und mied das soziale Umfeld. Kontakt hatte ich vor allem zum Spitalpersonal. Ich war froh, alle paar Tage die Infektiologie aufzusuchen und mitteilen zu können, wie es mir geht.

Am Anfang verlief die Therapie nicht gut. Meine Haut veränderte sich. Auf solche Risiken hatte man mich vorbereitet und mir gesagt, dass die Behandlung viel im Körper auslösen könne. Einmal hatte ich einen schweren Hautausschlag im Gesicht. Für mich war es eine Horrorvorstellung, dass dieser Zustand bleiben könnte. Zuvor hatte ich meine Krankheit nur im Innern getragen. Jetzt sah man es mir sogar äusserlich an. Ich hatte das Gefühl, ich würde herumgehen und auf meinem Kopf stehe «positiv». Die Hautärzte konnten mir rasch helfen. Somit wusste ich, dass dies nicht so schlimme Dinge waren. Und doch hatte es mich schwer belastet. Ich stellte mir die Frage, wie es denn wäre, wenn ich einmal über längere Zeit starke Beschwerden hätte – eine Angst, die mir noch heute im Nacken steckt.

Als die Hautprobleme verschwunden und die Medikamente gut eingestellt waren, kam wieder ein Rückschlag. Ich arbeitete immer noch im Hanfshop. Dann ging im Dezember 2004 eine Welle von Razzien gegen die Cannabisanbieter los. Ich kam für zwei Tage in Untersuchungshaft. Als ich draussen war, stand ich wieder ohne Job da. Weil ich kein ganzes halbes Jahr gearbeitet hatte, erhielt ich nicht einmal Arbeitslosenunterstützung. Meine Existenz war völlig ungesichert. Bei einer neuen Bewerbung musste ich mich vielleicht outen, dass ich positiv sei und dabei war, die Medikamente einzustellen. All diese Dinge jagten mir Angst ein.

Ich hatte mich von meinem Freund getrennt, um selbständig zu werden. Doch nichts davon hatte geklappt. So griff ich wieder zum Heroin, nachdem ich den Stoff elf Jahre lang – seit ich die Therapie verlassen hatte – nicht mehr angerührt hatte. Während der ganzen Zeit zuvor hatte der Respekt überwogen, selbst während der Partyphase. Ich wusste, dass ich mit allem anfangen konnte, aber nicht mit Heroin, weil es zu schnell süchtig macht.

Zur selben Zeit stand auch noch der Verkauf des gemeinsamen Hauses an, was in mir erneut starke Gefühle auslöste. Vieles aus der Beziehung mit René wurde noch einmal lebendig. Als die ganze Zeit wieder in mir hochkam, löste dies sehr viel Wut und Aggression aus.

Das Haus blieb unverkauft, weil es kein Einvernehmen gab. Anders als heute sah ich mich in der Opferrolle. Inzwischen kann ich sagen, dass ich eigentlich froh bin, dass ich bei der HIV-Verhütung selber Fehler gemacht habe. So muss ich auch selbst Verantwortung dafür übernehmen. Die Infektion ist eine Folge meines eigenen Verhaltens. Für mich wäre es schwieriger, wenn ich wüsste, dass ich trotz rigorosem Schutz krank geworden wäre.

Vorerst aber verfügte ich über gar keine Lebenslust mehr. Alles war düster und dunkel, und ich litt an starkem Selbstmitleid, dass mir all dies zugestossen war. Wenn ich einmal in diesem Gefühl versinke, kann dies bei mir eine enorm destruktive Energie auslösen. Dann ist das Heroin perfekt, das einem das Gefühl gibt, man habe die Situation im Griff, und es laufe alles. Für mich ist es die Droge, die man konsumiert, um die Gefühle zu kontrollieren und in Schach zu halten. Ich empfinde es immer als bezeichnend, welche Personen Kokain und welche Heroin konsumieren. Ich bin auf Grund meiner Schwierigkeiten mit Emotionen eher der Heroinabhängige.

Schon nach kurzem Konsum war ich körperlich abhängig und verstand, dass ich wieder am Punkt angelangt war, wo es fast kein Zurück mehr gab ausser dem Entzug in einer psychiatrischen Klinik oder einer anderen Institution.

Nach rund einem Jahr, im März 2005, nahm ich Kontakt mit einer Anstalt auf. Mein Plan bestand darin, zuerst einen 14-tägigen Entzug zu machen und hernach eine betreute Wohngemeinschaft zu suchen. Doch dies funktionierte nicht. Ich war gerade einmal eine Woche lang draussen, als das Heroin mich schon wieder im Griff hatte.
Einige ehrliche Leute in meinem Umfeld redeten mir zu, ich müsse noch einmal genauer hinschauen. Ich war zwar derselben Meinung. Gleichzeitig aber war ich für den ganzen Prozess einer einjährigen Therapie und Auseinandersetzung mit mir, meiner Sucht und meiner Biografie noch nicht wieder bereit. Auch hatte ich Angst vor den Eltern. Einmal mehr musste ich ihnen gegenüber eine Schwäche eingestehen und zugeben, dass ich wieder ins Heroin hineingerutscht war, mein Suchtproblem noch nicht überwunden war und ich im Leben wieder versagt hatte.
Gleichzeitig schätzte ich es, dass mir meine Freunde ins Gesicht sagten: «Jetzt gibt es nur noch eins», statt mich anzulügen mit: «Nun ja, mach noch ein bisschen das Methadonprogramm. Es muss nicht gleich eine Therapie sein.»
So wurde der Wunsch in mir wach, dass ich wieder kämpfen und mein Leben in den Griff bekommen wollte. Ich hatte neue Erwartungen an mein Leben gefunden und beschloss weiterzumachen. Eine Art Überlebensmechanismus begann zu spielen. Ich meldete mich in der Klinik an, diesmal aber in der Absicht, nach dem Entzug eine Langzeittherapie zu suchen und die nötige Zeit zu investieren.

Aus drei Institutionen wählte ich eine in der Stadt Zürich aus. Für mich war es eine grosse Herausforderung, eine Behandlung in der Stadt zu machen. Zürich ist für mich geprägt von der Drogensucht vor der ersten Therapie und von exzessiven Sexbeziehungen. Hier steht alles unmittelbar vor der Haustür zur Verfügung. Hier bin ich stark mit mir selber und meiner bisherigen Geschichte konfrontiert. Ich sehe in dieser Stadt deutlich, wie ich bis jetzt funktionierte und was ich an meinem Verhalten ändern möchte. In einer Therapie auf dem Land wie beim ersten Mal wäre dies nicht im gleichen Mass möglich.
Therapien sind anstrengend. Was ich erreichen will, ist ein selbständiges, drogenfreies Leben, aber ohne die alten «Kracher». Obwohl ich vielleicht weiterhin in der Stadt bleiben werde, suche ich ein Leben, das ruhiger und einfacher

ist als früher und das von Verbindlichkeit und Regelmässigkeit geprägt ist. Dies hängt nicht nur von den äusseren Umständen, sondern auch sehr von mir ab. Ich würde gern einmal über längere Zeit hinweg an etwas dranbleiben und mich mehr oder weniger stabil fühlen. Nicht um ein Haus und einen Porsche oder wahnsinnig viele Ferien geht es mir. Ich möchte einfach mein Leben weiterverfolgen und ehrlich sein – gegenüber meinem Umfeld und den Menschen, die mich besser kennen.

Spektakulär ist das nicht. Es hat mehr mit Überleben und der Ansicht zu tun, dass es für den Tod noch zu früh ist. Zu sterben habe ich schon allzu oft versucht. Es gab schon so viele Überdosierungen. Ich bin schon so oft irgendwo wieder erwacht. Daraus kann ich inzwischen ableiten, dass es noch zu früh war und ich leben muss.

Ich denke oft darüber nach, was Sexualität und Sucht miteinander zu tun haben. Ich hatte ursprünglich Mühe, zu meiner Homosexualität zu stehen. Als süchtiger Jugendlicher fand ich wenigstens eine Zugehörigkeit, auch wenn sie keinen hohen Status brachte. Tatsächlich schämte ich mich weniger, wenn ich damals sagte: «Ich konsumiere Heroin», als wenn ich eingestand: «Ich bin schwul.» Drogen zu konsumieren war für mich lange Zeit ein Weg zu einer Zugehörigkeit und einer Identität.

Für mich ist es ganz wichtig, so genommen zu werden, wie ich «gestrickt» bin. Ich merke aber auch, dass man dazu selber etwas leisten muss. Man kann nicht bloss von der Aussenwelt erwarten, dass man als der angenommen wird, der man ist. Man muss sich auch so zeigen, wie man ist. Heute bin ich jemand, der sich so zeigen möchte, wie er ist, auch wenn dies nicht allen entspricht.

Die Therapie in Zürich hat bereits zu einem guten Verständnis darüber geführt, wie ich funktioniere. Sicher werden die Zeiten immer wieder kommen, in denen ich ausbrechen möchte. Ich weiss heute aber – verstandesmässig dank Besprechungen in der Therapie wie über das eigene Erleben –, wohin solche «Kracher» führen.

Auch die medizinische Therapie verläuft gut. Die Blutwerte verbesserten sich, ja die Virenbelastung bewegt sich im Augenblick nicht einmal mehr im nachweisbaren Bereich. Ich bin jeden Tag froh, an dem ich keine Lungenentzündung habe. Ich weiss allerdings auch, wie rasch dies ändern kann und wie wenig es braucht, bis ich die Perspektive wieder verliere.

Die Behandlung ist keine Garantie dafür, dass es mir noch weitere 50 Jahre gut geht. Ich muss jederzeit damit rechnen, dass das empfindliche Gleichgewicht meines Körpers wieder durcheinandergerät und sich etwas anbahnt, was nicht so leicht mit einer Salbe wegzubringen ist. Ich versuche aber, mich davon nicht immer belasten zu lassen, und bin dankbar für die Momente, in denen mich die Probleme nicht beschäftigen.
Ich war vielleicht einer, der sich verstecken und seine Probleme überdecken wollte, statt mir auf direktem Weg zu holen, was ich brauchte. Ich bin eher zurückhaltend. Extrovertierte konfrontieren sich wohl anders – oder sie wagen mehr. Vielleicht war ich früher zu wenig mutig, um zu mir zu stehen.

Erzählt am 17. Mai 2006.

Urs Paganoni

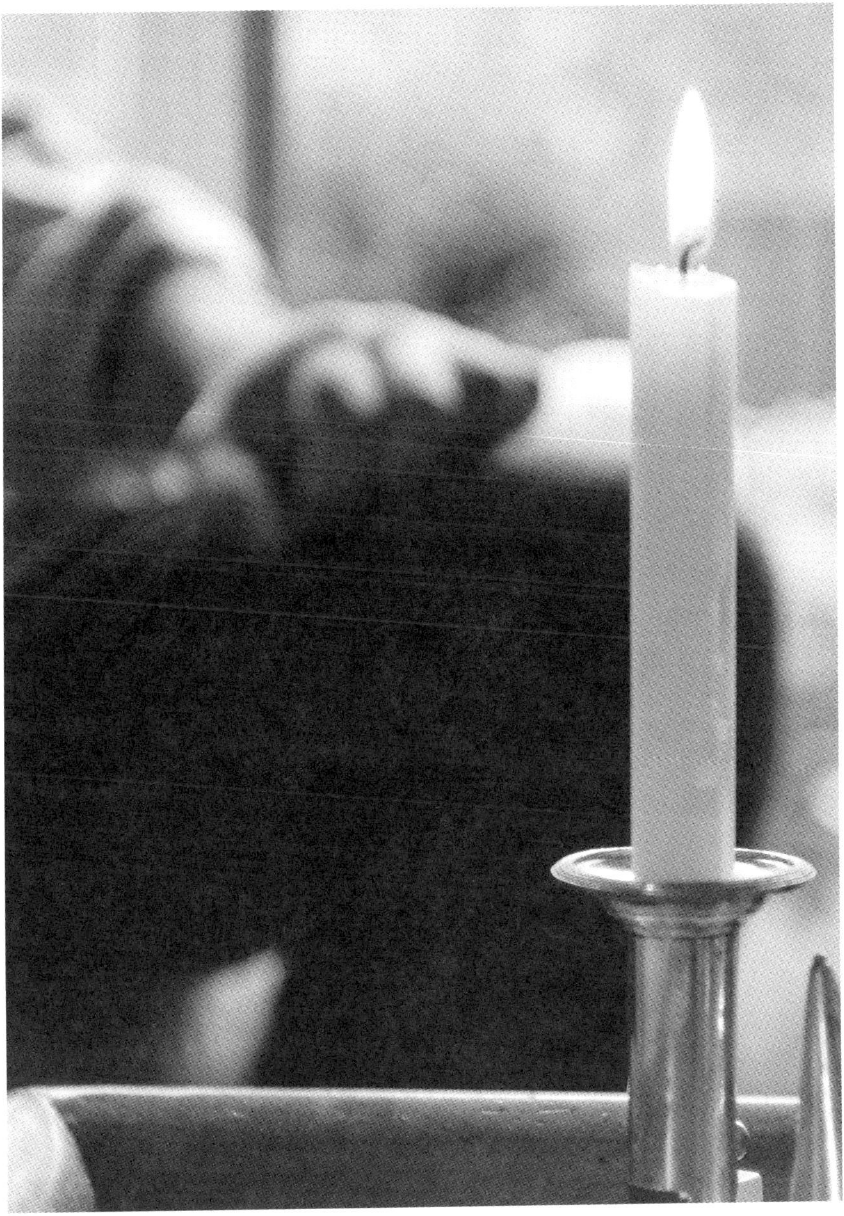

Sachtexte zur Geschichte

«Jetzt habe ich Energie für Dinge, die andere vor zehn Jahren unternahmen»

Urs Paganoni

Der Naturwissenschafter Urs Paganoni wurde 1982 von seinem Freund angesteckt, mit dem er in fester Beziehung lebte. Weil es damals noch keine Therapieangebote gab, stand er lange Berufsjahre mit leichten Symptomen durch. Heute leitet er in Basel ein Forschungsprojekt.

Das stereotype Bild des HIV-Positiven als Opfer – es wurde lange Zeit geprägt von Medienberichten. Selbst von Aidsorganisationen wird es mitunter noch vermittelt, was zeigt, dass nach wie vor eine Opfertradition gepflegt wird. Ich hoffe, dass sich dies ändert, denn meiner Ansicht nach wird durch HIV-Positive in der Opferrolle zumindest indirekt vorgegeben, wie ich mich fühlen oder sehen müsste.

Ich empfinde diese Rolle nicht nur als Belästigung. Die Darstellung verzerrt auch die Wirklichkeit. Opfer sind zu bemitleiden, dabei unmündig und nicht selbst verantwortet handlungsfähig. Dieses Bild lehne ich ab. Ich selber habe dies überwunden. Doch ich erhalte den Eindruck, dass im gesellschaftlichen Diskurs und in der Wahrnehmung vieler Einzelner der Schritt zu einem modernen Umgang mit HIV und Aids noch nicht vollzogen ist.

Nach meinen Beobachtungen begeben sich gewisse Betroffene aber auch selber in die Opferrolle und ziehen sie hernach lebenslang weiter. Dies wollte und konnte ich nicht, auch dann nicht, als es mir schlecht ging. Es trifft vielleicht zu, dass man unfreiwillig zum Opfer oder zumindest zu einer leidenden Figur wird, wenn man schwer erkrankt. Doch ich achtete darauf, dass dies etwas Vorübergehendes blieb und sich nicht zum Lebenskonzept verfestigte.

«Wie haben Sie sich angesteckt?» Man kann diese Frage stellen. Doch sie ist etwas hinterhältig, weil in sehr vielen Fällen mehr oder weniger offen mitklingt, dass man als HIV-Positiver an seiner Krankheit selbst Schuld trägt. Man

verhielt sich falsch, tat etwas Verwerfliches im sexuellen Bereich oder konsumierte Drogen. Ich gehe auf diese Frage, wenn überhaupt, nicht unkommentiert ein, weil ich sie für diskriminierend halte.
Im Fall bestimmter Krebserkrankungen, bei Personen, die jahrelang rauchten oder Alkoholmissbrauch betrieben, kann auch ein Fehlverhalten oder eine Mitverantwortung vorliegen. Doch wird die Frage nach der Ursache hier weit weniger intensiv gestellt. Die Schuldfrage bei Krankheiten ist generell heikel. Viel Vorsicht ist da geboten, nicht zuletzt, weil man vielleicht selbst im Glashaus sitzt. Eigentlich ist die Frage grundsätzlich der falsche Ansatz – nicht nur bei HIV.

Die Ansteckung geschah 1982. Ich war erst Anfang 20. Zumindest in der Schweiz wusste man noch nicht richtig, was da vor sich geht und was für eine Katastrophe auf die Menschheit zukommt. Die Ansicht ist weitverbreitet, dass die HIV-Ansteckung und Promiskuität zusammenhängen. Bei mir war dies nicht der Fall. Ich wurde in einer festen Beziehung von meinem Partner angesteckt, der schon infiziert war, und es geschah in einer Zeit, in der HIV und somit auch Prävention noch kein Thema waren. Mein damaliger Freund starb vor einem Jahrzehnt an Aids.
Als ich rund zwei Jahre, nachdem meine Beziehung mit ihm zerbrochen war, erfuhr, dass mein Freund positiv war – und dies vermutlich schon seit geraumer Zeit –, musste ich selbst mit einer Ansteckung rechnen. Ich verzichtete bewusst auf einen Test, weil es keine Therapieangebote gab. Der Nachweis hätte gar nichts gebracht. Dass ich mich «safer» verhielt, war selbstverständlich. Aber das hätte ich auch dann tun müssen, wenn ich nicht infiziert gewesen wäre.
Mein Verhalten war ganz rational, und so funktioniere ich auch. In dieser Situation ging es darum, Ruhe zu bewahren und das Leben so normal wie möglich weiterzuführen. Ich blieb an meinem Studium dran, dissertierte erfolgreich und arbeitete hernach einige Jahre. Vorerst litt ich nicht an Krankheitssymptomen, sondern an der Ungewissheit. Mitte der 1980er-Jahre stellte Aids gleichsam ein Todesurteil dar. Ich war seinerzeit sicher überdurchschnittlich informiert und machte mir wenige Illusionen. Ich ignorierte HIV oder versuchte es wenigstens. Die Verdrängung war ein bewusst gewählter Weg.

Dies funktionierte immerhin zehn Jahre lang recht gut. Dann aber schlich sich langsam der Verdacht ein, dass einiges nicht mehr stimmte. Ich fühlte mich häufig ohne ersichtlichen Grund müde und verspürte Energiemangel. Krankheitsanzeichen hatte ich so weit nicht. Doch die Antriebslosigkeit verunsicherte mich, und ich interpretierte sie als Hinweis auf HIV. Ich hielt sehr lange durch. Ich merkte zwar, dass ich nicht so viel leisten und mich nicht so stark engagieren konnte, wie ich gern wollte. Doch insgesamt erledigte ich meine Arbeit. Ich arbeitete normal 100 Prozent, was mir immer schwerer fiel.

Ich fühlte mich ungefähr so, wie wenn man eine starke Grippe und Erkältung hat und eigentlich am liebsten ein paar Tage im Bett liegen möchte, um sich auszukurieren. Doch in meinem Fall war es ein Dauerzustand, den ich nicht loswurde. Da nützte auch länger schlafen nichts. Es war eine «bleierne» und auch kränkende Zeit. Die Leute ringsum wussten nicht, was los war. Sie hatten unterschwellig das Gefühl: «Was ist das bloss für ein Versager! Der sollte und könnte doch mehr!»

Es war sehr belastend, dass mein Vorgesetzter und die Arbeitskollegen im Unklaren waren. Es transparent zu machen wäre wünschenswert gewesen. Doch dies kam nicht in Frage, weil ich zu meinem Vorgesetzten kein Vertrauensverhältnis hatte. Natürlich überlegte ich mir die Offenlegung meiner Krankheit. Aber es wäre in dieser Konstellation einfach nicht vernünftig gewesen. So verzichtete ich darauf.

Nur mit sehr viel Disziplin schleppte ich mich durch die Jahre. Im Nachhinein wundere ich mich darüber, denn es war eine gewaltige Anstrengung. Im Grunde genommen handelte es sich um eine reine Defensivleistung, denn die Mühsal brachte mir nichts als Schadensbegrenzung. Sich längere Zeit auf diese Weise abzukämpfen und dabei zu merken, dass man gleichwohl nur gerade mit Mühe und Not das Dringendste vollbringen kann, ist undankbar und frustrierend. Es erschütterte mich und untergrub damals mein Selbstvertrauen. Inzwischen habe ich allerdings die Verletzung und das seelische Trauma weitgehend überwunden.

Schliesslich erkrankte ich ernstlich und liess mich auf HIV testen. Ich erhielt die Diagnose 1999. Ich erinnere mich, wie der junge Arzt, der mir das Resultat mitteilte, sich mit der Überbringung der Botschaft quälte. Ich kannte das Ergebnis ja eigentlich bereits. Mich konnte er damit nicht mehr erschrecken.

Er wunderte sich entsprechend, dass ich den Bericht so undramatisch und gelassen entgegennahm.
Viel später informierte ich den behandelnden Arzt und seine vorgesetzte Oberärztin, dass ich mir der Möglichkeit, HIV zu haben, bereits Mitte der 1980er-Jahre voll bewusst und ab 1990 fast sicher war. Ich bat sie um eine ehrliche Auskunft, ob meine Strategie richtig gewesen sei oder ob ich bereits 20 Jahre früher hätte den Test machen sollen. Ausdrücklich sagte mir die Oberärztin hierauf, rückwirkend betrachtet hätte ich alles richtig gemacht.
Erstens hätte ich zu jener Zeit mit dem definitiven «Todesurteil» leben müssen, was psychisch schwieriger zu verkraften gewesen wäre als die Ungewissheit. Zweitens hätte man mir therapeutisch nicht viel anbieten können. Es wäre wohl mit einer Monotherapie, konkret mit der Verabreichung von AZT, begonnen worden – was vermutlich mehr Schaden als Nutzen angerichtet hätte. Ich hätte Resistenzen entwickelt, was die späteren modernen Therapien erschwert hätte. Wenn jemand die Jahre ohne Therapie überlebt hatte, also sogenannt therapienaiv war, und später die moderne Dreier- oder Viarertherapie erhielt, stellte sich dies als bedeutender Vorteil heraus.
Als ich mit der Behandlung begann, war ich noch berufstätig. Ich hatte zwar nach einigen Monaten der Therapie Probleme mit Nebenwirkungen. Doch am Anfang profitierte ich. Schon nach sehr kurzer Zeit – kaum ein Monat war verstrichen – hatte ich viel mehr Energie. Als Folge davon verhielt ich mich am Arbeitsplatz plötzlich anders als während der Jahre zuvor. Ich hatte Ideen. Ich mochte mit einem Mal wieder arbeiten. Auch die Freude an der Tätigkeit kehrte zurück. Ich trat ungewohnt selbstbewusst auf.
Paradoxerweise führte dies zu beträchtlichen Schwierigkeiten mit meinem Vorgesetzten. Zuvor war bemängelt worden, ich zeige zu wenig Initiative. Mein zurückgekehrtes Engagement wurde aber auch nicht geschätzt. Es irritierte und galt als Kompetenzüberschreitung. Zuvor hatte der Konflikt mit meinem Vorgesetzten geschwelt, jetzt brach er offen aus.
Jetzt, als ich so viel leistete, wie ich es schon immer gern getan hätte, wurde das Arbeitsverhältnis mit einem ärztlichen Zeugnis beendet. Auf dringendes Anraten der Personalärztin, die über alles informiert war, wurde ich frühpensioniert! Das Ende der Zusammenarbeit wurde medizinisch begründet. Vermutlich wäre ich sonst einfach entlassen worden.

Mit gutem Gewissen kann ich sagen, dass ich in der Zeit vor meinem Ausscheiden unvergleichlich viel besser arbeitete als in all den Jahren davor, in denen ich durch meine Krankheit zwangsläufig eine passive, defensive Rolle annehmen musste. An diese Haltung hatte man sich im Team gewöhnt. Alles in allem hatte ich in meiner Schwachheit und Berechenbarkeit dem Vorgesetzten besser behagt. Als ich wieder bei Kräften war und mit mehr Ideen und Initiative aufwartete, war ich nicht länger tragbar.

Ich hoffte, dass ich meine Berufstätigkeit nur vorübergehend aufgeben müsse. Nach einer gewissen Zeit – spätestens einem Jahr nach Therapiebeginn – ging es mir bereits wieder so gut, dass ich annahm, dass ich wieder ein normales Arbeitsleben aufnehmen könne. Ich musste aber erfahren, dass der Wiedereinstieg sehr schwierig war. Schliesslich gelang es mir, wenigstens wieder Teilzeit zu arbeiten. Später dann konnte ich auch grössere und anspruchsvollere Aufgaben übernehmen – diejenigen, die ich jetzt ausführe.
Ich arbeite 80 Prozent. Was darüber hinausginge – etwa ein Vollzeitjob –, wäre zu viel, vor allem, wenn es noch bedeutete, oft Überzeit zu leisten. Obwohl es mir so weit sehr gut geht, ist mein Bedürfnis nach Ruhe und Pausen doch etwas grösser als bei ganz gesunden Personen. Auch Arztbesuche sind häufiger, und die erledige ich wenn möglich an einem freien Tag. Davon abgesehen aber kann ich meine Aufgaben voll konzentriert, diszipliniert und ohne Einschränkungen erledigen. Meine Leistungsfähigkeit hat in qualitativer Hinsicht überhaupt nicht und quantitativ nur geringfügig gelitten.
Das Berufliche ist mir sehr wichtig, weil ich mir ein normales Leben wünsche, was Eigenständigkeit und Unabhängigkeit von IV- und Pensionskassenleistungen voraussetzt. Dass es im Beruf um weit mehr als das Finanzielle geht, erfährt jeder, der unfreiwillig ohne Arbeit ist. Gemessen am Stellenwert der Berufstätigkeit müsste Solidarität mit HIV-positiven Menschen bedeuten, sie weitmöglichst ins Arbeitsleben zu integrieren. Nur so könnte sich bezüglich der Krankheit Normalität einstellen, weil dadurch in der Öffentlichkeit das Bewusstsein entstünde, dass Menschen mit HIV zwar ein Gesundheitsproblem haben, dass sie aber wirken und arbeiten können wie alle andern. Gewiss nimmt die Krankheit im Leben Betroffener zwangsläufig einen wichtigen Platz ein. Doch man soll HIV nicht mehr Raum zumessen als nötig.

Ich stelle mich der Tatsache, dass das Virus immer gegenwärtig ist und Schwierigkeiten mit sich bringt. Doch ist das nur ein Teil meines Alltags. Ich möchte so normal wie möglich leben und mich überhaupt nicht über diese Krankheit definieren, denn einen zentralen Stellenwert hat sie für mich nicht. Ich finde es ohnehin langweilig, wenn man sich nur über einen Aspekt seines Wesens definiert – noch dazu über etwas Negatives.

Diese von HIV recht unabhängige Position kann ich mir heutzutage leisten, weil es mir sehr gut geht. Soweit das möglich ist, wenn man eine Krankheit hat und eine Therapie machen muss, hole ich mit wenigen Einschränkungen das Maximum an Lebensqualität heraus. Dies gilt auch in körperlicher Hinsicht. Ich war nie ein herausragender Sportler. Doch wenn ich in der Freizeit mit Personen, die nicht von HIV betroffen sind, beispielsweise Wanderungen unternehme, kann ich problemlos mithalten.

Die grösste Erfüllung finde ich im Beruf. Ich bin Naturwissenschafter. Das Studium absolvierte ich an der Universität Zürich. Heute wohne ich in Baden. Mein Forschungsprojekt leite ich in Basel. Einen weiteren wichtigen Lebenskreis bilden eine grosse Zahl Freundinnen und Freunde. Mit vielen pflege ich verbindliche, langjährige Beziehungen. Unter ihnen gibt es mindestens so viele im Ausland wie in der Schweiz. Entsprechend oft bin ich unterwegs.

Ich pflege zahlreiche Hobbys. Ich beherrsche Französisch, Englisch, Italienisch und leidlich Griechisch und lese viel fremdsprachige Literatur. Die Sprachkenntnisse erwerbe ich mir teils an Kursen, teils selber. Ich interessiere mich sehr für Kunstgeschichte und besitze eine ansehnliche Bibliothek. Für einen Laien verfüge ich auf diesem Gebiet über ein recht gutes Wissen. Reisen, die ich unternehme, sind oft Kunstreisen.

Obwohl es mir heute gut geht, erlebte ich doch zwischen dem 20. und 40. Lebensjahr eine «bleierne» Zeit. Sie überspannte die jüngeren Erwachsenenjahre und fast den grössten Teil meines bisherigen selbständigen Lebens.

Äusserlich, so scheint es, habe ich im Leben trotz HIV alles gemacht. Doch es gab auch Dinge, die mir nicht möglich waren. Ich hätte die Gelegenheit gehabt, an angesehenen Hochschulen in den USA zu forschen. Dies legte mir am Ende meines Studiums einer der Professoren dringend ans Herz. Er hätte mich dabei gerne unterstützt und verfügte über Kontakte. Ich lehnte ab, weil ich damals – noch bevor ich getestet wurde – davon ausging, dass ich höchstwahrscheinlich positiv sei. Vor einer Einreise in die USA wäre ich auf HIV untersucht worden. Mir war dies ein rotes Tuch. Die Sache führte dazu, dass der Professor von diesem Zeitpunkt an nicht mehr mit mir redete, weil er mich für einen bequemen Kerl hielt, der die Chancen, die man ihm offeriert, nicht wahrnimmt.

Mehrmals ergriff ich eine berufliche Chance nicht. Ich sah mich gezwungen, unter meinen Möglichkeiten zu leben. Ein bisschen ist dies mit dem Notverkauf eines Hauses zu vergleichen. Man ist sich dessen bewusst, dass man in der misslichen Situation viel weniger erhält, als es dem Wert der Liegenschaft entspräche, kann aber nicht dagegenhalten.

Heute konzentriere ich mich bewusst auf das, was mir wichtig ist. Je besser es mir geht, desto konsequenter werde ich dabei. In der Zeit, in der es mir schlecht gegangen war, hatte ich unfreiwillig viele Kompromisse eingehen müssen. Dazu bin ich nicht mehr bereit. Meine wiedergewonnene Energie will ich gezielt einsetzen, beruflich und privat.

Nach meiner Infektion lebte ich in einer siebenjährigen Beziehung mit einem neuen Partner. Nach der Trennung von meinem ersten Freund hatte es eine sechs Jahre lange Pause gegeben. Dies war während meiner Ausbildung und Doktorarbeit gewesen. Die Beziehung mit meinem zweiten Partner dauerte von 1989 bis 1996, und ich wäre mit ihm länger zusammengeblieben, wenn nicht der Tod uns getrennt hätte.

Meine Bereitschaft zu einer neuen dauerhaften Beziehung ist nicht so gross wie vielleicht bei anderen Menschen. Klar ist HIV ein Hindernis auf dem Weg zur Partnerschaft. Ich leide nicht unter meinem Leben ohne Beziehung. Ich bin jemand, der sehr gut allein zurechtkommt und nicht auf einen Partner angewiesen ist, nur um nicht alleinstehend zu sein. So wie es jetzt ist, bin ich ganz zufrieden.

Meine guten Freunde kennen meine Geschichte – ich bin also «geoutet». Seine Krankheit bekannt zu machen, kann eine gute Sache sein, setzt aber Sicherheit und Vertrauen voraus. Dass es Leute gibt, die öffentlich zu ihrem HIV-Status stehen und darüber sprechen, kann anderen Betroffenen nur nützen. Doch das kommt selbstverständlich nicht für jedermann in Frage. Wer sich zugunsten anderer Betroffener der Öffentlichkeit preisgibt, exponiert sich und muss mit Nachteilen rechnen. Für ein Outing im grösseren Umfang müsste sich also

auch die Gesellschaft bewegen. Selbst dann aber bliebe HIV wie jede andere Krankengeschichte zuerst eine persönliche und vertrauliche Angelegenheit. Betroffene anderer Krankheiten treten schliesslich auch nicht wahllos an die Öffentlichkeit.
Es gibt im Extremfall Menschen, die es niemandem sagen. Andere HIV-Positive beziehen einen eher engen Kreis von Freunden ein. Wieder andere wählen eine grössere Runde oder treten ganz in die Öffentlichkeit. Es bestehen also unterschiedlichste Abstufungen, und wer sich mit dem eigenen Outing beschäftigt, muss sich fragen, bis zu welcher Stufe er oder sie zu gehen bereit ist.
Ich selber habe einen Mittelweg gewählt, und wenn ich es jemandem sage, ermahne ich die Person nicht einmal, es für sich zu behalten. Ich würde es Menschen, die ich nicht für verantwortungsvoll genug halte, gar nicht mitteilen. Outing ist immer eine Vertrauenssache. Auch dann wenn jemand seine Krankheit ganz an die Öffentlichkeit trägt, vertraut er darauf, dass er nicht geschädigt wird.
HIV zu haben birgt unzweifelhaft ein Diskriminierungspotenzial. Es ist auch nicht unbedingt vorteilhaft, schwul zu sein. Darunter habe ich jedoch nie gelitten. Viele schwule Männer kann man wahrhaft nicht als randständig betrachten. Wenn ich mir mein eigenes Umfeld vergegenwärtige, erkenne ich zwischen Heterosexuellen und Homosexuellen kaum Unterschiede. Zum Beispiel haben viele meiner Freundinnen und Freunde in meinem Alter, die nicht homosexuell oder lesbisch sind, auch keine Familie.

Ich will nicht spekulieren, was ich ohne HIV alles getan hätte. Ich bin auch nicht jemand, der rückwärtsblickt und Verlusten nachtrauert. Doch mit Sicherheit lässt sich sagen, dass mich die Krankheit während fast zwanzig Jahren sehr viel Energie gekostet hat. Was ich mit der Kraft angefangen hätte, wenn sie mir zur Verfügung gestanden hätte, darüber möchte ich ebenfalls nicht mutmassen. Eins ist aber sicher, dass HIV mir in den rund zwei Jahrzehnten einen gewaltigen Verlust an Lebensfreude und Lebensqualität einbrachte.
Gewiss ist es nicht gut, wenn es einem zwei Jahrzente lang schlecht geht. Aber es ist auch nicht unbedingt nur positiv, wenn es einem immer bestens läuft. Es sind die Lernprozesse, die einen in der eigenen Entwicklung weiterbringen. Sie aber haben immer einen Preis. Es ist so, dass ich in meiner Lage die Fähigkeit

entwickelte, mit Widerständen und Schwierigkeiten fertig zu werden, die HIV und das Leben allgemein mit sich bringen. «HIV als Chance», das ist es aber definitiv nicht. Die Hindernisse, die sich durch die Krankheit einstellten, waren unfreiwillig. Dass man dadurch Fertigkeiten entwickelt, ist zu hoffen. Zum Teil wenigstens ist mir dies sicher gelungen.

Es mag wie ein dummes Klischee tönen, doch heute komme ich mir viel jugendlicher vor als vor zehn Jahren. Es ist, als ob sich durch die «bleierne» Zeit eine Lücke in meiner Biografie ergeben hätte, wodurch ich nun umgekehrt zehn, fünfzehn Jahre «jünger» bin. In meinem Lebenslauf hat sich eine Verschiebung eingestellt, so dass ich jetzt gegenüber meinen «Altersgenossen» eine beträchtliche Jahrzahl hintendrein bin. Ich glaube, dass es ein biologisches und ein individuelles, biografisches Alter gibt. Ich bin überzeugt, dass mein biografisches Alter wesentlich tiefer ist als mein biologisches.

Das scheint sogar zur entsprechenden Ausstrahlung zu führen. Gewissermassen auf der anekdotischen Ebene wurde mir dies unlängst an einer Geburtstagsfeier von einem Bekannten bestätigt. Dass ich jünger und viel besser als noch vor zehn Jahren aussähe, sagte er, der von meiner Geschichte nichts wusste und nur das Äussere erblickte. Da er mir obendrein bis anhin nicht besonders zugetan war, muss etwas daran sein.

Infolge der vielen Jahre, in denen mich die Krankheit dämpfte, besteht ein grosser Nachholbedarf. Weil ich sehr vieles nicht richtig verwirklicht und gelebt habe – so spekuliere ich –, bin ich gegenüber dem Leben im Vergleich zu anderen unverbrauchter. Nun hoffe ich, dass ich ohne Torschlusspanik noch Dinge umsetzen kann, die andere Leute schon zehn und mehr Jahre früher anpacken konnten. Die Lust und Energie dazu habe ich jedenfalls.

Erzählt am 18. Mai 2006.

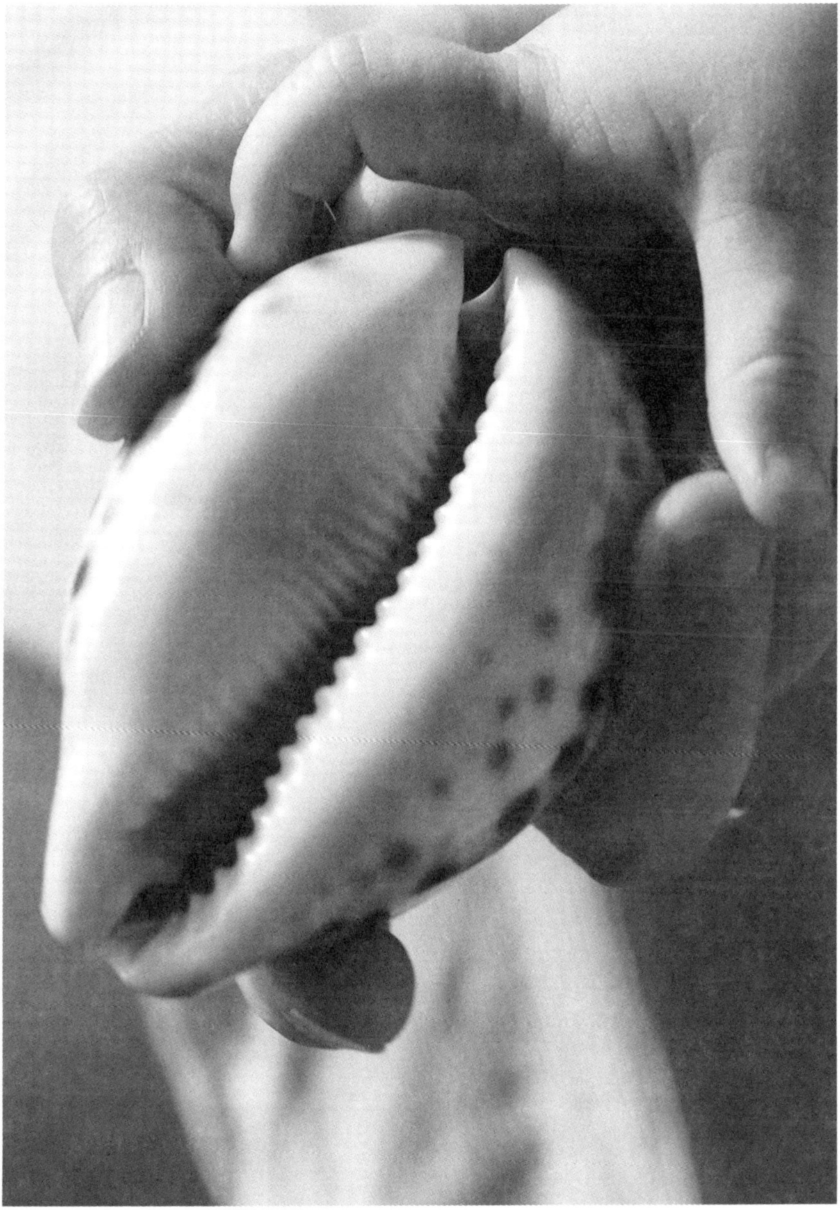

Sachtexte zur Geschichte

«Ich dachte, das gibt es nicht, jetzt wird es doch noch wahr»

Alexandra Stahel

Der Wunsch nach einem eigenen Kind verschwand bei Alexandra Stahel nach der Ansteckung mit HIV nicht. Ihr erstes Kind empfing sie bei einem One-Night-Stand mit einem ehemaligen Liebhaber. Inzwischen lebt sie in einer stabilen Beziehung und hat noch eine zweite Tochter. Beide Kinder sind HIV-negativ. Stahels Ziele heute sind: wieder arbeiten sowie eine normale Lebenserwartung.

Ich wuchs in einem engagierten Umfeld auf. Meine Eltern schleppten mich schon als Zehnjährige nach Kaiseraugst. Die Anti-AKW-Bewegung und Friedensdemonstrationen kannte ich von Kind auf. Vielleicht hilft dies, den Umfang zu erklären, in dem ich später in Selbsthilfeorganisationen für HIV-Positive mittat.

In den Aktivismus verfiel ich sogar schon viel früher. Mit zwölf oder dreizehn Jahren, als sich die meisten Mädchen meiner Klasse zu entwickeln und kichernd für Buben zu interessieren begannen, faulte ich aus der Gruppe heraus, weil ich mich langsamer veränderte. Ich kletterte lieber auf den Bäumen herum. Ich hatte damals noch absolut keinen Busen. Für Gleichaltrige war es nicht spannend mit mir.

Meine «Rettung» bestand darin, dass ich mit fünf, sechs Jahre Älteren Kontakt schloss. Ich begann wie diese zu rauchen. Ich fing auch plötzlich an, mich in der Schule zu engagieren und als Schülervereinigungsmitglied an kuriosen Aktionen etwa gegen Absenzenstrafen teilzunehmen. Dazu stand ich morgens um sieben vor der Schule und verteilte Flugblätter. Aber ich hatte einen neuen Freundeskreis, den es nicht interessierte, ob ich körperlich reif war oder nicht. Dies war 1979. Ich war vierzehn Jahre alt. Als ein Jahr später die Jugendbewegungszeit begann, verkehrte ich an den einschlägigen Orten in Basel und in

besetzten Häusern. Weil ich bei meinen Eltern in einer Mansarde lebte, konnte ich mich nachts lange Zeit unbemerkt wegstehlen.
Später wurde ich vom «Gymi» entlassen. Die Diplommittelschule Basel war die einzige Institution, die bereit war, mich aufzunehmen. Anfangs setzte ich mich noch verhältnismässig stark ein. Ich hatte einen Lehrer, der mich motivierte. Aber ich steckte weiterhin im Autonomen Jugendzentrum, dem AJZ. Ich vermag nicht mehr genau zu sagen, aus welchen Gründen, aber schliesslich flog ich in der Mitte der dritten Klasse, anderthalb Jahre vor dem Abschluss, auch aus der Diplommittelschule. Hätte ich noch einmal wiederholt, wäre ich bereits zweieinhalb Jahre älter als meine Klassenkameradinnen und -kameraden gewesen. Ich fand, mich interessiere Wichtigeres und Wirklicheres, und so beendete ich die Schule, ohne Abschluss.
Danach arbeitete ich im Welschland, kehrte zurück und versuchte eine Lehrstelle zu finden. Das war schon damals – 1984 – nicht einfach. Wer will schon einen 19-jährigen Lehrling? Nun «verhühnerte» ich nochmals zwei Jahre, vor allem mit Herumreisen. Mit knapp 21 öffnete mir ein Freund ein Türchen in einem Heim für geistig Behinderte, wo ich in der Freizeitgestaltung arbeitete. In der Folge war ich noch in zwei, drei weiteren Institutionen angestellt. Ich fühlte mich wohl dabei. Es nahm mir ziemlich den «Ärmel» herein. Die Zeit von Sommer 1986 bis März 1987 verbrachte ich grossteils in Sardinien. Abgesehen davon arbeitete ich rund fünf Jahre lang im sozialen Bereich.
Gleichzeitig engagierte ich mich in der «Stadtgärtnerei» – Synonym für eine leere, von Künstlern besetzte und genutzte Liegenschaft samt Gewächshäusern und Hauptgebäude. 1989 wirkte ich bei einer Ausstellung mit. Dort lernte ich Louis kennen. Er organisierte für den Anlass Bilder von psychisch Kranken, ich Arbeiten von Behinderten.

Wenn man mich fragt, wie ich mich angesteckt habe, lautet meine Spontanreaktion: Dies ist eine Frage, die ich seit geraumer Zeit nicht mehr beantworten mag, weil sie nämlich seit Jahr und Tag die Schuldfrage mit sich bringt. Die Leute werden eingeteilt in Gute, Schlechte, Dreckige, Süchtige, arme Opfer. Ich antwortete jahrelang provokativ: «Ich bin selber schuld», um mich gleich in die Ecke zu stellen, in die ich «gehöre». Heute würde ich gern ein Plädoyer zur Abschaffung dieser Frage verfassen.

Dabei nimmt die Schuldfrage an Brisanz eher wieder zu. Man will vermehrt wieder wissen, wer sich wie angesteckt hat, damit Risikogruppen identifiziert und in der Prävention spezifischer angegangen werden können. Unter dem Aspekt der Solidarität finde ich dies ausgesprochen negativ. Es geschieht eine Einteilung in MSM-Männer – Männer, die Sex mit Männern haben –, Schwarzafrikaner und Prostituierte, meistens Migrantinnen aus der Subsahara. So entsteht bei den Menschen das Bild: «Aha, alle Schwulen und alle, die sich prostituieren, sind positiv.» Früher waren es alle Junkies und alle Homosexuellen, heute sind es die Schwulen, Migrantinnen und Prostituierte aus dem südlichen Afrika.

Immer wieder wurde während der Jahre, die ich nun damit lebe, offensichtlich oder subtil unterstellt: «Du führtest ein lockeres Leben. Du bist ein Flittchen.» Bei den Männern wird darauf geschaut, ob sie schwul sind. Bei den Frauen geht es darum, ob sie sich prostituierten oder leichtlebig waren. Andere Umstände oder eine Erkrankung durch eine Bluttransfusion werden gar nicht mehr in Erwägung gezogen, zumal es hier keine aktuellen Infektionen gibt.

Als ich zu Louis zog, wusste ich, dass er positiv war. Er war ein «bunter Hund» in Basel. Wir bewegten uns in ähnlichen Kreisen. Ich kannte ihn schon aus AJZ-Zeiten. 1992 brach bei ihm Aids aus. Wir hatten es kaum bemerkt. Er überdeckte es, indem er nach zehn Jahren «Saubersein» wieder «Sugar» herbeischaffte. In unserer Beziehung begann das ganze Hin und Her mit Draufsein und Herunterkommen, Sauberwerden und «Affeschieben» – alles, was dazugehört, wenn man mit einem Drogenabhängigen zusammenlebt. Anderthalb Jahre vollführten wir das «klassische Tänzchen» der gegenseitigen Abhängigkeit: Er war drauf und brauchte meine Hilfe. Ich wollte helfen, und um helfen zu können, brauchte ich, dass er drauf war.

Die Infektion geschah 1993 – wie es halt so möglich ist, über ungeschützten Geschlechtsverkehr. Wir hatten uns lange Zeit ein Kind gewünscht. Als ich schwanger wurde, war er bereits längere Zeit wieder drogenfrei, und so hatte ich das Gefühl, das halte an. Zudem wusste ich, dass er schon von seiner ersten Frau Kinder hatte. Damals war seine Infektion zwar noch nicht bekannt, aber schon vorhanden gewesen, aber sie hatte sich nicht angesteckt.

Man muss sich im Klaren darüber sein, wie das Anfang der 1990er-Jahre war. Zu jener Zeit waren die Informationen weitgehend rar. Die Überzeugung, dass man sich auf jeden Fall ansteckt, sobald man ein Risiko eingeht, war bis damals vorherrschend. Plötzlich erfuhr man nun, dass es nicht zwingend so ist. Das war für mich bedeutungsvoll. Louis war positiv, doch seine vormalige Partnerin hatte sich nicht infiziert – dies war entscheidend für den Entschluss, ein Kind mit ihm zu haben.

Ende 1993 wurde ich schwanger. Am 12. Februar 1994 verlor ich das Kind. Für mich brach schlicht eine Welt zusammen. Zuvor war mir klar gewesen, dass ich nach dem dritten Schwangerschaftsmonat den HIV-Test machen wollte. Nun interessierte mich das überhaupt nicht mehr. Aber meine Familie verlangte, dass ich mich untersuchen liess, und zwar sofort. Ich akzeptierte dies als erwachsene Frau, weil es für mich existentiell war, ein Plätzchen in meiner Familie zu behalten und nicht hinauszufliegen. Benachrichtigt wurde ich kurz vor der Fasnacht, per Telefon, was schon damals verpönt war.

Erklären, was in einer solchen Situation vor sich geht, ist schwierig. Eigentlich geschieht gar nichts. Ich sass einfach am Tisch, den Hörer in der Hand, und malte Kreuzchen – statt kleiner Kreise – aufs Papier, während irgendeine nette Stimme sagte: «Es ist nicht so gut.» Da wusste ich schon, dass ich positiv bin. Anschliessend kam die Frage, ob ich eine Beratung brauche. Ich lehnte ab. Und dann sass ich einfach noch lange vor dem Apparat. Zwei Wochen zuvor hatte ich das Kind verloren. Die Welt war sowieso schon zusammengebrochen. Wahrscheinlich wurde das Vakuum nun einfach noch grösser. Ich glaube, ich zog es in diesem Augenblick vor, nichts zu spüren.

Gleichzeitig aber stand mir der Besuch im Nachbarhaus – wir waren längst umgezogen – bei meinen Eltern bevor, wo ich ihnen das Testergebnis berichten musste. Es lief als klassisches «Dreisofagespräch» ab. Meine Mutter sass auf einer Couch, mein Vater auf der anderen, und ich musste auf der dritten herauskrümeln, was ist.

Ich fühlte mich ohnehin schon schuldig – und ich wurde noch schuldiger gemacht. Meine Mutter sagte umgehend, sie hätte genau gewusst, dass diesmal alles schiefgehe. Ich hätte zu hoch gepokert. Als mein Vater sich vorsichtig auf mich zubewegte, um mich kurz in die Arme zu schliessen, kassierte er einen Rüffel, er solle nicht noch mit mir lieb sein, derweil ich ihnen dies antue. Das schwarze Schaf stand am Pranger, wie auch anders. Ich verstehe das heute zu einem Teil und interpretiere es als Ohnmacht, Verzweiflung und Schmerz von

Eltern, die denken, dass ihr Kind vor ihnen gehen muss, und die sich fragen, was sie falsch gemacht hatten, dass ihre Tochter so aus der Bahn lief, so dass sie keine Ausbildung abschloss, Häuser besetzte und am Schluss auch noch HIV-positiv war. Es war das Bild der undankbaren Tochter, zu der man keinen Zugang hatte, die man aber auch nicht verstand.

Für mich war es schrecklich. Ich fühlte mich von mir aus schon so schlecht, dass es kaum auszuhalten war. Nun kam dies noch obendrauf. Ich fand einfach null Rückendeckung vor. Trotz engster Nachbarschaft hatten wir ein halbes Jahr keinen Kontakt mehr. Wir kommunizierten nur schriftlich.

Auch sonst überschlugen sich die Ereignisse. Als ich es Louis mitteilte, hatte er vor allem das Gefühl, er habe mich angesteckt – um den Preis eines Kindes, das gestorben beziehungsweise gar nie auf die Welt gekommen war. Um das Ganze noch ein wenig schlimmer zu machen, griff er wieder zum Pulver. Er hatte den Eindruck, er müsse sich dringend betäuben und wich umgehend wieder auf sein «Wundermittel» aus.

Ich hatte rund zwei Jahre zuvor eine Ausbildung zur Maltherapeutin begonnen. Nun war in deren Rahmen rund einen Monat später ein dreiwöchiges Seminar in «Intensivselbsterfahrung» angesagt. Das war mein Glück. Ich wusste, jetzt würden mir der kritische Blick auf mich selber und die unangenehmen Fragen nicht erspart bleiben: Wie kam ich dazu, mich zu infizieren? Was mache ich mit einem solchen Mann? Was habe ich eigentlich für ein Lebenskonzept? Die drei Wochen waren sehr gut. Noch an Ort und Stelle bat ich meinen Hauptlehrer um eine Einzeltherapie. Er wurde zu dem Menschen, der mir in dieser Zeit am meisten Unterstützung gab. Ich bezahlte ihn zwar. Aber er war da – und verurteilte nicht.

Ich war auf dem Weg zu mir. Recht schnell wurde mir klar, dass ich so nicht weiterleben konnte, dass ich mich nicht mehr länger um die Sucht von jemand anderem drehen und mein Glück von ihm abhängig machen wollte. Abhängen wollte ich auch nicht davon, dass meine Familie mich liebte, damit ich mich in Ordnung fühlte. Ich sah ein, dass ich es jetzt vor allem einmal mit mir selbst aushalten musste, und beschloss, mich von Louis zu trennen.

Das war alles andere als einfach, denn er war drogensüchtig, lag siechend in meiner Wohnung, hatte das Vollbild von Aids, und es war überhaupt nicht klar, wie lange er noch leben würde. Mir schien, er liege bereits im Sterben, aber das Sterben konnte auch noch zehn Jahre lang dauern, wer wusste das? Er spielte das aus. Als ich ihm erklärte, dass ich wieder allein leben wollte, wandte er ein: «Das kannst du nicht tun. Ich will doch nur in Ruhe sterben.» Wir schlossen den Kompromiss, dass er bis Ende Jahr bei mir wohnen konnte. Ich organisierte schon einmal einen Platz im «Lighthouse». Es wurde eine heftige Zeit, doch ihn sogleich zu schicken, brachte ich nicht übers Herz. Der Platz im Aidshospiz wurde im Januar 1995 frei. Die «Deadline» war für mich der 31. Dezember. Ich sagte mir: «Das nächste Jahr gehe ich anders an.»

Nach so viel Selbsterfahrung und nachdem der Entscheid zur Trennung gefällt war, ging ich sehr offensiv mit HIV um. Ich rannte eigentlich fast mit einem Schild «Ich heisse Alexandra und bin HIV-positiv» durch die Stadt. Ich sagte es allen, die es wissen wollten – und denen, die es nicht wissen wollten, gleich auch noch. Ich erkundigte mich aber auch bei der Aids-Hilfe beider Basel, ob es noch mehr Frauen mit HIV beziehungsweise Aids gebe. Der einzige HIV-Positive, den ich zu diesem Zeitpunkt kannte, war Louis, und ich ging davon aus, wir seien gewiss nicht die Einzigen.
In der Folge davon gründete ich bereits im Herbst 1994 eine Frauengruppe in Basel. Ich nahm Kontakt mit der PWA – People Living With Aids – Schweiz auf. Schon nach kurzem besuchte ich die ersten nationalen Treffen. Im Dezember, noch bevor Louis auszog, leitete ich im Bündnerland an einem Treffen der Organisation einen Workshop als Maltherapeutin. Nebenher fuhr man Ski und vertrieb sich die Zeit mit manch anderem sonst. Ich führte für Menschen mit HIV beziehungsweise Aids die Malwerkstatt zum Thema «Standortbestimmung» durch. Ausgerechnet.
Es war der Anfang vieler Jahre, in denen ich mich in den unterschiedlichsten Arbeitsbereichen von HIV und Aids einsetzte, nämlich sowohl in der Primärprävention – wo es um die Vorbeugung von Ansteckungen geht – als auch in der Sekundärprävention – deren Ziel es ist, die Lebensqualität der Betroffenen selbst zu verbessern. Es war eine lange, nach aussen gerichtete und von starkem Einsatz geprägte Zeit. Auch am Radio und an Podiumsdiskussionen wirkte ich mit. Ich hatte einfach überall etwas zu berichten.
Die Sache erwies sich als zweischneidig. Aussen und Innen klafften oft auseinander. Ich hatte 1991 beschlossen, statt 100 nur noch 50 Prozent mit Behin-

derten zu arbeiten. Es herrschte damals, wie man sagte, die Zeit der «Rezession». Meine Arbeit war schlicht nicht mehr gefragt. Wäre ich als Vollzeittätige geblieben, hätte ich die Stelle vielleicht noch eine Zeit lang behalten können, aber ich hätte danach keine 50-Prozent-Stelle erhalten. Die Arbeit verlor ich allerdings hernach trotzdem. Man schickte halt zuerst die, die keine Fachausbildung besassen. Ohne auch nur Auto fahren zu können, war es alles andere als einfach, wieder etwas zu finden. Ich hatte früher schon im Service, an einer Tankstelle und in einer Musikhochschule an der Kasse gearbeitet. Jetzt war ich wieder so weit und erledigte verschiedene Hilfsarbeiterinnenjobs. Gleichzeitig steckte ich in der Ausbildung zur Maltherapeutin.

Meine Welten passten Mitte 1995 nicht mehr zusammen. Ich war «Servierdüse» im Musicaltheater «Phantom of the Opera». Im Atelier begleitete ich bereits einzelne Frauen. Morgens führte ich meist in Schulklassen Primärprävention durch. Und ich selber kam inmitten all dieser Aktivitäten mit meiner Infektion überhaupt nicht mehr zurecht.

Plötzlich stieg in mir eine grosse Trauer hoch. Ich war infiziert. Ich hatte alles aufs Spiel gesetzt. Ich war allein. Erst recht erschüttert wurde ich, als Ende 1995 Louis starb. Wir waren zwar kein Paar mehr. Aber dass er auf diese Weise gehen musste, fand ich schrecklich. Er lebte mir drastisch vor, dass man nicht nur angesteckt ist, sondern auch daran stirbt. Es war, als ob mich der Schock wegen meines verlorenen Kindes, wegen der Infektion und wegen der Trennung erst zwei Jahre später getroffen hätte.

Ich besuchte meinen Hausarzt und stellte mit ihm zusammen den Antrag auf eine 50-Prozent-IV-Rente. Es ging einfach nicht mehr weiter. Es war absurd. Finanziell stand mir dauernd das Wasser am Hals. Ich versuchte, anderen zu helfen, damit sie sich nicht ansteckten, zum Beispiel dadurch, dass ich den Jugendlichen erklärte, wie sie sich verhalten mussten, damit sie nicht «so eine» werden wie ich. Am Abend zog ich dann das Lärvchen an und ging nett geschminkt an ein Bankett servieren. Aber wenn mich niemand sah, weinte ich nur noch.

Es vergingen Jahre, in denen ich wirklich mit meiner Identität kämpfte, bis ich die Dinge auf die Reihe kriegte. Indem ich mich so stark wie möglich fürs Thema HIV engagierte, versuchte ich auch «jemand» zu sein. Rund fünf Jahre lang definierte ich mich nur über die HIV-Infektion – innerlich, indem ich meine Geschichte immer wieder «durchkaute», und äusserlich, indem ich mich nahezu an jeder Veranstaltung zur Aids-Prävention beteiligte. Mit meinen Eltern fand eben dadurch wieder eine gewisse Annäherung statt. Sie schätzten mein offensichtliches Engagement, das in ihrer Lesart bedeutete, dass ich etwas «daraus mache».

In Sachen Partnerschaft ging es auf und ab. Ich hatte Beziehungen zu anderen Positiven, und es blieb mir auch nicht erspart, dass Negative geradezu davonrannten – im Sinn von «Das ist der Tod persönlich» oder «Hilfe, die steckt mich an!» oder «Die stirbt mir plötzlich davon» –, bevor sie sich die Mühe machten, mich kennen zu lernen. Zu jenen mit den Panikschüben kamen die anderen hinzu, die mich zu Tode pflegen wollten. Ich nahm mehrmals aus einer Beziehung Reissaus, entweder weil ich fand, ich sei noch kein Pflegefall, oder weil ich nicht länger zu spüren bekommen wollte: «Du kannst froh sein, dass du mich hast, jetzt gehörst du mir.» Verschärfend kam auch noch dazu, dass ich mir stets eher traurige und schwierige Gestalten anlachte.

Drei Jahre lang hatte ich eine Beziehung mit einer Frau. Am Schluss zogen wir aufs Land – zusammen mit einer weiteren Freundin, was ein «nettes» Dreieck ergab, so dass ich nach einem Quartal mit Hund, Handtasche, ein paar Unterhosen, Tagebuch und Zahnbürste floh, weil ich eingesehen hatte, dass es mich nicht brauchte, sie waren ja schon ein Pärchen. Das war 1997.

1996 hatte ich die Ausbildung abgeschlossen und danach von der PWA Schweiz endlich eine wirklich anständige Stelle als Projektleiterin erhalten. Nur ging der Verein nach kurzem ein und wurde liquidiert. Nun reichte es. Ich beantragte Rentenerhöhung. Freiwilligenarbeit leistete ich ja gerne. Aber im Service zu lächeln, das kriegte ich einfach nicht mehr hin. Ich weiss nicht mehr, wie viele Wecker ich vermurkste – und wie viele Stellen verlor. Ich war einfach nicht fähig, mich an den Regeln zu orientieren, die in den Jobs galten und nichts, gar nichts mit mir zu tun hatten.

Die Arbeitslinie meines Lebens entwickelte sich so weiter, dass ich ab August 1997 eine 100-Prozent-Rente erhielt. Fortan verrichtete ich Freiwilligenarbeit und wurde für etwas gebraucht. Daneben blieb genug Zeit, mich mit mir auseinanderzusetzen. Probleme, den Tag zu strukturieren, hatte ich ja nie.

Was meine Partnerschaften betraf, merkte ich endlich, was sich immer wiederholt hatte. Ich durchschaute langsam meine Abhängigkeit, anderen zu helfen,

mich immerzu um andere zu drehen, mich ständig mit Problemen anderer aufzufüllen, statt mich selber auszuhalten. Hatte mir dies nicht schon eine HIV-Infektion eingebracht? War jetzt nicht endlich einmal genug?
Im Zweifelsfall wollte ich lieber allein bleiben. Ich begann jeden, der mir hinterherlief, auf Herz und Nieren zu prüfen. Dazu schrieb ich eine Checkliste. Zuoberst stand: «Sieht er oder sie melancholisch aus?» Weiter: «Leidet er oder sie?» Dann: «Leidet er am Leben oder woran sonst?» Ich kannte sie jetzt, die Fallen, in die ich tappte. Nach zwei, drei weiteren Geschichten nach der Beziehung mit Louis nahm ich mir vor, bis ich auf andere Muster anspreche, mit meiner Liste herumzulaufen und auf merkwürdige, belastende Partnerschaften zu verzichten. So begann die «Checklistenzeit», in der ich allein lebte. Das Thema HIV blieb vorerst. 1998 besuchte ich erstmals einen Weltaidskongress. Danach begann ich mich auch international zu engagieren.

Anfang bis Mitte 1999 war ich nur noch müde, auch körperlich. Ich legte mich um 22 Uhr schlafen und stand um neun Uhr in einem Zustand auf, wie wenn ich um vier ins Bett gegangen wäre und wachgelegen hätte. Ich litt zwar nicht an einer sichtbaren Krankheit, doch ich schlich mich plötzlich von einem Tag auf den anderen durchs Leben. Ich bin die Unruhe selbst. Wenn ich nur noch schlaff in den Seilen hänge, stimmt eindeutig etwas nicht.
Im Mai oder Juni entschloss ich mich, ein Blutbild machen zu lassen, und es stellte sich heraus, dass der medizinische Tatbestand ziemlich genau das wiedergab, was mein Gefühl angezeigt hatte. Meine Werte lagen unter 200. Zuvor hatte ich jedes Jahr das Blut kontrolliert. Es hatte nie super ausgesehen, doch es war immer stabil gewesen.
Ich war ja 1993 angesteckt worden. Erst Anfang 1996 kamen Medikamente auf den Markt. Die «Hit hard and early»-Strategie unmittelbar nach der Ansteckung wurde damals zwar mehr und mehr angewendet. Ein durchgehendes Thema war sie aber nicht. Deshalb erhielt ich 1996 nicht ohne weiteres eine Behandlung. Es gab auch keinen Grund, etwas zu tun, so lange ich mich gut fühlte. Nun aber erhielt ich eine Therapieempfehlung. Mein Hausarzt überwies mich der infektiologischen Abteilung des Kantonsspitals Basel.
Chefarzt war dort Professor Battegay. Ich schrieb ihm einen Brief, dass ich gern als Patientin zu ihm wechseln würde. Es gehe um einen Therapieentscheid. Ich

wollte ein Gespräch, hatte gleichzeitig aber meine Vorstellungen. Erstens wollte ich ihn als Doktor, weil ich nicht jedes halbe Jahr einem neuen Assistenzarzt gegenüberstehen mochte. Zweitens war es mir ein Anliegen, genug Zeit für den Entscheid zu haben. Und drittens verlangte ich, dass er noch einmal Blut nahm. Ich wollte keine Therapie beginnen ohne reifliche Überlegung, und sie allenfalls nach kurzem schon wieder abbrechen. Gleichwohl war mir schon mehr oder weniger klar, was für mich in Frage kam.

Mit Sicherheit war dies nicht gleich AZT, das schon seit langem auf dem Markt war und in einem ausserordentlich schlechten Ruf stand. Es war zu hoch dosiert worden, und die Leute waren trotzdem oder deswegen gestorben. Wenn ich eine Therapie begann, wollte ich es richtig angehen. Ausserdem bestand ich auf einem Medikament, das die Bluthirnschranke überschreitet. Ich hatte mich da eingelesen. Beim Blutkreislauf besteht eine Bluthirnschranke – nicht alle Substanzen werden auch in die Blutbahnen des Hirns geleitet. Dies gilt auch für Medikamente. HIV richtet im Hirn eine Katastrophe an. Es braucht also mindestens eine Substanz, die diese Schranke überwindet und auch dort «aufräumt». Blöd werden wollte ich zuallerletzt.

Professor Battegay ging auf meinen Brief ein. Ich führte ein gutes Gespräch mit ihm, und er entliess mich mit der Hausaufgabe, innert höchstens dreier Monate abzuklären, ob ich eine Therapie wünsche oder nicht. Dass es seltsam tönt, dass ich so lange zögerte, während auf der ganzen Welt 80 Prozent der Menschen mit HIV keinen Zugang zu Therapien haben, ja vor 1996 gar niemand die Chance auf eine wirksame Behandlung hatte, ist mir klar. Doch muss man sich vorstellen, dass hinter mir fünf Jahre lagen, in denen ich mühsam annehmen musste, dass ich wohl eine Gegenwart und eine Vergangenheit hatte, aber vielleicht keine Zukunft. Bei letzterer hatte es sich um nicht mehr gehandelt als eine leicht verlängerte Gegenwart. Fünf Jahre lang existierte für mich keine verbindliche Zukunftsperspektive mehr – und nun hiess es plötzlich: «Sie könnten Medikamente nehmen.»

Einmal mehr ging es also darum, mein Leben zu verändern – und ich brauchte erst Klarheit, ob ich das will. Jahrelang war die Grundhaltung die Todesbedrohung gewesen. Jetzt musste ich davon Abschied nehmen. Und schliesslich war zu überlegen, ob ich mir solche Chemie antun wollte. Ich wollte genau wissen, was an Nebenwirkungen zu erwarten war und ob ich dies aushalten könnte.

Damit gab es einiges zu klären. Ich bin aber ein Mensch wie alle andern und verfüge genauso wie sie über einen Überlebenstrieb. Es war also relativ schnell klar, dass ich die Medikamente wollte.
Ich kroch acht Wochen auf den Knien herum, bis sich die Mittel und mein Körper ein wenig aufeinander einspielten. Eine Substanz musste ich gleich wieder absetzen, weil sie mir so schlecht bekam. Doch sonst war ich eigentlich glücklich im Unheil. Drei der Medikamente, die mir verschrieben worden waren, vertrug ich. Sie wirkten gut.
Ziemlich rasch konnte ich praktisch alles wieder machen. Bald war ich auch wieder international aktiv. Ich reiste oft nach Italien und arbeitete beim Gruppo Nazionale delle Persone Sieropositive di Anlaids mit. Es folgten ein, zwei Jahre, in denen ich plötzlich das Leben wieder so richtig genoss und für mich ein wenig das Abkommen schloss, dass die Rente der Lohn für die viele Freiwilligenarbeit sei, die ich geleistet hatte. Es kam mir vor, wie wenn ich quasi krank geschrieben sein müsse – um gesund zu leben.

Natürlich war trotz «Checkliste» in der Tasche die ganze Zeit das Verlangen nach einem Partner nicht verschwunden. Auch der Kinderwunsch hatte sich mit dem Baby, das ich verloren hatte, nicht aufgelöst. Während all der Jahre lagen deshalb eine Sehnsucht und eine Trauer auf mir. Ich wusste genau, dass ich den Wunsch noch habe und dass er auch nicht vergehen wird. Doch ich durfte ihn mir nicht erfüllen.
Es war im Sommer 2001, als mir in einer Badeanstalt meine erste Jugendliebe über den Weg lief. Wir hatten gelegentlich noch Kontakt gehabt. Er wusste, dass ich positiv war. Aber wir hatten uns nicht regelmässig gesehen. Er jammerte, dass er keine Frau hätte, und ich klagte, mir fehle ein Mann. Auch nach vielen Jahren sass er für mich immer noch auf dem Thron, und wenn er mir begegnete, war es für mich jedes Mal etwas Besonderes.
Gemäss Artikel 231 unseres Strafgesetzbuchs macht sich strafbar, wer schwere menschliche Krankheiten verbreitet oder zu verbreiten versucht. Dieser Artikel war in den 1950er-Jahren auf Syphilis gemünzt, und er wird seit 1983 sehr gern auf HIV angewendet. Die Straftat ist ein Offizialdelikt. Das Volks- wird über das Individualwohl gestellt. Wenn jemand das Virus wissentlich trägt und eine Person durch ungeschützten Sex oder Spritzenaustausch gefährdet, ist

dies selbst dann strafbar, wenn der andere einverstanden ist. Denn es geht um das Wohl des Schweizervolks beziehungsweise dessen Schutz vor einer solchen Seuche. Dies ist die offizielle, die Gesetzessituation.
Die andere, private Seite zeichnet sich dadurch aus, dass Prävention und Verhütung, wie ich glaube, nur dann funktionieren, wenn beide Beteiligten mitwirken. Zu den Einschränkungen zähle ich nicht nur Gewalt. Dann ist es offensichtlich. Auch wenn einer nur hartnäckig bohrt und insistiert: «Komm, das ist doch nicht so schlimm», ist es schwierig, dagegenzuhalten.
Ich nahm für mich sehr lange in Anspruch, dass ich nie im Leben jemanden gefährden würde. Bis zu diesem Zeitpunkt hatte ich mich strikt daran gehalten. Mir war klar, dass ich jemanden von der Bettkante schubsen würde, wenn er unverhütet mit mir schlafen will. Bei Erik war es schwieriger, weil aus alten Zeiten viel Vertrauen und Nähe vorhanden war und er drängte: «Nur ein Mal!» Dazu kam immerhin das Wissen, dass die Virenlast in meinem Blut so tief war, dass man sie nicht nachweisen konnte. Dies bedeutete, dass die Wahrscheinlichkeit, dass sich jemand ansteckte, entsprechend gering ist. Sogar der Arzt hatte mir ein gutes Jahr davor gesagt: «Frau Stahel, wenn Sie noch ein Kind wünschen, sagen Sie es. Darüber lässt sich reden.» Ich konnte also davon ausgehen, dass alles in allem eine Ansteckung unwahrscheinlich war. Und da war er nun bei mir im Bett, wollte «ohne» und war einmal meine Liebe gewesen. Es war wie Tauziehen. Er sagte Ja. Ich sagte Nein und stimmte schliesslich doch zu. Und dieses eine Mal reichte. Es gab Ines.

Aus dieser einen Begegnung entstand meine erste Tochter – auch wenn dies nicht im Sinn aller Beteiligten war. Denn Erik verriet mir nach drei Tagen, dass er noch eine andere Frau habe. Dafür also hatte ich mich nach dem Buchstaben des Gesetzes strafbar gemacht. Und obwohl das Risiko bei eins zu 1000 oder eins zu 10 000 lag – fürwahr andere Grössenverhältnisse als der grösste Teil der Bevölkerung annimmt –, quälte mich die Angst, dass er sich angesteckt hatte. Als er sich testen liess, begleitete ich ihn.
Nach der Nachricht, dass ich schwanger war, schwebte ich auf Wolke sieben. Es war ein weiteres Leben, das ich plötzlich geschenkt erhielt. Für ihn war es schwierig. Zum einen wollte er mich als Frau nicht. Auch schämte er sich, einer Frau ein Kind gemacht zu haben, die HIV-positiv ist – vielleicht aber auch so

verantwortungslos gewesen zu sein, einem Kind, das er nicht wollte, eine HIV-positive Mutter verschafft zu haben, die ja wahrscheinlich stirbt. Zu alledem war er selber ein Scheidungskind und hätte aufgrund seiner Moralvorstellungen eigentlich zu mir stehen müssen, was seine Lage noch mehr verkomplizierte. So kam der Herr rasch vom Sockel herunter, auf den ich ihn gestellt hatte. Für mich war klar: Die nächste Stufe war die der Alleinerziehenden. Aber das war nicht wichtig. Das Entscheidende war die Schwangerschaft. Sie war zwar nicht so romantisch. Doch das ist sie sowieso selten.

Weil für das Kind eine Ansteckungsgefahr bestand, liess ich mich von einer Ärztin am Kantonsspital begleiten, die auf HIV-positive Schwangere spezialisiert war. Ich fuhr das ganze «Sicherheitsprogramm». Auch während der Schwangerschaft nahm ich die Medikamente ein. Ich führte keine Fruchtwasserpunktion durch, weil dies ein Risikofaktor ist. Ausserdem wurde statt einer Spontangeburt ein Kaiserschnitt unter intravenöser Verabreichung von AZT durchgeführt. Während der ersten beiden Lebenswochen erhielt Ines alle acht Stunden AZT in Sirupform. Und ich stillte sie nicht. Bei Anwendung dieser Behandlung kam zwischen 1997 und 2005 kein einziges Kind mehr zur Welt, das positiv war. Das Risiko liegt offiziell unter einem Prozent – es bezeichnet das Restrisiko, das auf dem Papier steht.

Meine Familie machte Freudensprünge. Meine Eltern fanden es lässig, endlich Grosseltern zu werden. Dies ist bemerkenswert, denn nachdem ich mein erstes Baby verlor, hatte ich aufgrund meiner HIV-Infektion von den Eltern die klare Anweisung erhalten hatte, nie mehr, auf gar keine Fälle wieder schwanger zu werden. Sonst würde ich aus der Familie gestossen. Denn ich würde sowieso sterben, bevor das Kind erwachsen sei, und ich müsse nicht meinen, sie würden sich dann um das Kind kümmern.

Nun freuten sie sich doch, und zwar echt. Als das Kind da war, war es, wie es immer ist – anstrengend und wunderbar. Gewiss war meine Freude ein wenig überschwänglich. Schliesslich wurde bei mir ein Wunsch wahr, der nie hätte erfüllt werden sollen. Überhaupt reagierte ich ähnlich wie viele Frauen, die ein Kind verloren haben. Wenn es das zweite Kind schafft, zur Welt zu kommen, hat es eine besondere Bedeutung. Auf jeden Fall veränderte sich mein Leben grundsätzlich. Das HIV-Engagement steckte ich ziemlich an den Hut und kümmerte mich fortan ums Kind.

Aber eine Partnerschaft hätte ich immer noch gern gehabt. Kurz vor Ines' erstem Geburtstag fand ich, ich müsse aktiv werden. Ich hatte keine Chance, abends auszugehen. Und sollte ich vielleicht auf Kinderspielplätzen meinen Zukünftigen treffen? So versuchte ich es über die modernen Kommunikationskanäle. Ich schaltete ein SMS-Inserat. Da zahlt man einiges. Hernach aber wird «man» – als Frau – bombardiert mit Kurznachrichten. Mein Telefon jedenfalls klingelte und summte ohne Unterlass, und von den vielen Nachrichten schaute ich drei, vier an – und traf mich mit den Absendern.
Es begann wieder dasselbe Spiel. Die einen wollten gleich einziehen und mir kalte Umschläge machen. Die anderen verloren die Sprache, äusserten den berühmten Satz: «Ich überlege es mir und melde mich wieder», und das war's. Wenn man sie darauf ansprach, fanden sie es «einfach furchtbar schwierig», «und der Tod», und überhaupt.
Ich stoppte das Inserat. Es reichte mir. Ich konnte auf weitere Angebote verzichten. Es war doch stets derselbe «Käse». Doch das System reagierte mit Verzögerung. Zwei Tage nach der Stornierung kam, als ich an einem Fussballspiel war, noch einmal ein SMS herein. Ich fand: «Nein, nicht nochmals so ein Trottel», und stellte das Gerät ab. Es spielte Xamax gegen Basel. Ich schrieb dann aber später doch zurück: «Ich bin am Fussballspiel. Ich habe keine Zeit.» Als Antwort kam: «Ich auch.» Das war schon einmal spannend. Und dabei handelte es sich dann um Thomas.

Während drei, vier Tagen schickten wir uns SMS zu. Danach telefonierten wir das erste Mal, und nach einer Woche – ich war soeben dabei zu zügeln – kam er bei mir vorbei. Man macht sich voneinander Bilder, und er musste einem ja auch gefallen. Nach dem, was er geschrieben hatte, war er toll. Ich wusste allerdings, jetzt würde für mich wieder der Moment des Coming-out kommen. Ich war schon darüber informiert, dass er verheiratet war und drei Kinder hatte. Und ihm war bekannt, dass ich eine Tochter hatte. Von HIV wusste er noch nichts – glaubte ich.
Dem war aber nicht so. Denn er nutzte auch die modernen Kommunikationsmittel, hatte «gegoogelt» und so auf einer Präventionsbroschüre, bei der ich mitgearbeitet hatte, hinter meinem Namen die Bezeichnung «PWA Bern, People Living With Aids» entdeckt. Da ergaben eins und eins zwei.

Diese Begegnung führte zu ganz grossen Veränderungen. Wir gefielen und verliebten uns. Und so erhielt Ines einen Vater – einen «zweiten» Vater, einen, der anwesend ist und zum ersten wurde. Mit dem anderen, dem biologischen, unterhalten wir heute noch Kontakt. Einen Tag in der Woche verbringt meine Tochter bei ihm.

Unsere Liebesbeziehung führte aber auch dazu, dass Thomas' Frau, die ihn eigentlich nicht mehr gewollt hatte, zu «spinnen» begann, weil er eine Neue hatte. Ausserdem durften seine Kinder plötzlich nicht mehr bei ihm übernachten – vielleicht ja deshalb, weil zwei Wochen, nachdem ich Thomas kennengelernt hatte, im Fernsehen der Dokumentarfilm «Leben mit HIV, fünf Frauenschicksale» gezeigt worden war. Eine von ihnen war ich. Da wusste sie dann Bescheid. Oder eben auch nicht. Mit der Zeit legte sich das aber glücklicherweise alles.

Blieb die Jobsituation. Ich hatte, bevor ich mit Ines schwanger wurde, herauszufinden versucht, welche Ausbildung mich befähigen könnte, wieder zu 50 Prozent berufstätig zu sein, jedoch wenn möglich nicht als Hilfsarbeiterin. Dies war nicht einfach. Ich hatte mich aber bereits für eine Schule für Theater- und Bühnenbildner in Neapel angemeldet. Aber da kam eben Ines.

Auch als ich mit Thomas lebte, liess mich das Thema nicht los. Nachdem ich mich nun wieder aufgefangen hatte, ja sogar mit einem Kind und einem Mann zusammenlebte, wäre ich nebst der sonstigen «Normalität» auch in beruflicher Hinsicht gerne wieder ein «vollwertiges» Mitglied gewesen. Aber mir lag nun einmal an einer Tätigkeit, die mir gefiel. Einfach so in den Service zurückzukehren, nur um vor mir das Gesicht zu wahren, kam nicht in Frage. Lieber wollte ich nachholen, was ich vor lauter Häuserbesetzen und allem andern verpasst hatte. Jedenfalls führte dieser Prozess dazu, dass ich die Aufnahmeprüfung für die Fachhochschule Basel für Sozialarbeit ablegte und auch einen Studienplatz zugesichert erhielt.

Bedingung war aber, dass ich noch einen Kurs besuchte und meine Fachhochschulreife dadurch bewies, was ich im Leben sonst bereits gemacht hatte, weil ich ja keine Diplome besass. Der Kurs kostete 1400 Franken. Ich fuhr brav zehn Mal nach Olten. Der langen Rede kurzer Sinn: Ich erhielt die Bewilligung nicht. Ich bin offenbar zu dumm zum Studieren. Dabei war ich ausdrücklich in den Kurs geschickt worden.

Ich fand das ziemlich schwer verdaulich. Ungefähr gleichzeitig thematisierten Thomas und ich, dass wir gern noch ein gemeinsames Kind hätten. Gemäss Professor Battegay, mit dem wir ebenfalls Gespräche führten, waren verschiedene Wege gangbar – unter anderem, um jedes Risiko zu vermeiden, auch der einer künstlichen Befruchtung. Dies lässt sich unter Umständen sogar selber ausführen. Ich hatte mich bereits in der Apotheke mit einer grossen Spritze eingedeckt. Doch angesichts der Tatsachen, dass Thomas noch nicht geschieden war, wir finanziell nicht sehr gut dastanden und er soeben noch die Ausbildung fürs höhere Lehramt machte, entschlossen wir uns zuzuwarten. Ich setzte auf die Hoffnung, dass meine biologische Uhr noch lang genug ticke. Und sonst halt eben nicht.

Die Überraschung war perfekt, als ich aus heiterem Himmel schwanger wurde. Ich fragte mich, wie und wovon. Doch liess der Schwangerschaftstest keine Zweifel offen. Wie oft hatte ich im Präventions- und Sexualkundeunterricht auf die Frage, ob man durch Petting schwanger werden könne, jeweils nicht recht gewusst, was ich antworten sollte. Nun war ich ganz sicher: Positiv werden kann ein Mann beim Petting mit einer positiven Frau eher nicht, aber schwanger kann sie dabei schon werden.

So kam das zweite Kindlein zur Welt. Dies löste bei einigen in meiner Familie grössere Probleme aus, etwa bei den grossen Kindern meines Manns, die – wie es in Patchwork-Familien vorkommt – Mühe damit hatten, dass ihr Vater noch einmal ein Kind erhielt. Meine Eltern wiederum freuten sich. Allerdings überwarfen wir uns, als Lena fünf Monate alt war.

Meine Eltern hatten zu einem früheren Zeitpunkt signalisiert, dass sie Ines im Fall meines Tods gern zu sich nähmen. Sie wollten dies auch schriftlich festlegen. Dadurch beabsichtigten sie zu verhindern, dass Ines in diesem Fall zu Erik käme, ihrem leiblichen Vater. Ich reagierte damals gerührt und brachte ihnen gar einen Blumenstock – doch wir diskutierten es nie aus. Das Thema war für mich schliesslich nicht mehr wichtig, weil ich jetzt einen Mann hatte und inzwischen er für mich die nächststehende erziehende Person war.

So erlebe ich, dass HIV sich immer wieder gut benützen lässt, um irgendwelche Schwierigkeiten zu begründen, die mit der Krankheit wenig zu tun haben. Dieser Mechanismus spielt auch auf der beruflichen Ebene. So erhielt ich, als ich mich auch mit dem zweiten Kind weiterhin bewarb, unter anderem auf eine Bewerbung im «Lighthouse» eine relativ unbegründete Absage. Dabei war eigentlich nur eine Betreuerin gesucht worden.

Ein anderes Mal war ich aus Anlass des 20-Jahr-Jubiläums der Aids-Hilfe Schweiz eingeladen, ein Kurzreferat innerhalb des Themenblocks «Solidarität und Diskriminierung» zu halten. Die Fragestellung war vorgegeben: «Neue Rollen für Aktivistinnen und Aktivisten?» In meinem Vortrag, der vermutlich nicht allen gefiel, einigen aber schon, nahm ich Bezug auf die Aids-Hilfe Schweiz sowie deren Auftraggeber, den Bund, und stellte die Frage, ob sich nicht langsam ein Existenzberechtigungsproblem stelle – nicht bei der Aidsprävention, aber bei der Aids-Hilfe. Aus einem Workshop für Betroffene ging deutlich hervor, dass eine nationale Organisation und ein Sprachrohr von Betroffenen im Sinn der Selbsthilfe fehlen.

An diesem Forum wurde ich von einem Geschäftsleitungsmitglied der AHS darauf angesprochen, sie würden eine Projektleiterin für den Bereich «Leben mit HIV» suchen. Ob ich denn so eine «Perle» kenne. Ich machte deutlich, dass mich die Stelle selbst reizen würde, wenngleich ich die formalen Anforderungen nicht erfülle. Schliesslich riet man mir, ich solle es doch versuchen. Vielleicht könne ich ja die Entscheidungsträger persönlich überzeugen.

Ich kam in die engere und nach einem Vorstellungsgespräch in die allerengste Wahl – da waren wir noch zwei –, und am Schluss wurde die Stelle der anderen Bewerberin vergeben. Sie hatte Lobbyarbeit und Projekte für Behinderte und Migrantinnen und Migranten durchgeführt. Es hiess, sie habe Führungserfahrung, und es sei ihnen schwergefallen. Mich traf es sehr heftig, denn logischerweise dachte ich, wenn mir jemand eine Chance geben und wenn ich irgendwo überzeugen konnte, dann doch wohl in dem Bereich, in dem ich jahrelange Erfahrung habe. Ich fragte mich ernsthaft, wozu ich mich eigentlich beworben hatte.

Es kam dann noch das Dickste. Der Dame wurde, kurz nachdem sie die Arbeit angetreten hatte und es darum ging, den Bereich aufzubauen, notabene von demjenigen Mitarbeiter, der mit mir das Bewerbungsgespräch geführt hatte, empfohlen, sich doch für Ratschläge an mich zu wenden. Als sie mit mir Kontakt aufnahm, kriegte ich einen «Schub».

In der Folge engagierte ich mich nun für eine nationale Selbsthilfeorganisation namens LHIVE. Obwohl es mit einem Risiko verbunden ist, würde ich meine

Rente gern abgeben. Schliesslich weiss ich doch nicht, ob ich nach zehn Jahren Arbeitsunfähigkeit den Anforderungen gewachsen wäre oder ob ich krank werden und hernach ohne Unterstützung dastehen würde. Für eine gute Stelle würde ich das Wagnis aber eingehen.
Beruflich habe ich also noch nicht erreicht, was ich will. Sonst bin ich gut unterwegs, vorab in gesundheitlicher Hinsicht. Meine Werte werden, anders als früher, seit vier Jahren immer besser. Die Therapie wurde inzwischen umgestellt. Ich erhalte nur noch Transkriptase- und keine Proteasehemmer mehr. Die ersten setzen dort an, wo das Virus seine Information in die befallenen Zellen übertragen will. Die Proteasehemmer wirken erst, wenn der Übersetzungsvorgang schon geschehen ist, und hemmen den Aufbau der Eiweissbausteine des Virus. Ich leide zwar noch am Restless-Legs-Syndrom. Trotz allem muss ich inzwischen nur noch abends zwei Pillen nehmen.

Meine Perspektive ist heute eine durchschnittliche Lebenserwartung. Dies ist medizinisch möglich. Zugute kommt mir, dass ich nicht noch an Hepatitis leide. Ausserdem möchte ich wieder arbeiten, am liebsten im Bereich HIV und Aids. Die Sporen dazu glaube ich mir längst abverdient zu haben. Vielleicht eröffne ich irgendwann aber auch ein Blumengeschäft – dagegen wäre auch nichts einzuwenden. Und gerne würde ich mich wieder vermehrt dem Malen widmen und versuchen, meine Bilder zu verkaufen. Die Kunst rückte natürlich mit zwei Kleinkindern in den Hintergrund.
Ein ganz wichtiges Ziel erreichte ich – die stabile Familiensituation. Ein Traum bestünde darin, einmal in Dänemark zu leben. Thomas ist Däne. Land und Leute dort finde ich toll. Die knorrige, doch klare, verbindliche Mentalität passt mir. Insgesamt bin ich heute zufrieden und optimistisch. Im vergangenen Jahrzehnt habe ich recht grosse Schritte getan. Als ich mit Ines schwanger wurde, dachte ich zu Recht: «Das gibt es ja nicht. Jetzt wird es doch noch wahr.»

Erzählt am 9. Juni 2006.

Nathalie Gerwig

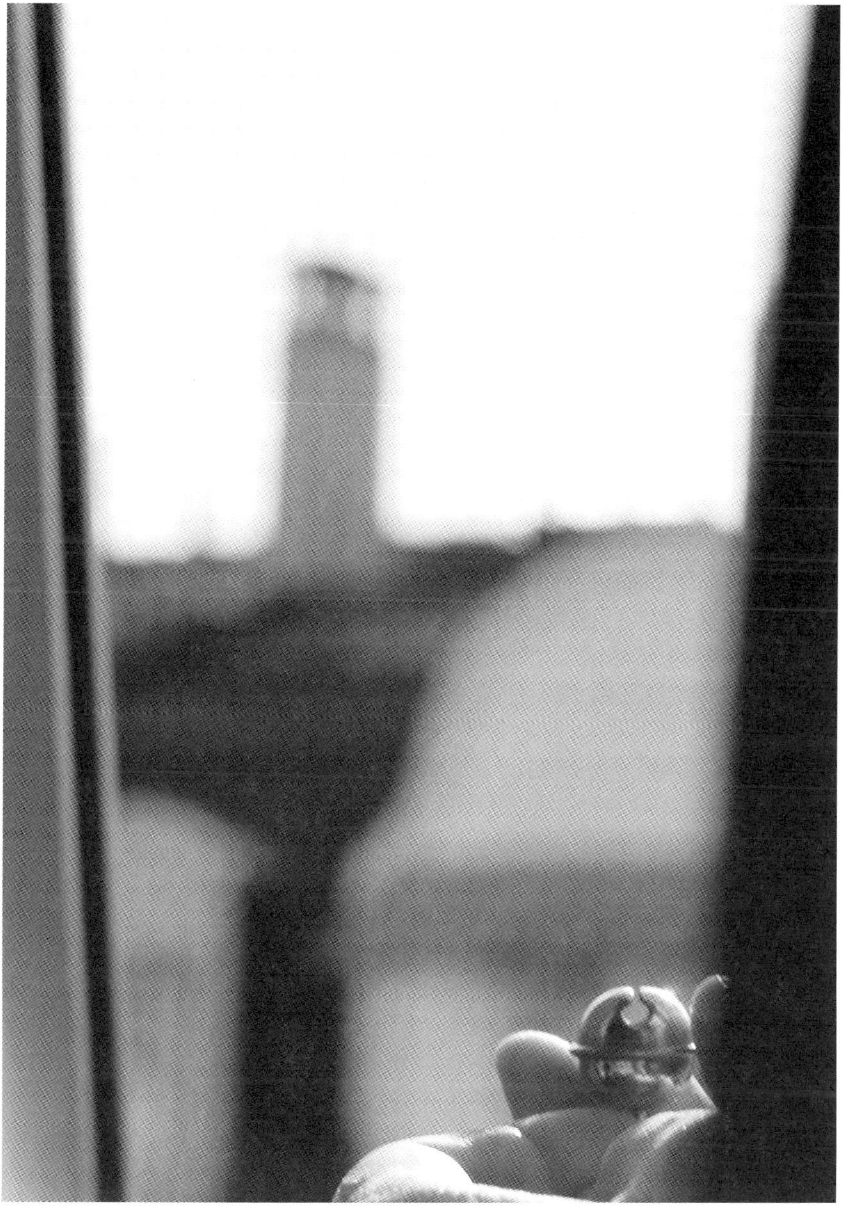

Sachtexte zur Geschichte

«Ich möchte meine Erfahrungen gern weitergeben»

Nathalie Gerwig

Nathalie Gerwig ist 18-jährig und Maturandin in Bern. Sie reitet, spielt Klavier, besucht Openairs und hat gelegentlich einen Freund. Eine junge Erwachsene wie jede andere, ausser dass sie vielleicht etwas älter wirkt – und von Geburt an HIV-positiv ist. Und dass sie aus diesem Grund ihr Leben nicht selbstverständlich findet.

Ich heisse Nathalie Gerwig, wurde 1989 in Bern geboren und bin von Geburt an HIV-positiv, wahrscheinlich durch meine Mutter, die auch infiziert ist und sich ziemlich sicher, ja zu 100 Prozent durch Drogenkonsum ansteckte.
Mein leiblicher Vater ebenso wie der heutige Partner meiner Mutter und mein jetziger Vater infizierten sich ebenfalls als Folge der Drogensucht. Viele Kinder, die positiv sind, verloren Mutter oder Vater. Ich habe noch alle Eltern und wuchs dadurch – anders als es das Klischee über HIV-positive Kinder will – in einer gewöhnlichen Familiensituation und eigentlich sehr behütet auf. Ich erlebte genug Geborgenheit und hatte viele Möglichkeiten, die anderen HIV-infizierten Kindern vielleicht nicht zuteil wurden.
Danach sah es nicht immer aus. Zunächst lebte meine Mutter mit meinem Vater auf der Strasse und konsumierte. Sie gehörte zur ersten Generation der HIV-Positiven. Bei meiner Geburt misslangen die Versuche, mich vor Ansteckung zu schützen. Erst eine Generation später liessen sich Mutter-Kind-Übertragungen erfolgreich verhindern. Dass auch ich positiv wurde, löste bei meiner Mutter vermutlich Schuldgefühle aus. Es bestärkte sie aber auch im Willen, einen Entzug zu machen, der Sucht zu entkommen und mich nicht an die Welt weiterzureichen, in der sie damals steckte. Sie gab mir zwar die Krankheit weiter, dann aber sorgte sie dafür, mir ein anderes Leben zu ermöglichen als das, welches sie geführt hatte.

Doch ihre Lage war nicht einfach. Ich war kein geplantes Kind. Sie wurde in die Mutterrolle hineingeworfen. Eigentlich hatte sie vor, gleich nach der Geburt mit dem Entzug zu beginnen, doch das schaffte sie nicht. Ich war schon zwei, als sie mit der Therapie begann. Natürlich habe ich aus jener Zeit bewusst nicht viel mitbekommen. Meine Mutter verkehrte in der Berner Szene und war wohl immer noch drogenabhängig. Auch mein Vater war vermutlich noch im Besitz von Drogen, denn später, als meine Mutter mit mir in der Therapie war, sass er im Gefängnis. Immerhin hatten wir nach meiner Geburt eine Wohnung. Meine Grossmutter unterstützte uns sehr.

Die Familie meiner Mutter beharrte darauf, dass sie mit den Drogen aufhörte. Der Entzug war auch die einzige Möglichkeit, dass sie mich behalten durfte. Später erfuhr ich, dass sie vor die Entscheidung gestellt wurde, mich entweder zu Nonnen in Biel zu geben oder mit mir ins Berner Oberland zu gehen. Damals gab es dort eine von wenigen Institutionen, wo drogenabhängige Eltern ihre Kinder mitnehmen durften. Andere Möglichkeiten bestanden nicht. Beide Institutionen standen in einem christlichen Kontext.

Die Zeit im Berner Oberland dauerte bis zu meinem fünften Lebensjahr, umfasste also einen Abschnitt meiner Kindheit. Auf dem Land aufzuwachsen, dies gilt allgemein als etwas Schönes. Tatsächlich lag ringsum viel Wald, wo ich und die andern Kinder spielen konnten. Gleichzeitig waren wir ausgeschlossen.

Als Drogenabhängige im Entzug, lebten unsere Eltern ausserhalb des gesellschaftlichen Alltags. Allerdings beschäftigten sie sich auf diese Weise auch mit Fragestellungen, die im Leben sonst eher an den Rand gedrängt werden. Auch wir Kinder waren in der Gemeinschaft eingeschlossen und führten so gewissermassen das Leben einer sozialen Randgruppe, die abgeschottet auf einem Hügel wohnte.

Im Allgemeinen verlebte ich dort aber gute Jahre. In Erinnerung blieben mir vor allem die vielen Kinder. Wir schliefen zu acht in einem Zimmer. So bin ich zwar ein Einzelkind, doch mit Sicherheit fühlte ich mich damals nicht so. Ich lernte zu teilen und nicht bevorzugt zu sein – Dinge, bei denen man davon ausgeht, dass sie Eigenschaften derer sind, die mit Geschwistern aufwachsen. Damals freilich wusste ich nichts von all den Umständen. Ich kannte nur die Realität, in der ich mich befand, und stellte folglich keine Fragen.

Eine Besonderheit der damaligen Zeit waren die «Runden», die unsere Eltern jeden Abend durchführen mussten. Wir Kinder gingen währenddessen gewöhnlich in den Wald. Danach spürte man manchmal, dass sie durch die Auseinandersetzungen in der Therapie ans Ende ihrer Kräfte gelangt, an Grenzen gestossen und vielleicht auch ein wenig aggressiv geworden waren. Der Druck, den wir wahrnahmen, beängstigte uns. Vielleicht lernten wir aber auch schon damals, mit diffusen Spannungen umzugehen und sie zu akzeptieren. Dabei mussten auch wir schon früh mit der Spielgruppenbetreuerin alles besprechen.
Ziel meiner Mutter wäre es gewesen, dass auch mein Vater mit in die Therapie gekommen wäre. Er aber wollte nicht – beziehungsweise er konnte nicht mehr, weil er ins Gefängnis musste. Er war Deutscher. Nachdem er seine Strafe abgesessen hatte, kehrte er in sein Land zurück oder musste dies wahrscheinlich tun. Das Verhältnis meiner Mutter zu ihm war nicht sehr gut. Sie sagte immer, er habe uns verlassen. Er dagegen besteht darauf, er habe keine Möglichkeit gehabt, sich der Therapie anzuschliessen. Immerhin wollte meine Mutter, dass ich die Chance hatte, meinen Vater gelegentlich zu sehen, was auch von der Therapieinstitution ermöglicht wurde, und so besuchte ich ihn hin und wieder im Gefängnis.
In der Therapie lernte meine Mutter auch ihren Mann – meinen heutigen Vater – kennen. Er war damals ebenfalls drogenabhängig. Mit ihm verfolgte sie das Ziel, von der Institution weg und wieder in die Gesellschaft hinein zu gelangen. Dies war ja auch der Sinn der Behandlung. Sie heirateten und zogen nach Bern. Zu dieser Zeit kam ich in den Kindergarten.

Ungefähr bis zum Beginn meiner Schulzeit pendelte meine Mutter noch vom Wohn- zum Therapieort, wo sie Näharbeiten verrichtete. Die Institution stellte nämlich Arbeitsstellen zur Verfügung, um so die ehemaligen Abhängigen langsam wieder in die gesellschaftlichen Strukturen hineinzuführen. Ich erinnere mich zudem, dass ich sie aufs Arbeitsamt zum Stempeln begleitete. Auch daraus schliesse ich, dass sie weiterhin in die Therapiestätte arbeiten ging, weil sie noch keine andere Stelle gefunden hatte und vermutlich die Struktur der Institution auch sonst noch brauchte. Mein Vater – ich sage ihm von nun an Vater, weil er es ist – fand Arbeit in einer anderen Stadt. Spätestens, als auch

meine Mutter eine Stelle hatte, konnten sie sich von der Therapieinstitution, wo es den beiden ein wenig eng geworden war, lösen.
Mein Leben in Bern habe ich als farbig und gut in Erinnerung. Ich besuchte den Kindergarten der Montessori-Schule, wo sehr viel Aktivität herrschte und wir bereits Rechnen und Lesen lernten. Ich glaube, dass ich den Übergang von der frommen Welt in der Therapie in das aufgeschlossene neue Umfeld sehr gut bewerkstelligte. Ich war ein sehr offenes, für meine Mutter manchmal zu offenes Kind. Auch meine Eltern lebten sich ziemlich rasch in der Gesellschaft ein. Die einzige Besonderheit, an die ich mich aus jener Zeit erinnere, war das Stempeln gewesen.
Wir wurden nach wie vor von meiner Grossmutter unterstützt, woran sich von meiner Geburt an bis heute nichts geändert hat. Sie ist mit Bestimmtheit die vierte Person, die eine entscheidende Rolle gespielt hat, dass ich so aufwachsen konnte, wie es der Fall war. Meine Familie hat einen wohlhabenden Hintergrund. Von Anfang an besassen wir nach unserer Rückkehr nach Bern eine schöne Wohnung. Wenn wir es brauchten, war Geld da. Mit Sicherheit ist dies eine andere Situation als jene von Kindern mit einer ähnlichen Geschichte. Meine Mutter war nicht deshalb in die Drogenszene gerutscht, weil sie keine anderen Chancen gehabt hätte, sondern eher, um so aus der normalen, wohlhabenden Familie auszubrechen.
Mit sieben Jahren, ab 1996, besuchte ich die Schule in unserem Wohnquartier. Ich wusste nach wie vor nichts von meiner Krankheit. Weder meine Eltern noch ich nahmen damals spezifische Medikamente gegen HIV. Bis Mitte der 1990er-Jahre gab es keine erfolgreichen Mittel. Ich musste aber regelmässig zur Kontrolle ins «Insel»-Spital, wo ich Sandoglobin erhielt. Diese Substanz, die das Abwehrsystem unterstützt, musste ich alle drei Wochen einnehmen. Ich lag dazu während zweier Stunden da, an die Infusion angeschlossen. Das Spital verfügte eigens über eine Abteilung für Kinder, die dieses Mittel benötigten. Wie ich kürzlich erfuhr, überlebte ich als Einzige meines Jahrgangs.
Das Spital und die Ärzte spielten in meiner Kindheit also auch eine wichtige Rolle und stellten etwas wie eine Parallelwelt zu meinem alltäglichen Leben dar. Weil ich mir am Kiosk immer etwas auswählen durfte, wenn wir zurückkehrten, freute ich mich aufs Spital. Auch deshalb hatten Ärzte und Krankenschwestern vielleicht für mich eine andere Bedeutung als für andere Kinder.

An den Spitalbesuchen lässt sich zudem ablesen, wie sehr meine Mutter sich um mich und meine Gesundheit kümmerte. Es liegt nicht zuletzt an ihr, dass wir heute beide noch leben.

Wie meine Eltern ihr Leben bewerkstelligten, weiss ich nicht genau. Mehr und mehr integrierten sie sich in die Gesellschaft und machten wett, was sie verpasst hatten. Eine Struktur verschaffte ihnen auch mein normales Schulleben, das Elternabende und ähnliche Anlässe mit sich brachte, wie es alle Paare mit Kindern so durchmachen.

Die Normalität war so gross, dass in meiner frühen Kindheit nur die kleinen Geschenke nach den Spitalbesuchen und die Ermahnungen, immer ein Heftpflaster dabei zu haben und es auch stets aufzulegen, wenn ich mich schnitt, auf meine Krankheit hinwiesen. Dass ich andere vor dem Kontakt mit meinem Blut schützte, war wichtig, weil die Virenlast ohne spezifische Medikamente gross war.

Dass an mir etwas Spezielles lag, merkte ich erst, als meine Mutter mich in der vierten Klasse in eine Privatschule schicken wollte. Es begann damit, dass sie sagte: «Geh in eine andere Schule!», oder: «Ich möchte dir gern noch eine andere Klasse zeigen.» Sie war nämlich verunsichert, welchen Lehrern sie im Fall etwa einer Landschulwoche etwas von meiner Krankheit beziehungsweise von «Unfall» und «Heftpflaster» mitteilen wollte. In der Schule, die sie im Auge hatte, gab es bereits einen HIV-positiven Schüler. Man war dort schon mit dem Problem konfrontiert worden.

So wechselte ich mit elf die Klasse. Dies muss nicht jeder tun. Deshalb begann ich, mehr und mehr Fragen zu stellen. Zum ersten Mal sträubte ich mich gegen das, was mein Mami mir sagte. Als dann auch meine Virenlast immer grösser wurde und der Moment bevorstand, dass ich eine Medikamententherapie beginnen musste, beschlossen meine Eltern schliesslich, mir zu sagen, weshalb ich von Kind an eine Spezialbehandlung brauchte und warum ich in eine andere Schule geschickt worden war. Mit dreizehn musste ich ohne ersichtlichen Grund zwei Mal eine Psychiaterin in ihrem interessanten, mit vielen Spielsachen ausgestatteten Zimmer besuchen, ohne dass ich genau wusste, wieso. Im Nachhinein verstand ich, dass sie mich vor der Aussprache kennen lernen wollte. Darauf wurde mir bei einem weiteren Treffen vom Chefarzt des Spitals, von der Psychiaterin und meinen Eltern gesagt, dass ich HIV-positiv bin.

Trotz ihren Erklärungen und obwohl das Wort HIV schon zwei Jahre lang in der Luft gelegen hatte, konnte ich kaum etwas damit anfangen. Ich erinnere mich nicht einmal, ob ich das Wort Aids überhaupt schon kannte. Möglicherweise hatte ich es einmal auf einem Präventionsplakat gelesen. Doch was die Tatsache, dass ich HIV-positiv war, für mich und mein Leben bedeutete, konnte ich nicht einordnen. Ich fühlte mich nur unwohl, und deshalb bestand meine Reaktion lediglich darin, dass ich sagte: «Ja gut – können wir gehen?»

In der darauffolgenden Woche kam viel auf mich zu. Täglich musste ich acht Medikamente schlucken. Gegenüber meinen Eltern verschloss ich mich spürbar. Sie wollten darüber sprechen, doch ich war nicht bereit dazu. Wie konnte ich mich auch zu etwas äussern, wovon ich nichts verstand – und das für mich im Augenblick auch nicht wichtig war? Es kam mir lediglich als grosse Prüfung vor, in meinem Alter ein so bedeutendes Geheimnis zu bewahren, als ich plötzlich im Bewusstsein durch die Stadt schritt, dass ich etwas wusste, wovon die anderen keine Kenntnis hatten. Auch dies zeugt davon, dass ich meine Situation nicht verstand.
Recht bald weihten wir meine beiden besten Freundinnen ein. Zuerst sprach Mama mit ihren Müttern. Dann wurde es bei einem Nachtessen meinen Kolleginnen mitgeteilt. Sie konnten zu jenem Zeitpunkt ebenso wenig damit anfangen wie ich. Auch für sie war es höchstwahrscheinlich die erste Konfrontation mit dem Wort HIV. Immerhin hatte ich nun zwei Freundinnen, mit denen ich darüber sprechen konnte. Das taten wir aber nicht allzu oft. Beide reagierten gut. Eine von ihnen ist immer noch meine allerbeste Freundin.
Inzwischen wusste ich auch, dass mein Vater und meine Mutter positiv waren. Sonst aber kannte ich niemanden mit der Krankheit. Bei den Spitalbesuchen war ich zwar schon anderen betroffenen Kindern begegnet, aber ich hatte keinen Kontakt mit ihnen. Gelegentlich sah ich eins auf der Strasse. Aber dass sie HIV-positiv waren, erfuhr ich ja erst im Nachhinein. Die Situation änderte sich, als mir ungefähr ein halbes Jahr nach der Aussprache bei der Psychiaterin mein Arzt ein Flugblatt der Stiftung «Aids & Kind» für ein schweizerisches Treffen von Jugendlichen, die mit HIV leben, unter die Nase hielt.
Dies bewirkte wieder einen starken Einschnitt. Es führte dazu, dass ich zum ersten Mal das Wort «Aids» oder «HIV» aussprach, das ich zuvor nie verwen-

det hatte. Vor allem aber hörte ich die darüber reden und lernte sie auch kennen, die es schon von Kind auf wussten, dass sie angesteckt waren. Das half mir, das Ausmass von HIV besser zu verstehen und zu erkennen, dass es ein wichtiger Teil meines Lebens ist, den ich annehmen und nicht vor mir herschieben sollte – dass es aber mein Leben nicht bestimmt.

Weil die Kinder in der Gruppe fast alle lange vor mir erfahren hatten, dass sie HIV-positiv sind, waren sie auch viel früher mit dem Leben «konfrontiert» worden. Denn der Grund, dass man es ihnen gesagt hatte, war in den meisten Fällen der, dass ihre Eltern verstorben waren. Ich würde deshalb nicht sagen, dass es ein Nachteil ist, dass mir meine Krankheit so lange verborgen blieb. Es ist Ausdruck einer vorteilhaften Situation.

Ich überlegte mir oft, ob es besser gewesen wäre, wenn ich früher Klarheit gehabt hätte. Ich habe keine eindeutige Antwort darauf. Ich glaube, dass es gut ist, wenn ein Kind den Grund erfährt, wenn seine Eltern sterben. Für mich ist es vielleicht besser so, wie es war, weil ich ohnehin nicht viel verstanden hätte, wenn ich es früher erfahren hätte. Wahrscheinlich gibt es in dieser Hinsicht keine absolut richtige oder falsche Lösung. Der beste Moment, die Kinder aufzuklären, ist bestimmt der, wenn sie Fragen zu stellen beginnen oder äussere Umstände die Aussprache erfordern.

Die Auseinandersetzung in der Gruppe veränderte mich stärker als die Mitteilung durch die Ärzte und meine Eltern. Längere Zeit hatte ich gespürt, dass etwas aussergewöhnlich ist. Dann war ich aus meiner Welt gerissen worden und hatte vernommen, dass ich etwas hatte, was mich von den anderen unterschied. Nun war ich in einem Alter, in dem ich zu abstrahieren und das Leben zu hinterfragen begann. Dies kann zu neuen Antworten oder dazu führen, dass man frische Kräfte schöpft oder das Leben schätzen lernt. Ich konnte zurückblicken und sagen: «Glück gehabt. Mein Mami hat mich gern und unterstützte mich immer.» Ich begriff, dass die eigene Existenz nicht selbstverständlich ist. Das machte mich bewusster. Dies durfte ich in der Gruppe «Aids & Kind» verstärkt erkennen, mit anderen teilen und später an jüngere weitergeben.

Es war nicht so, dass wir jede Woche an unserem Thema arbeiteten. Dies geschah in grösseren Zeitabständen. Zunächst fanden zwei europäische Konferenzen statt. Erst dann wurde die schweizerische Gruppe gegründet, die nun seit vier Jahren besteht. An unseren vierteljährlichen Treffen nehmen inzwi-

schen etwa ein Dutzend Kinder und Jugendliche teil. Durchgeführt werden sie an wechselnden Orten, oft jedoch in Basel, weil dies die Teilnahme einer mobilitätsbehinderten Person erleichtert. Kürzlich besuchte Novartis-Chef Daniel Vasella eines unserer Treffen.
An einer der europäischen Konferenzen erkannte ich einen Schulkameraden und erfuhr, dass er der HIV-positive Schüler war, dessentwegen ich die Klasse gewechselt hatte. Ich begrüsste ihn: «Oh, wegen dir bin ich an dieser Schule.»
Ein anderes Mal starb jemand aus unserer Gruppe. Wir wurden aus dem Alltag herausgerissen und mussten uns intensiv mit dem Thema beschäftigen.
Sonst waren auch meine weiteren Lebens- und Schuljahre geprägt von grosser Regelmässigkeit. Durch das Mitwissen meiner Freundinnen hatte sich ein Vertrauen aufgebaut und eine Geborgenheit eingestellt. Das verstärkte unsere Freundschaft. In der siebten Klasse trat ich ins Untergymnasium ein. Glücklicherweise zogen meine beiden Freundinnen mit. Bald ergab sich noch eine Verbindung zu einer dritten Schülerin. In meiner Freizeit machte ich alles, was die anderen auch tun. Heute reite ich bereits seit elf Jahren. Am besten stellt man sich die eigene Kindheit vor. Ich lebte einfach. Es gab Widerstände gegen Schulaufgaben. Dafür las ich umso lieber, hatte viele Freunde und war immer gern draussen.

Als Jugendliche begann ich selber Verantwortung zu übernehmen und zu entscheiden, wem ich von meiner Krankheit erzählen wollte. Dadurch forderte ich zum einen von meinen Eltern eine grössere Selbständigkeit, zum andern musste ich spüren lernen, ob ein Mensch bereit ist, etwas von meiner Geschichte zu erfahren. Zum ersten Mal ging ich eigenständig vor, als ich gemeinsam mit einer anderen Lehrerin, die es schon wusste, meinem Klassenlehrer von meiner Krankheit erzählte.
Die Frage, wen man informieren möchte, taucht auch auf, wenn man Freundschaften knüpft – es müssen nicht einmal Liebesbeziehungen sein. Ich muss mich zusätzlich fragen, um was für einen Menschen es sich handelt und ob er grundsätzlich verlässlich ist, so dass es irgendwann einmal möglich wird, ihn ins Vertrauen zu ziehen.
Geprägt wurde ich dadurch, dass meine Eltern mir schon sehr früh mitgaben, dass sich grosse Enttäuschungen einstellen können, weil HIV immer noch ein

Tabuthema ist. Sie erlebten nicht selten Zurückweisungen, wenn sie sich einen Schritt hinaus in Richtung «Gesellschaft» bewegten. Schon während des Heranwachsens wurde ich aus diesem Grund auf Zurückweisungen sensibilisiert.

Anlass zur Besorgnis, ausgeschlossen zu werden, hatte ich tatsächlich, wenn ich Schulkollegen und -kolleginnen, die nicht wussten, dass ich positiv bin, dabei ertappte, wie sie über das Thema sprachen. Mein Lehrer, dem bekannt war, dass eine Person in der Klasse betroffen war, behandelte das Thema im Sexualunterricht und zeigte den Film «Philadelphia» mit Tom Hanks in der Rolle eines HIV-positiven Anwalts, dem gekündigt wird. Darauf sagten die einen Schulkolleginnen und -kollegen zwar: «Das nehmen wir jetzt doch gerade in der Schule durch», wenn ihnen ein Zeitungsartikel zum Thema in die Hände fiel. Andere aber schrien auf dem Pausenplatz: «Tu nicht so blöd, sonst stecke ich dich an.» Da überlegt man sich natürlich schon, was wohl geschähe, wenn der oder die Betreffende es nun wüsste – ob er oder sie das dann immer noch sagen, einen zurückweisen oder nur Verständnis heucheln würde, um die Ablehnung nicht direkt zugeben zu müssen.

Noch stärker führt das Aufwachen der Sexualität zu Situationen, in denen man die eigene Verantwortung überdenken muss, wenn man HIV-positiv ist. Ich bin eigentlich ein spontaner Mensch. Doch wenn ich beispielsweise an einem Musikfestival einen Mann treffe, der mir gefällt, habe ich die Tendenz, die Situation erst zu prüfen. Ich weiss, was drin liegt, und ich bin mir auch im Klaren darüber, dass es Konsequenzen hat, wenn ich weitergehe – weil ich es dann nämlich der betreffenden Person sagen oder sonst mit Unsicherheiten bei mir selber rechnen muss.

Denn wenn man mit jemandem schläft und ihn zwar schützt, es ihm aber nicht sagt und sich dann eine Beziehung ergibt, kann dies zu Problemen führen. Bevor ich das erste Mal mit einem Mann näher zusammen war, hatte ich das Gefühl, ich könne mit niemandem schlafen, der es nicht weiss. Auch für viele andere ist dies so. Inzwischen habe ich diese klare Überzeugung aber nicht mehr.

So überschritt ich mit meinem ersten Freund meine eigene Grenze, indem ich es ihm nicht sagte. Ganz ähnlich wie meine Eltern vermied ich dadurch zwar seine Zurückweisung. Dahinter stand die berechtigte Angst vor Verletzungen.

Der Wunsch, nicht zurückgewiesen oder ausgeschlossen zu werden, ist ja auch verständlich. Man möchte normal sein – weil man normal ist.
Indem ich aber etwas tat, das über mein Limit hinausging, machte ich mit ihm einen Schritt, ohne dass er die Chance erhielt, mitzugehen. Mit ihm geschlafen, ihn geschützt, es ihm aber nicht gesagt zu haben, brachte mich in einen beträchtlichen Zwiespalt, was noch dadurch verschlimmert wurde, dass meine Mutter mir einschärfte, ich müsse die Konsequenzen tragen und ganz gut aufpassen. Ich fühlte mich verletzt, weil sie überhaupt auf den Gedanken kam, dass ich nicht achtsam sein könnte.
Schliesslich sprach ich in der Gruppe «Aids & Kind» darüber und gelangte zur Entscheidung, dass es auch so gut war und ich meine Grenzen ein bisschen ausweiten darf. Ich erkannte, dass man mit jemandem schlafen kann, ohne es ihm zu sagen – dass ich in diesem Fall aber für zwei handle und sich auch die Frage des Vertrauensmissbrauchs stellen kann, wenn jemand es erst im Nachhinein erfährt. Die volle Verantwortung liegt auch bei einem «Betriebsunfall» bei mir, dann also, wenn ein Präservativ platzen würde und ein erhöhtes Risiko bestünde.
Mein letzter Freund weiss es noch immer nicht. Bei meinem jetzigen Partner halte ich mich zurück. Ich gehe mit ihm nur so weit, wie es sicher ist, und ich werde das auch weiterhin so halten. Das Thema bleibt schwierig. Die Sexualität macht zwar nur einen Teil einer Beziehung aus. Trotzdem stellt sich die Frage gerade dort, und es ist auch der Punkt, an dem ein Vertrauensmissbrauch aufkeimen kann.
Einen klaren Verhaltenskodex gibt es nicht. Es wird auch in unserer Gruppe keiner propagiert. Alle müssen als Teil der eigenen Entwicklung die Lösung für sich finden. Je nachdem, wie man sich entscheidet, wird die Schranke gegenüber nicht HIV-positiven Menschen gesteckt – nicht unähnlich zum Verhüten. Eine Frau, die konsequent die Pille nimmt, obwohl sie keinen Freund hat, setzt die Grenze weit vorn. Entscheidet eine andere, keusch in die Ehe zu gehen, stellt sie sich die Grenze gleich vor die Nase und schiebt möglicherweise das Thema vor sich her.
Als Folge meiner Unsicherheit schlafe ich nicht unmittelbar mit jemandem, wenn ich ihn kennen lerne. One-night-Stands gibt es bei mir eindeutig nicht. Sonst bin ich grundsätzlich immer noch nicht sicher, was ich möchte – ob ich

warten und es ihm sagen oder ob ich's sein lassen und einfach geniessen soll, weil's ja vielleicht nichts so Ernstes ist und nicht zwei Jahre hält, sondern gerade einmal einen Sommer oder Winter dauert. Gleich aber ob es sich um eine längere oder kürzere Beziehung handelt – es geht nicht ohne Kondom. Dies ist der einzige und sicherste Weg, den andern nicht anzustecken, und darin liegt meine Verantwortung.
Im Moment sind dies die Grenzen meiner Perspektiven hinsichtlich Sexualität und Beziehung. Vielleicht werde ich mit der Zeit in einer Situation leben, die für mich und meinen Partner stimmt, so dass eine Familiengründung in Betracht kommt. Dadurch würde die Frage, wo die Schranke liegt, nicht mehr im Vordergrund stehen. Dann könnte ich eine Etappe weiter schreiten. Auf jeden Fall aber orientiere ich mich inzwischen selber und versuche auch selbst zu spüren, wem ich es sagen möchte. Dadurch öffnete ich mich langsam nach aussen, und so ergab sich auch hinsichtlich der Ansteckung eine Ablösung von meinen Eltern. Ich manage mich und somit auch meine Krankheit selbst. Dies bedeutet: Nicht die Krankheit bestimmt mein Leben. Ich dirigiere ein Stück weit auch sie. Die Krankheit zählt zu meinem Leben.

Ich bin im Vergleich zu Jugendlichen meines Alters eher eine aktive Person. Von Natur aus sitze ich nicht still in der Ecke, sondern drücke aus, was mir durch den Kopf schwirrt, und zwar bei allen Gelegenheiten. Ohne ein Klischee bestätigen zu wollen, kann es sein, dass ich bewusster als andere lebe, was zum Teil wohl mit meinem Charakter zu tun hat, teilweise lernte ich es aber auch durch die Krankheit. Die Erkenntnis, dass Aids immer noch ein Tabuthema ist, machte mich aufmerksam für andere Bereiche, die ebenfalls zu wenig Beachtung erhalten. Auf dieselbe Weise, wie ich mir wünsche, dass den HIV-Positiven Aufmerksamkeit geschenkt wird, möchte ich, dass auch andere beachtet werden, die schwer an etwas tragen.
Dies ist der Grund, dass ich gern etwas zu sagen habe, aber auch mit Interesse zuhöre. Seit Jahren interessiert mich die Politik. Ich verfolgte schon Debatten in den Medien, als ich sie nicht genau verstand, weil ich es schätze, wenn viele Leute ihre Meinung ausdrücken und begründen. Ich baute Interesse auf für Themen, die nach Aufmerksamkeit schreien – Afrika und Drittweltländer, aber auch «Alltägliches» wie Familienprobleme oder Magersucht.

Oft werde ich gefragt, ob meine Krankheit keine Behinderung darstelle. Dies ist relativ. In der Gruppe der Stiftung «Aids & Kind» sah ich sehr wohl, dass es stark einschränkend sein kann. Ein Mitglied lag vierzehn Wochen im Spital und war vom alltäglichen Leben, allen Aktivitäten und Kontakten ausgeschlossen. Bei mir war dies nie der Fall. Grundsätzlich halte ich HIV für eine Behinderung. Vergleiche ich mich jedoch mit den Geschichten und Situationen anderer, ist es keine Beeinträchtigung, weil ich lebe wie die meisten Menschen. Die Krankheit ist allenfalls eine Last, wenn man jemanden hübsch findet und sich zuerst überlegen muss, ob er ein Mensch ist, der es verträgt, wenn man ihm mitteilt, dass man HIV-positiv ist.
Im Grossen und Ganzen belastet mich die Krankheit nicht stark. Verständlicherweise kann ich nicht bei allem, was ich tue, nachdenken, dass ich positiv bin. Sonst müsste ich viel zu viel reflektieren und wäre blockiert. An manchen Tagen bin ich dessen mehr bewusst, an anderen weniger – trotz den Medikamenten, die ich einnehmen muss. In meiner Familie sind ohnehin alle in Behandlung. Dadurch entsteht wieder eine Alltäglichkeit.
Die Normalität, die ich erlebe, ähnelt der meiner Eltern. Meine Mutter ist gelernte Gärtnerin und arbeitet heute als selbständige Floristin. Mein Vater ist Techniker an einer Uni. Dies zeigt, dass es entgegen vieler Klischees an manchen Orten HIV-positive Menschen gibt. Nebst den falschen Vorstellungen bestehen eben auch noch grosse Tabus. Für meinen Vater ist es geradezu heilig, dass niemand seine Krankheit kennt. Auch diesbezüglich muss jeder seine eigene Lösung finden.
Mit meinem biologischen Vater hatte ich im Verlauf meiner Kindheit nur mehr wenig Kontakt. Ausnahmen waren in der Regel die Geburtstage. Vor drei Jahren besuchte ich ihn. Inzwischen hat auch er wieder geheiratet. Meine Mutter und er telefonieren gelegentlich. Ihr Verhältnis hat sich verbessert. Vor kurzem sagte er bei einem Telefongespräch, er akzeptiere jetzt, dass mein Stiefvater mein Vater sei.
Alle meine «drei» Eltern waren drogenkrank und sind HIV-positiv. Doch sie unterzogen sich einer Therapie und sind heute stabil. Das ist eine grosse Leistung, und es ist die Basis, auf der meine Kindheit und Jugend stand und steht. Sonst wäre ich mit Sicherheit anders aufgewachsen und hätte mich nicht zur Person entwickelt, die ich bin.

Was meine eigene Zukunft angeht, möchte ich ohne Behinderung durch meine Krankheit die Schule abschliessen. Heute teilte ich es einem Klassenlehrer gar nicht mehr mit, dass ich HIV-positiv bin. Ich kann selber die Verantwortung tragen und brauche keine Lehrperson mehr dazu.
Im Zusammenhang mit meiner Krankheit und als Folge meiner Geschichte weiss ich, dass ich später einen Beruf ausüben werde, in dem ich meine Meinung äussern und Themen unterstützen kann, die Aufmerksamkeit brauchen. Ich wünsche mir eine Tätigkeit, in der ich die Welt wach machen und den Menschen für gewisse Dinge die Augen öffnen kann. Dies könnte auf eine politische oder Lobbyarbeit hinauslaufen. Innerlich fühle ich mich verpflichtet, diesen Teil in meine Tätigkeit einfliessen zu lassen, auch wenn ich dies nicht gern ausdrücklich so sage. Ich möchte auf diese Weise etwas aus meiner persönlichen Lage machen.
Als ich in der siebten Klasse war, hatte ich die Überzeugung, ich würde einmal Adoptivmutter. Weil es schwierig ist, ein Kind zu haben, ohne dass mein Partner sich ansteckt, verdrängte ich das Thema einer möglichen Schwangerschaft. Schliesslich gibt es so viele Kinder auf der Welt, dachte ich. Heute kann ich sagen, dass ich gern eigene Kinder hätte. Bestimmt ist auch dies eine Entwicklung, die noch nicht abgeschlossen ist. Ich möchte mich auch nicht festlegen und einschränken.
Bei der Familienplanung sind mir auch die Ansichten meines Partners wichtig. Erste Priorität hat aber der Beruf, weil ich damit meine Situation weiter stabilisieren und noch mehr Alltäglichkeit erreichen kann, um dies einmal so zu sagen. Auf einer höheren Ebene glaube ich ohnehin, dass das Leben von alleine läuft, wenn man mitmacht.
Ich benötige aber eine Perspektive, für die es sich einzusetzen lohnt. Sowohl eigenen als auch adoptierten – zumal positiven – Kindern könnte ich das schenken, was ich selber erhielt. Ich könnte ihnen zeigen, wie man die Situation angehen und eine Welt schaffen kann, die gegen Tabus gerichtet ist. Ich würde meine Erkenntnisse und Erfahrungen sehr gern – nicht im Sinn des Aufdrängens, sondern auf eine angenehme Art – anderen Menschen sowie meinen Kindern weitergeben.

Erzählt am 22. Juni 2006.

Bernhard Mann

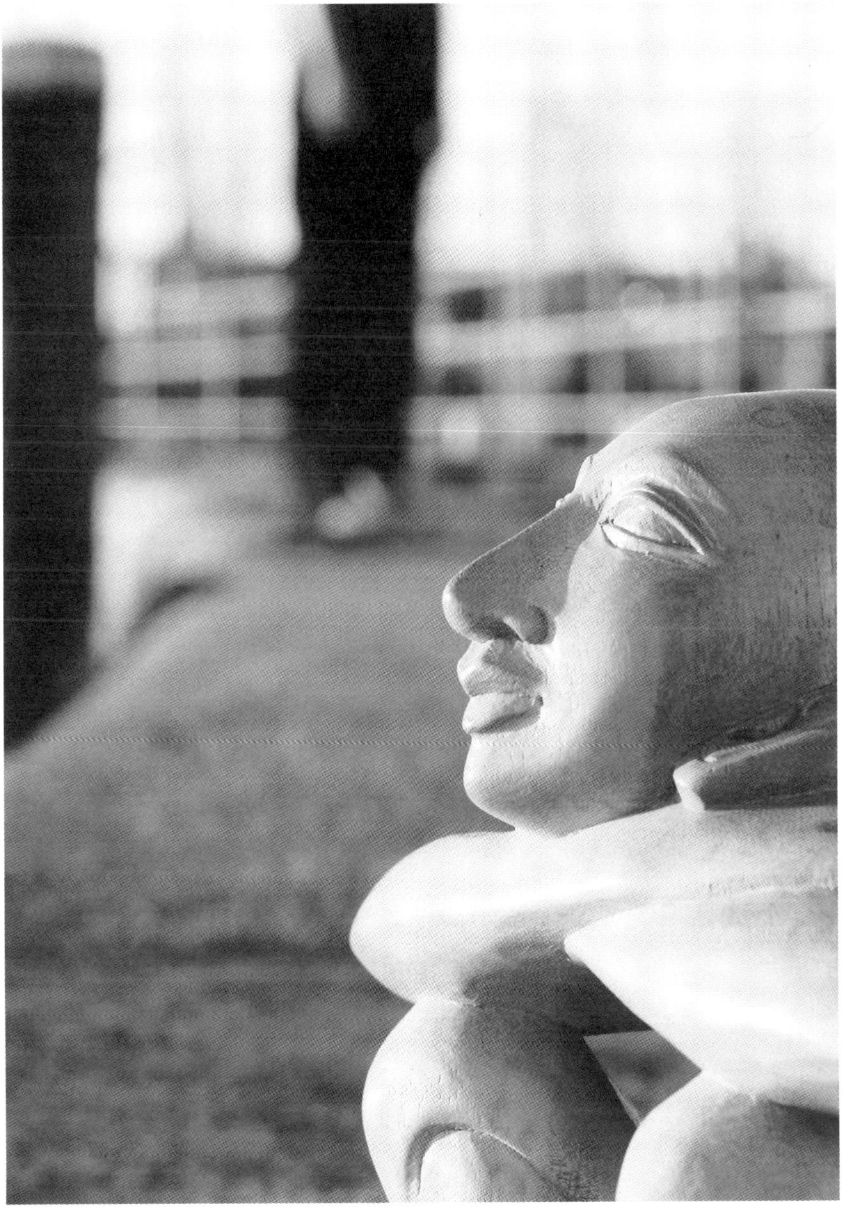

Sachtexte zur Geschichte

«Sterben müssen alle – mir ist es vielleicht nur eine Spur bewusster»

Bernhard Mann

Als Bernhard Mann 1986 28-jährig mit HIV angesteckt wurde, gab er jede mittel- und langfristige Lebensplanung auf. Er wurde trotzdem glücklich und beruflich unabhängig. Heute rechnet er mit einer durchschnittlichen Lebenserwartung. Sein Alltag ist ausgeglichen. Von der Schwierigkeit, das Besondere der «schweigenden Krankheit» HIV auszuloten.

Ich bin jetzt ziemlich genau zwanzig Jahre HIV-positiv. Den Bescheid erhielt ich damals telefonisch vom Labor, und wenn ich an die vergangenen zwei Jahrzehnte zurückdenke, war die Form, wie mir das Resultat mitgeteilt wurde – sachlich und ohne Kommentar –, wohl das Schlimmste. Ich erlitt den furchtbarsten und zugleich auch einsamsten Moment. Ich hatte zwar Freunde um mich herum, die ich einweihte. Mit dem «Todesurteil», das die Diagnose damals bedeutete, war ich trotzdem allein.

1986 wurde das Thema von den Medien stark aufgebauscht. Tausende von Homosexuellen waren an Aids erkrankt. Viele überlebten die Krankheit nicht. Die Sterberaten stiegen. Die Medizin tappte im Dunkeln. Versuche mit AZT, einem ersten Wirkstoff, den man den Leuten in einer hohen Dosis verabreichte, nützten nur kurze Zeit. Dann ging es bergab.

Ich habe Jahrgang 1958, bin in einem Dorf im schweizerischen Mittelland aufgewachsen, verlebte eine glückliche Kindheit und durchlief die üblichen Schulen bis zur Matura. Ich habe einen Bruder. Wir bildeten eine typische Kleinfamilie, wie sie in den 1950er-Jahren propagiert wurde. Meine Mutter war Hausfrau, der Vater Mechaniker. Weiter zurückliegende Generationen waren Bauern – eine charakteristische mittelschweizerische Konstellation, nichts Besonderes. Viel von der Gewöhnlichkeit und Ausgeglichenheit, die mein Leben – heute wenigstens wieder – kennzeichnet, war damals schon da.

Ich hatte und habe aufgeschlossene Eltern, was mir später, bei meinem schwulen Coming-out, sehr entgegenkam. Eine «Education sentimentale» war aber erst in Zürich, nicht auf dem Land in meiner Jugend möglich. Ich kam voll Neugierde in die Stadt, probierte alles Mögliche, experimentierte auch mit Drogen oder gab mich gelegentlichen Alkoholexzessen hin.
Als ich von meiner HIV-Ansteckung erfuhr, lebte ich mit meinem Freund zusammen, der den Befund bereits kurz zuvor erhalten hatte – der Grund dafür, weshalb ich mich ebenfalls testen liess. Ich stand unmittelbar vor dem Abschluss meines Phil.-I-Studiums. Das Testresultat führte dazu, dass ich die Ausbildung abbrach und der Ausdruck «Karriereplanung» für mich zu einem Fremdwort wurde – bis heute.
Über den Verlauf einer HIV-Infektion war damals praktisch nichts bekannt. Man wusste nicht, ob man noch ein paar Wochen oder Monate leben würde. Von Jahren sprach schon gar niemand. Aids war gleichbedeutend mit furchtbarem Tod. Die Betroffenen waren von blauen Flecken gezeichnet und schieden unter Schmerzen dahin – buchstäblich gestempelt. Im Spital war für HIV-Positive beziehungsweise Aidskranke ein Pavillon eingerichtet worden, wohin ich mich, als mein Freund an Aids erkrankte, als dessen Partner ebenfalls in Behandlung zu begeben hatte. Dies, weil man nicht wusste, was die Infektion vor dem Krankheitsausbruch bewirkt.
Ich erlebte, wie die Spezialisten rotierten und die Ärztin meines Freundes heulend zusammenbrach, weil sie ihre Unfähigkeit zu helfen nicht mehr aushielt. Für mich war es eine prägende Erfahrung. Obwohl ich wusste, dass ich mich als HIV-Positiver in medizinische Behandlung begeben sollte, mied ich diese fortan wie der Teufel das Weihwasser. Heute ist es völlig aus dem Bewusstsein verschwunden, dass die Leute damals zuhauf dahinstarben. Ich erinnere mich an die Party zu meinem 30. Geburtstag. Die Hälfte der – damals noch gesunden – Anwesenden starb innerhalb der folgenden fünf, sechs Jahre.
Dabei stand für mich nicht einmal die Angst, selber zu sterben, im Vordergrund. Der Tod hatte mich schon seit je interessiert. Ich hatte oft «spielerisch» darüber nachgedacht. Die grosse Beklemmung, die sich in Zusammenhang mit dem Virus einstellte, war eher gesellschaftlicher Art und hatte zu tun mit der Furcht vor Ausgrenzung, Abhängigkeit oder davor, nicht mehr als leistungsfähig eingestuft zu werden. Das Schrecklichste an der Mitteilung, HIV-

positiv zu sein, war die Vorahnung, dass etwas auf mich zukommt, das mit sozialer Abwertung zu tun hat.
Die Furcht davor, es weiterzusagen, war fast grösser als die Angst vor möglichen Symptomen. Fast die umfangreichsten Sorgen machte ich mir darüber, dass die andern sich Sorgen machen könnten ... Die Fragen und Unsicherheiten, die sich bei einem Coming-out einstellten, kannte ich zwar bereits von früher. Dass ich schwul bin, sagte ich erstmals jemandem, als ich 20 war. Danach lebte ich meine Sexualität unbeschwert aus. Weil ich in eine grössere Stadt kam, stellte dies kein Problem dar.
Als ich nun HIV-positiv war, hielt ich mich an den Grundsatz, nicht zu lügen. Wenn mich jemand darauf ansprach, dem ich vertrauen konnte, sagte ich es ihm, sonst nicht. In die Situation, es mitzuteilen, geriet man zwangsläufig, wenn man mit jemandem intimer wurde. Dann war und ist es mein Prinzip, dass ich sage, was los ist.
Beide Coming-outs waren beziehungsweise sind am Ende immer entlastend. Das Schwulen-Outing liegt schon lang zurück. Heute ist es mir egal, ob jemand weiss, dass ich schwul bin oder nicht. Jedenfalls war dieses Eingeständnis von beiden das einfachere. Wenn man sich als schwul bekannte, war man plötzlich Mitglied einer vitalen Gruppe. Man konnte ein bisschen stolz sein und wurde gar beneidet.
Das war bei HIV völlig anders. Man gehörte mit einem Mal keiner Gruppe mehr an und geriet sozusagen in die Vereinzelung – abgesehen von ein paar Extrovertierten, die sich scheinbar locker den Medien und der Öffentlichkeit stellten. Ich jedoch hatte eine grosse Scheu, mich einer Vereinigung anzuschliessen. Für mich war das Virus keine Basis für die Identität mit einer Gruppe, und aus diesem Grund erfuhr ich durch die Krankheit auch keine Zusammengehörigkeit.

HIV lässt sich nicht aufheben. Insofern ist es vielleicht vergleichbar mit Krebs, obgleich dieser sich äusserlich zeigt. Solange ich das Virus nur in mir trug, war ich nicht gezeichnet. Und ich war es in gewisser Weise doch, denn alle Leute, die es wussten, glaubten, ich würde bald sterben. Es gab HIV-Positive, die den Arbeitsplatz verloren. Mehr als an solche direkte Diskriminierungen erinnere ich mich an unterschwellige Formen von Distanz.

Auch durchaus feinfühlige Bekannte gaben einem hin und wieder zu spüren, dass man nicht mehr ganz auf demselben Planeten lebte. Selbst im besten Fall stellten sich Reaktionen ein, die man nicht unbedingt wünschte. Eine Verhaltensweise Nahestehender bestand etwa darin, Mitleid zu zeigen. Doch auch dies hat etwas Ausgrenzendes. Ebenso ist Bewunderung fehl am Platz, denn man möchte nicht dafür Anerkennung finden, dass man in einer solchen Situation tapfer ist.
Wenn man die Diagnose einer schweren, lebensbedrohenden Krankheit erhält, erlebt man im Grunde genommen die Begegnung mit der Hilflosigkeit der anderen. Auch ich konnte später neu Betroffenen in derselben Situation nicht helfen. Jede Diagnose ist eine Hölle, durch die jeder selbst gehen muss. Niemand nimmt einem den Schock ab. Man muss ihn selbst aushalten. Ich sehe bis heute keine andere Lösung.
Auf die Diagnose, angesteckt zu sein, folgten eineinhalb Jahrzehnte, in denen ich von einem Jahr zum nächsten lebte. Im Herbst dachte ich jeweils: «Dies war jetzt ein schöner Sommer – vielleicht der letzte.» Wenn es Frühling wurde, freute ich mich, dass vielleicht noch ein Sommer oder ein Jahr folgte. Vielleicht war es im Rückblick gar keine schlechte Zeit. So entfiel bei mir nämlich etwas, das für die anderen Menschen eine grosse Belastung ist: die mittel- und längerfristige Lebensplanung. In gewisser Weise lebte ich in der Unbeschwertheit, nicht immerzu an die Pensionskasse und dergleichen denken zu müssen. Die kurze Perspektive brachte vielleicht mit sich, dass ich jeden Tag schätzen lernte. Das war zuvor nicht selbstverständlich.
Ich wusste, dass sich ein Virus, eine tickende Zeitbombe, in mir befand. Ich wollte gar nicht genau wissen, was es schon angerichtet hatte. Dazu hätte ich mich in medizinische Behandlung begeben und den Krankheitsverlauf beobachten lassen müssen. Das vermied ich, weil ohnehin keine wirksamen Therapieangebote zur Verfügung standen. Ich hatte zwar im Hinterkopf, dass es auf Dauer so nicht weitergehen konnte. Trotzdem beliess ich es dabei.

Fünf Jahre nach meiner Diagnose starb mein Freund, nachdem er verschiedene aidsspezifische Krankheiten durchlitten hatte, bei denen sich nur noch die Symptome behandeln liessen. In den Genuss moderner Therapien kam er nicht mehr. Eine Freundin lud mich nach seinem Tod auf eine Weltreise ein.

Ich hatte anfänglich keine Lust. Der Trip dauerte zwei Monate, tat mir gut und trug mit dazu bei, dass ich langsam die Freude am Leben zurückgewann. Unverändert blieb aber, dass ich keine Beziehung mehr wollte. Zu gross war die Angst, wieder jemanden zu verlieren; ich wollte nie mehr so etwas erleben. Natürlich verringerte sich auch die Aussicht, mit dem Virus, das man ja jetzt hatte, jemanden zu finden, der mit einem zu leben bereit war.

Vom Zeitpunkt an, ab dem ich wieder mit mehr Freude lebte, interessierte ich mich von Neuem für das, was mich einst umgetrieben hatte – Literatur, Kunst und andere Länder. Es sind die Dinge, die mich trugen. Aus meinem Bekanntenkreis zog ich mich eher zurück. Gleichwohl leisteten auch meine Freundinnen und Freunde Unterstützung. Manchmal bin ich da ein wenig undankbar. Es gibt andere, die in derselben Situation weit einsamer sind.

Seit dem Abbruch meines Studiums jobbte ich. Entsprechend meiner reduzierten Lebensplanung nahm ich stets kürzere, aber auch meist spannende Stellen an. So arbeitete ich ein Mal in einer Buchhandlung. Später hatte ich sogar eine Anstellung im Aidsbereich. Ausserdem arbeitete ich mehrere Jahre beim Radio. Und hin und wieder verreiste ich für längere Zeit. Grosse materielle Ansprüche stellte ich nicht. Ich sparte ja nicht für ein Haus oder eine Segeljacht und brauchte wenig. Der sogenannte Aktivismus im Aidsbereich war mir eigentlich immer suspekt. Nicht weil er eine schlechte Sache wäre. Doch ich verstehe das Virus eben nicht als gemeinsamen Nenner für eine Gruppe.

Innerlich blieb ich darauf vorbereitet, dass mich irgendwann eine opportunistische Krankheit anfallen würde – wie die Palette der Beschwerden genannt wird, die man als HIV-Positiver zu gewärtigen hat. Aids an sich ist ja keine Krankheit, sondern die Ursache davon. Zu erwarten war etwa eine Lungenentzündung. Mich traf 1998 – ich war damals 40 und bereits 12 Jahre infiziert – eine zerebrale Toxoplasmose. Dies ist eine Infektion im Gehirn, die von einem Erreger ausgelöst wird, den Nichtpositive vielleicht auch in sich tragen. Wenn das Immunsystem zusammenbricht, wird er aktiv. Besonders Alte, Schwangere und generell Leute mit einer reduzierten Abwehr können daran erkranken. Ohne Behandlung kann der Ausbruch tödlich sein.

Aids hatte sich sozusagen von hinten angeschlichen. Ich wurde während eines ganzen Jahres immer schwächer. Zunächst hatte ich bloss das Gefühl, ich sei überarbeitet oder es sei die kalte Jahreszeit, die mir zu schaffen mache. Als ich völlig entkräftet war, landete ich im Spital. Ich hatte noch 45 Kilogramm. Der Aufenthalt dauerte etwa sechs Wochen. Die Diagnose war eindeutig. Man konnte rasch helfen. Erst als ich in der Klinik lag, sagte ich es meinen Eltern. Die Offenheit war auch diesmal befreiend. Sie reagierten toll. Sie sahen nicht schwarz, sondern versuchten sogleich, das Positive zu erkennen.

Es dauerte im Ganzen dreieinhalb Monate, bis ich mich wieder erholt hatte. Die Erfahrung war merkwürdig. Mit der Bekanntgabe des Testergebnisses war der Ausbruch der Krankheit nicht vergleichbar. Sie löste sogar Beruhigung aus. Jahrelang hatte ich mit dem Bewusstsein gelebt, dass ich etwas Feindliches, Tödliches in mir trug. Nur wann und auf welche Weise es zuschlägt, wusste ich nicht. Ich hätte zu diesem Zeitpunkt gewiss schon mehrere Jahre lang gute medizinische Unterstützung erhalten können. Doch ich hatte mich ans Verdrängen gewöhnt und brauchte offenbar zuerst einmal die direkte Konfrontation mit dem Virus.

Von nun war ich bereit, den ganzen medizinischen «Zirkus» mitzumachen – unter anderem also täglich daran zu denken, die vielen Tabletten einzunehmen. Nie war ich zuvor krank und im Spital gewesen. Nun musste ich regelmässig zum Arzt und meine Blutwerte kontrollieren lassen. Doch ich hatte Glück, ich wurde und werde gut betreut und habe ein gutes Verhältnis mit meinem Spezialisten. Weil ich wiederholt im Aidsbereich gearbeitet hatte, war ich zu Beginn der Therapie schon gut informiert. Ich musste mich also nicht ins Thema einarbeiten. Einen Einschnitt in die Lebensgewohnheiten bedeutete es aber doch.

Dass ich mich subjektiv gesund fühlte, obwohl ich ansteckend war, hatte womöglich eins der grössten Handicaps während der Jahre zuvor bedeutet. Als nun die medizinische Behandlung gut bei mir anschlug, gab mir das die Gewissheit, dass ich nicht mehr so ansteckend bin. Schon nach kurzer Zeit war das Virus nicht mehr nachweisbar. Die Zahl der Helferzellen – Indiz für die Stärke des Immunsystems – rückte dank der Medikamente wieder in den Normbereich. Nicht mehr so infektiös zu sein, war das eine, die geringere Krankheitsanfälligkeit das andere. Ich musste nun keine Angst mehr davor haben, von Krankheiten überrascht zu werden.

Langsam konnte ich auch wieder mit einer normalen Lebenserwartung rechnen. Es ist der Medizin zu verdanken, dass ich mich wieder für fähig halte, alt zu werden. Als meine Lebensperspektive von Neuem Richtung 65 stieg, bildete ich mich auf dem Gebiet der Informatik und als Kulturvermittler weiter – Dinge in meinem Portfolio, die es mir heute einfacher machen, mich mit interessanten Aufträgen über Wasser zu halten.
Dass mich das Virus nachhaltig daran hinderte, mich auf eine bestimmte Berufskarriere festzulegen, blieb. Ich gehe heute verschiedenen Jobs nach. Nebst Kommunikationsaufgaben und Softwareprojekten verdiene ich mein Geld als Musiker und Übersetzer. Für diesen relativen Leichtmut bin ich heute sehr dankbar. Obwohl ich oft am Existenzminimum herumkurvte, machte ich mir nie Zukunftssorgen.
Vor etwa dreizehn Jahren verliebte ich mich wieder. Er wurde mein neuer Lebenspartner. Wir haben es bis heute sehr gut. Mein Freund ist nicht HIV-positiv, und mit ihm möchte ich gern alt werden. Es ist also keine kurzfristige Sache. 2004 war ich sechs Monate lang beruflich im Ausland. Demnächst werde ich für einen neuen Auftrag die Schweiz wieder für eine Zeit verlassen. Meine Selbständigkeit entspricht mir. Ich schätze zwar Teams, arbeite aber ebenso gern allein. Auf alle Fälle werde ich nicht gern verwaltet – aber dies ist wohl nichts Besonderes. Im Grunde genommen bringe ich infolge meiner von HIV geprägten Biografie eine Flexibilität mit, die heute vielerorts gefragt ist.
Es ist gut möglich, dass ich ohne HIV an einem ähnlichen Punkt stünde. Doch vielleicht verlernte ich dank dem Virus, Existenzängste zu haben. An die Lücken in der Altersversorgung zu denken, geht mir ab. Vielleicht ist es doch ein einschneidendes Erlebnis, im Spital zu sein, zu wissen, dass nicht viel fehlt, dass man «gehen» muss, dann aber wieder aufzustehen, die Dinge völlig anders zu erleben, sich an jedem neuen Tag zu freuen und keine Angst vor dem nächsten zu haben. Für mich hat es sich bewährt. Zukunftsängste sind etwas vom Überflüssigsten. Sie sind das, was alles behindert.

Zurzeit gebe ich mich mit dem Gedanken ab, eine Selbsthilfegruppe mitzugründen. Wir sind eine Gruppe HIV-Positiver, die beschlossen haben, der Krankheit eine Stimme und ein Gesicht zu geben. Denn die Aids-Hilfe Schweiz, das muss eingeräumt werden, vertritt zwar die Anliegen der HIV-

Positiven, doch eine politische Organisation der Direktbetroffenen ist sie nicht. Sie befasst sich in erster Linie mit Prävention. Eine wirksame Betroffenenorganisation besteht keine. Der Gründungprozess ist in Gang. Wir hoffen, noch dieses Jahr an die Öffentlichkeit zu treten.
Wenn ich mich heute mit dem Gedanken beschäftige, etwas aktivistischer zu sein, dann auch deshalb, weil ich weiss, dass es gesellschaftliche Dinge gibt, die man verändern muss. HIV-Kranke sind gesetzlich anderen Kranken nicht gleichgestellt. Wenn sich eine Gruppe wirkungsvoll etablieren und etwas erreichen würde, verliehe dies den über 20 000 Betroffenen in der Schweiz den Mut, selber aktiv zu werden. Niemand weiss, wer sie sind und was sie tun – abgesehen davon, dass sie ihre Medikamente einnehmen. Das Ziel wäre Gleichstellung auf politischer Ebene, damit die Lebensqualität von Menschen mit HIV und Aids durchs Virus möglichst wenig eingeschränkt ist.
Ich schwanke immer noch, ob ich mich beteiligen soll, denn zu einer solchen Organisation gehört Öffentlichkeitsarbeit. In dieser Hinsicht war ich bisher sehr vorsichtig. Ich teilte meinen Status nur einem sehr begrenzten Personenkreis mit. Die Tatsache, HIV-positiv zu sein, kann sehr weit gehende Konsequenzen haben – versicherungs- oder arbeitsrechtliche oder bei der Einreise in die USA, um nur noch ein weiteres Beispiel zu nennen. Was aber noch mehr ins Gewicht fällt, sind die Mitmenschen, die in der Regel nicht wissen, wie sie damit, dass jemand HIV-positiv ist, umgehen sollen – für mich der Hauptpunkt bei der Aufklärungs- und Lobbyarbeit.
Ich zögere sehr, mit meinem Namen an die Öffentlichkeit zu treten, weil Diskriminierung, wie angedeutet, in feinen Abstufungen beginnt, etwa in Form von Mitleid oder falscher Schonung. Ich bin aber auch gegenüber der sogenannten Toleranz misstrauisch. Die Menschen sind unberechenbar, sobald es ihnen schlecht geht. Häufig bedeutet Duldung nichts weiter als eine gewisse Gleichgültigkeit. Kommt es aber zu einem Konflikt, schwindet die Grossherzigkeit in der Regel rasch dahin. Wenn man dann etwas Intimes preisgegeben hat, kann es leicht gegen einen verwendet werden.
Wer soeben das Resultat eines HIV-Tests erhalten hat, steckt in dieser Hinsicht in einer besonders schwierigen Phase. Die einen erzählen es sogleich reihum und bereuen es dann. Andere gehen beinahe zugrunde, weil sie mit niemandem sprechen. Das Beste wäre eine gesunde Balance, und es macht durchaus

Sinn, dass Menschen, die ein positives Resultat erhalten, von der Aids-Hilfe beraten werden.

Wer Diabetes oder Krebs hat, kann dies ohne Gefahr einer Diskriminierung weitererzählen. Wirklich richtig klar, worin die Andersartigkeiten von HIV liegen, ist mir bis heute nicht. Ich vermute, dass nicht nur Aids ein Syndrom ist – sondern auch die Art und Weise, wie wir damit umgehen. Möglicherweise ist dies deshalb so, weil bei der Krankheit die Sexualität und der Tod eine Rolle spielen – also gleich zwei Tabuthemen in Symbiose auftreten. Dies trifft bei Krebs so nicht zu.

Ein Sozialwissenschaftler schrieb kürzlich, Aids werde objektiviert, indem man es zu einer Bedrohung stilisiere, die vor allem Afrika betreffe. In Europa ist die Krankheit stumm und unsichtbar. Jeder unserer Nachbarn könnte sie haben. Doch fühlen sich alle relativ sicher davor. Entsprechend schwierig in einer solchen Konstellation ist es, Präventionskampagnen zu führen. Tatsächlich spricht viel dafür, dass eine gedankliche Auslagerung von HIV und Aids nach Afrika und damit eine kollektive Verdrängung im Gang ist.

Ich bin privat weniger ein Genussmensch denn ein Stoiker. Mit Alkoholexzessen und dergleichen wie in den frühen Jahren ist es heute vorbei. Das Masshalten ist mir inzwischen wichtig. Ich finde jetzt Nüchternheit das «Geilste». Bestimmt hat das mit der Krankheit zu tun. Ich weiss, was Gift für meinen Körper darstellt, und habe auch ein Bewusstsein dafür entwickelt, dass mein Organismus keine ewige Angelegenheit ist. Man hat ja, wenn man jung ist, das Gefühl, die Betagten seien so auf die Welt gekommen, und denkt nicht daran, dass man selbst der Alterung unterworfen ist. Dass ich diesbezüglich im Verlauf der Zeit umgedacht habe, ist wiederum eine Alterserscheinung und nicht HIV-spezifisch.

Heute bin ich ein Fan der Wirklichkeit. Ich finde sie spannend wie nichts anderes, und ich wünsche mich weder in eine vergangene Epoche zurück noch in eine zukünftige voraus, sondern kann mir nichts Aufregenderes vorstellen, als hier und jetzt zu leben. Ich halte mich daran, offen dafür zu bleiben, was das Leben bietet. Ich würde nicht unterschreiben, dass ich wunschlos glücklich bin. Aber ich habe keine fixen Ideen, was den weiteren Lebensverlauf angeht. Soweit Wünsche vorhanden sind, zielen sie darauf, dass «das Glück mich fin-

det», um die Künstler Fischli und Weiss zu zitieren – beziehungsweise mich immer wieder findet. Alles andere wäre vermessen. Als Richtgrösse gebe ich 65 Jahre an. Erlange ich das, werde ich die Limite vielleicht erhöhen wollen. Heute aber finde ich, dass ich allen Grund zur Dankbarkeit habe, wenn ich dieses Alter erreiche. Denn wäre meine Infektion drei oder vier Jahre früher ausgebrochen, wäre ich wahrscheinlich gar nicht mehr auf der Welt.
Mein Körper ist so weit gesund. Ich weiss aber, dass das Gift, das ich täglich zu mir nehme, Nieren und Leber schädigt, und dass ich ein beträchtliches Herzinfarktrisiko trage. Die Medikamente bewirken Stoffwechselveränderungen – glücklicherweise unsichtbar. Ich möchte aber nicht jammern. Es gab einmal eine Zeit, in der ich nur darauf wartete, dass ich krank werde. Ich rechnete dauernd mit Symptomen, nur welche es sein würden, wusste ich nicht. In der Anfangsphase meiner Infektion verharrte ich in einer pessimistisch-verhaltenen Warteposition. Jetzt trage ich dem Körper Sorge und kümmere mich darum, dass er gesund bleibt und ich den Status quo erhalten kann. Verbunden ist dies mit einer optimistisch-aktiven Lebenshaltung. Dazwischen liegt ein langsamer, langwieriger und glücklich verlaufener Prozess.
Ohne jeden Über- oder Unterbau im religiösen Sinn, halte ich mich für einen spirituellen Menschen. Wörter wie Gnade oder Demut haben für mich daher losgelöst von jeder Heilslehre – und womöglich auch losgelöst von der HIV-Infektion – einen Inhalt. Ich möchte nicht ausschliessen, dass mich dies beeinflusst. Die Art und Weise, wie ich HIV in mein Leben integrierte, hat sicher irgendwie mit diesen beiden Begriffen zu tun.
Heute umgeben mich so viel Normalität und Stimmigkeit in meinem Leben, dass ich mich manchmal frage, was mich überhaupt von anderen unterscheidet. Nichts, denke ich. Handkehrum ist mir klar, dass eine Andersartigkeit vorliegt. HIV ist etwas Besonderes, doch dieses Eigentümliche ist schwer greifbar. Ich kann nicht einmal sagen, dass das, was mich von den anderen unterscheidet, schlecht oder negativ ist – weil schliesslich alle sterben müssen. Ich weiss es vielleicht einfach eine Spur besser, und dies bedeutet möglicherweise unter dem Strich einen Vorteil.

Erzählt am 24. Juli 2006.

Lucy Serena

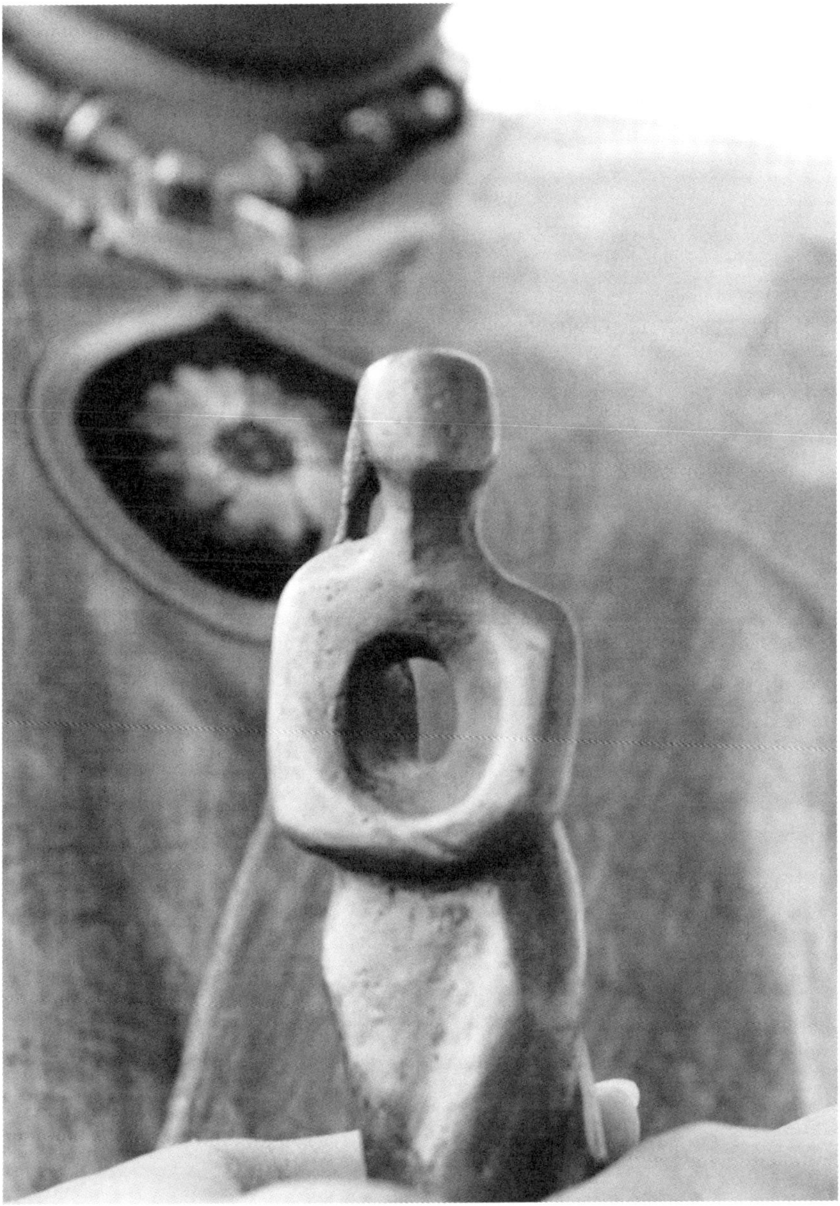

Sachtexte zur Geschichte

«Meine Kinder sagten: ‹Mami, wir werden immer für dich da sein› »

Lucy Serena

Migration ist ein wichtiger Aspekt von HIV und Aids. Lucy Serena kam 1990 aus Afrika in die Schweiz. Nachdem sie positiv getestet wurde, verlor ihr Mann den Respekt vor ihr. Das Paar trennte sich. Mit der Zeit emanzipierte sich die dreifache Mutter. In Genf gründete sie eine Organisation für HIV-betroffene Frauen. Ihre Kinder sind inzwischen 23, 22 und 16.

Mein Heimatland ist Sudan, doch eigentlich würde ich das Land lieber gar nicht nennen, denn allzu leicht wird man in unserer Gesellschaft stigmatisiert und diskriminiert. Weltweit gibt es derzeit wahrscheinlich fast 20 Millionen HIV-positive Frauen. Südlich der Sahara leben 13 Millionen, also weitaus der grösste Teil von ihnen. Damit machen die Infizierten einen grossen Bevölkerungsanteil aus. Fast alle Menschen in den betreffenden Ländern kennen eine oder mehrere Personen in der Familie oder im Bekanntenkreis, die das Virus tragen oder bereits an Aidssymptomen leiden.

Nun zu mir. Ich heisse Lucy Serena, bin 41 Jahre alt und Mutter von drei Kindern, einer Tochter von 23 und eines Sohnes von 22 Jahren. Meine Jüngste ist 16 und war ein Baby, als ich 1990 in die Schweiz kam. Ich folgte meinem Mann, der bereits vor mir als politischer Flüchtling hierher gelangt war.

Bald nach der Ankunft liess ich mich auf HIV testen, sicherheitshalber und aus Neugierde. Ich war nicht krank, überzeugt, dass ich negativ sei, und überhaupt nicht beunruhigt. Ich glaubte, dass die Krankheit lediglich gesellschaftliche Aussenseiter trifft – Leute etwa, die etwas «Unehrenhaftes» getan haben, homosexuell sind oder sich prostituierten. Ich hatte zwei, drei Personen gesehen, die damit lebten, stark abgemagert waren und ausserdem an anderen Krankheiten litten, etwa Herpes und Tuberkulose. Ich war überzeugt, HIV-positiv zu sein bedeute ein Todesurteil. Die Vorstellungen, die ich von der

Krankheit hatte, waren schlimm. Als Folge davon wähnte ich mich nicht unter den Betroffenen.

An jenem Tag, als ich in der Praxis weilte, um mein Resultat abzuholen, war ich soeben dabei, meine jüngste Tochter mit der Brust zu füttern. Als der Arzt das sah, sagte er sofort: «Hören Sie auf damit.» Dies war ein Schock. In Afrika werden die Kinder zwei Jahre lang gestillt. Ausserdem kann dort niemand über einen bestimmen, ausser der eigene Mann. Doch als ich den Arzt anblickte, merkte ich, dass es ihm ernst war.

Er fragte mich, was ich über HIV wisse und ob ich jemanden mit der Krankheit kenne. Ich erzählte ihm alles, woran ich mich erinnerte – eben dass ich glaubte, dass man dazu etwas Verwerfliches tun, sich prostituieren, homosexuell oder ein gesellschaftlicher Aussenseiter sein müsse. Aber es waren nun einmal Antikörper gefunden worden. Ich war geschockt.

Die Tränen rollten mir über die Wangen. Ich wollte laut weinen, aber mir fehlte die Stimme. Ich musste mich zusammenreissen, das Baby nicht fallen zu lassen. Die Fragen schossen nur so durch meinen Kopf. Wo war ich in Kontakt mit dem Virus gelangt? Wie würde mein Leben weitergehen? Wer würde sich nach dem Tod um meine Kinder kümmern? Denn dass ich sterben würde, war mir klar. Die Diagnose positiv war für mich ein «Pass in den Tod», eine «Todesversicherung». Der Arzt forderte mich auf, Fragen zu stellen. Doch kein Wort kam aus meinem Mund. Alles blieb in meinem Kopf.

Den Weg vom Spital auf die gegenüberliegende Seeseite, wo ich wohnte, legte ich zu Fuss zurück. Wenn ich mir heute die Distanz vor Augen halte, kann ich es fast nicht glauben. Ich weinte auf der ganzen Strecke. Die Leute blickten mich an, doch ich kümmerte mich nicht darum, denn wenn man sterben muss, denkt man nur an die eigene Seele und an die Kinder. Mein Mann hatte sich einen Monat zuvor ebenfalls testen lassen – mit negativem Resultat. Er hatte Vertrauen in mich und ging ebenso davon aus, dass auch ich nicht infiziert sei. Ich weiss nicht, wie oft ich unterwegs betete und den Himmel fragte, was ich falsch gemacht hatte.

Nach einem langen Gespräch bestand mein Mann darauf, dass wir damit diskret umgingen. Dies war eine Abmachung zwischen uns. Er begann aber, es hinter meinem Rücken weiterzuerzählen. Mir bedeutete es viel, dass es ein Geheimnis blieb. Wir waren eben erst in Genf angekommen. In der afrikanischen Gemeinschaft hier und in meinem Heimatland war es wichtig, dass es niemand wusste. Wenn man das HI-Virus in sich trägt, ändern die Menschen ihre Ansicht über einen. Denn sie haben die Ansichten über die Krankheit, die auch ich bisher hatte, dass ich beispielsweise, wenn ich positiv bin, eben nicht treu gewesen sei.

Viele Afrikanerinnen und Afrikaner stellen sich aufgrund ihrer Glaubenswelt beispielsweise bis heute vor, es «regne» HIV direkt auf eine Person hinab. Die Epidemie wähle einen Menschen gewissermassen aus. Sie glauben, die kranke Person habe etwas Falsches getan – aus diesem Grund sei sie HIV-positiv. Auch ich fragte mich, weshalb das Virus auf mich «niedergegangen» sei und nicht auf jemand anderen.

Heute habe ich freilich andere Erklärungen. Allerdings bin ich noch immer der Überzeugung, dass Gott allein weiss, warum ich betroffen bin – und nicht jemand anders. Denn die Gründe, warum jemand HIV-positiv wird, sind ganz unterschiedlich. Es gibt Prostituierte, die diese Tätigkeit ausüben, um für ihre Familie etwas Geld zu verdienen, und dabei infiziert werden. Andere wiederum mögen es ohne äussere Not tun, haben die Krankheit aber nicht. Ebenso trägt unter den Homosexuellen der eine Teil das Virus, der andere nicht. Viele HIV-Positive beten vielleicht und sind treu und trotzdem angesteckt. Die Frage, weshalb die Krankheit die einen trifft und die anderen nicht, bleibt offen, auch wenn man aufgeklärt ist.

Ich beharrte darauf, dass ich die Ursache nicht kenne. Dies traf auch zu. Aber mein Mann war HIV-negativ, ich hatte mich jung verheiratet und war ihm treu gewesen. So gab es keine unmittelbare Erklärung. Heute glaube ich, dass ich mich im Verlauf der Entbindung eines meiner Kinder ansteckte, weil damals nicht genügend sterile Instrumente und Apparate zur Verfügung standen. Auch bei einer Impfung hätte aus demselben Grund eine Infektion zustande kommen können.

Diese Übertragungswege können die Infektion mancher afrikanischen Frau erklären. Dazu kommen eine Reihe kulturell bedingter Möglichkeiten, die den hohen Anteil HIV-Infizierter unter Afrikanerinnen verständlich machen. Zum einen sind dies traditionelle medizinische Behandlungen, bei denen die Haut aufgeschürft und ein Heilmittel aufgetragen wird. Diese Praktiken sollen die Menschen vor dem «bösen Blick» bewahren und ihnen Glück bringen. Sie sind

Teil der afrikanischen Kultur, in welcher die Religion – der Islam oder das Christentum – und der Animismus nebeneinander bestehen. Bei solchen Ritualen kommt es häufig zu Blutübertragungen unter Familienangehörigen sowie mit anderen Personen. Die Betroffenen kennen ihren HIV-Status nicht. Es kann sein, dass die Behandlung zwischen einem Mann und einer Frau, zwei Frauen oder zwei Männern ausgeführt wird, von denen eine Person HIV-positiv ist und die andere nicht.

Einen bedeutenden Gefahrenherd stellt aus denselben Gründen auch die nach wie vor weit verbreitete Beschneidung dar. Ausserdem kann die indirekte Polygamie die Ursache einer Infektion sein. Viele Frauen heiraten jung. Werden sie Witwen, müssen sie einen Verwandten ihres Mannes heiraten, dessen Bruder zum Beispiel. Sie, ihre Kinder und das Vermögen gehen in seinen Besitz über. Wenn der Mann bereits ein- oder gar zweimal verheiratet ist, kann es unter ihnen allen zu weiteren Ansteckungen kommen. Die Witwe könnte sich zwar der neuen Heirat verweigern. Dann müsste sie aber die Familie verlassen und verlöre alles. Sie würde mittellos in die Stadt ziehen und wäre dort mehr oder weniger zur Prostitution gezwungen.

Die Dinge werden bei uns sehr häufig nicht beim Namen genannt. Wenn jemand stirbt, heisst es oft, es sei die Folge der Armut. Den wahren Grund will niemand wissen. Viele Frauen und Männer, die positiv sind, können sich keine Behandlung leisten. Sie verlassen sich auf die Religion und suchen Kirchen oder Moscheen auf. Sie sind so tief religiös, dass sie sich aufs Versprechen der Prediger verlassen, geheilt zu werden. So fahren sie damit weiter, Geschlechtsverkehr ohne Kondome zu machen, weil die Kirchenführer Verhütungsmittel nicht akzeptieren.

Solange Kirche und Kultur das Keuschheitsgebot fordern und Frauen bei der Eheschliessung Jungfrau sein müssen, bedeutet jedes Gespräch über Kondome mit Unverheirateten, sie indirekt zu Sex vor der Ehe zu verführen. Deshalb haben viele Frauen nie Geschlechtsverkehr mit Verhütungsmitteln, weil sie es nicht gelehrt wurden, weil Kondome ein Tabu sind und darüber nie gesprochen wurde – nicht zuletzt als Folge des Verhaltens der religiösen Führer. Treue und Keuschheit sind aber nicht die Realität. Ausserdem gibt es sexuelle Praktiken, bei denen eine Frau schwanger werden kann und trotzdem Jungfrau bleibt. Auf dieselbe Weise kann man sich auch mit HIV oder Hepatitis C infi-

zieren und gleichzeitig «Jungfrau» bleiben – wobei die Lebererkrankung in Afrika ebenso ein Problem ist wie HIV.
Die Tabuisierung ist ein weiterer Grund, der die HIV-Übertragung erleichtert. Man kann nicht über Aids sprechen, ohne sich über die Sexualität zu unterhalten. Das unterlassen viele Menschen nicht nur in Afrika, sondern auch in Europa. Wenn offen über Sexualität gesprochen würde, behinderte dies die Verbreitung von HIV. Ich kenne inzwischen viele Frauen, die nicht angesteckt worden wären, wenn sie über Sex und Kondome geredet hätten. Doch dies hat niemand mit ihnen getan – weder ihr Mann noch sonst eine Person.
Schliesslich erleichtert das sehr tiefe Bildungsniveau die Verbreitung von HIV unter den Frauen. Wenig Gebildete haben kaum Macht, auf die Männer Einfluss zu nehmen. Die Männer sind die Broterwerber. Die Frauen verfügen weder über die Energie noch den Mut, die viel mächtigeren Männer zu bitten, ein Kondom zu gebrauchen.

Vom Moment an, in dem mein Mann meine HIV-Infektion nicht mehr geheim hielt, blieb er ausser Haus, begann zu trinken und mit anderen Frauen zu schlafen. Zunächst entschuldigte ich ihn – und beschuldigte stattdessen mich. Ich redete mir ein, ich sei der Auslöser seines Verhaltens. Heute bin ich nicht mehr dieser Meinung, denn ich war ja dieselbe Person wie zuvor und hatte nichts getan. Eine weitere Erklärung für sein Verhalten bestand für mich darin, dass er keinen Job fand. Er erhielt in der Schweiz keine Arbeitsbewilligung und damit auch nicht die Möglichkeit, die Tätigkeit auszuüben, die er gelernt hatte und sich wünschte.
Für alles schob er die Schuld auf mich ab. Vorher hatte er mir vertraut. Doch ich hatte in seinen Augen etwas Falsches gemacht, und weil ich nun eine Aussenseiterin war, lief alles falsch. Selbst in dieser Situation redete ich mir ein, dass ich zufrieden sein müsse, weil ich ja immer noch einen Mann hatte, der mit mir das Bett teilte. Eine Freundin sagte mir damals tatsächlich, ich könne noch froh sein. Viele Männer liefen ganz weg, wenn ihre Frau HIV-positiv sei. Selbst wenn er mich schlüge – er bleibe immerhin hier und teile das Bett.
In meiner damaligen Vorstellungswelt glaubte ich ungebrochen, die Diagnose bedeute mein Todesurteil. Wer aber stirbt, ist zu allem bereit. Ausserdem übernehmen bei Todgeweihten die anderen die Verantwortung und entscheiden

über einen. Mein Mann verlor vollständig die Achtung vor mir. Meine Kinder litten schwer, wenn er in ihrer Gegenwart tätlich wurde. Die Älteren, die etwa sieben und neun Jahre alt waren, erlebten mehrmals, wie ich nach den Schlägen blutete, und entwickelten psychologische Probleme. Ich sah ein, dass ich allein wegen der Kinder weggehen musste. Einmal trennten wir uns offiziell. Wir kehrten wieder zueinander zurück, weil ich glaubte, er sei doch die einzige Person, die mich mit dem Virus akzeptieren könne. Zu diesem Zeitpunkt hatte ich nämlich noch keine anderen Menschen mit HIV getroffen. Ich lebte in einer Welt mit lauter HIV-Negativen – oder glaubte dies zumindest.

Eines Tags im Jahr 1992 schlug er mich so hart, dass ich danach das Frauenhaus aufsuchte. Dort wurde ich gefragt, ob dies wirklich das Leben sei, das ich wolle. In der Tat, er hatte mich misshandelt. Er schlief sowohl mit mir als auch mit anderen Frauen ausser Haus. Bei mir tat er es einmal mit und einmal ohne Kondom, je nach seinem Belieben. Dabei hätte er HIV von mir oder einer Frau erhalten oder gar einen anderen Virustypus mir wieder übertragen können. Alle drei Monate machte er den Test, was mich jedes Mal in Panik versetzte. Glücklicherweise blieb er negativ.

Ich verbrachte ein Vierteljahr im Frauenhaus. In den Gesprächen mit einer Sozialarbeiterin dachte ich erneut über meine Situation nach und wurde mir klar darüber, dass ich entscheiden musste – vielleicht nicht einmal für mich, sondern damit die Kinder in Frieden und Harmonie leben konnten. Schliesslich reichte ich die Scheidung ein. Gemäss meiner Tradition hätte ich als Folge dessen weggehen müssen, und er hätte die Obhut der Kinder erhalten. Aber in der Schweiz gelten andere Gesetze. Sie besagten, dass ich die Wohnung behalten durfte und meine Töchter und mein Sohn bei mir bleiben konnten. Als er das sah, verliess er das Land.

Nach seiner Abreise empfand ich zunächst grosse Erleichterung. Doch wenn sich nach einer so langen Zeit der Depression eine Entspannung einstellt, kommen oft Dinge zum Vorschein, die bereits seit längerem schlummerten. Ich entwickelte Gebärmutterhalskrebs und wurde zwei Mal laserbehandelt. 1998 erlitt ich zudem eine Bauchspeicheldrüsenentzündung.

Es ist nicht auszuschliessen, dass die Krankheiten mit der Therapie zusammenhingen, die ich wegen der HIV-Infektion erhalten hatte. Ein Jahr nach dem Test wurde mir das Krebsmedikament AZT in Kombination mit anderen damals erhältlichen Mitteln verabreicht. Über all deren Nebenwirkungen wusste man ebenso wenig Bescheid wie über die Mengenabgaben. Bis um 1996 die modernen Behandlungen marktreif wurden, führte ich alles aus, was man mir anbot. Die falsche AZT-Dosierung beeinflusste meinen Gesundheitszustand bestimmt negativ. Auch psychisch ging es mir schlecht. Ich war selten fröhlich, hatte Schlafprobleme und begann deshalb Tabletten zu nehmen. Als Nebeneffekt entwickelte ich schliesslich auch noch Diabetes.

Als ich dann die erste moderne Therapie erhielt, erlitt ich als Folge davon obendrein noch Lipodystrophie, eine Fettumlagerung im Körper, die entstellend wirkt. Aufgrund dessen änderte ich auf die Empfehlung der in Genf bekannten Aidspfarrerin Dominique Roulin die Behandlung. Sie motivierte mich, eine Frauengruppe aufzusuchen, die von der Aids-Hilfe initiiert worden war. Zunächst zögerte ich, doch ich war mir im Klaren darüber, dass ich meine Lebensumstände verändern musste. 1998 nahm ich an einem Seminar teil, was sich als grosse Hilfe und Weichenstellung erwies. Acht Jahre nach der Entdeckung meiner Infektion lernte ich erstmals andere Menschen kennen, die mit der Krankheit lebten.

Ich hatte erwartet, Personen zu treffen, die Skelette waren, wie das meiner bisherigen Vorstellung von HIV entsprach. Doch dies war überhaupt nicht der Fall. Ich stand Frauen gegenüber, die sehr lebendig waren, einen zähen Lebenswillen hatten und grosse Heiterkeit ausstrahlten. Während des Seminars wurde viel Gemeinsames unternommen. Bei einigen Übungen berührten wir uns. Da spürte ich, dass dies meine Familie war und es sich bei ihnen um die Leute handelte, die ich gesucht und vermisst hatte – Menschen, die es geschafft hatten, mit HIV zu leben.

Ich verliess das Seminar voll Energie und Mut. Fortan blickte ich nicht zurück, sondern schaute vorwärts. Dann fällte ich den Entscheid, mit meinen Kindern über meine Krankheit zu sprechen. Bis dahin hatte ich grosse Angst davor gehabt. Ich fürchtete mich, dass sie mich verurteilen könnten, und rechnete damit, dass sie sagten, nun sei ihnen klar, weshalb der Vater weggegangen sei. Es gibt eben zwei Formen von Stigmatisierung. Die eine besteht darin, dass andere Menschen einen abstempeln. Die andere Gestalt ist die Selbststigmatisierung. Der Gedanke daran, dass einen die Gemeinschaft ausgrenzen könnte, führt dazu, dass man sich selber entwertet. Dies war bei mir lange Zeit der Fall

gewesen und musste ein Ende haben. Nur wie ich es den Kindern sagen sollte, wusste ich noch nicht. Dass es geschehen musste, war aber klar. Weil wir in engen Verhältnissen lebten, musste ich verhindern oder verbieten, dass sie mit den Instrumenten in Kontakt kamen, die ich brauchte, um den Zuckergehalt in meinem Blut zu ermitteln. Insbesondere das Injektionsmaterial, auf das ich seit der Diabeteserkrankung angewiesen war, durften sie nicht berühren.
Mein Arzt sowie die Pfarrerin Dominique Roulin halfen mir dabei, die Kinder ins Bild zu setzen. Ich fürchtete mich sehr vor ihren Fragen, woher ich die Krankheit erhalten hätte und was ihr Status sei. Doch als der Arzt meinen Kindern die Mitteilung gemacht hatte, umarmten sie mich nur. Ich weinte Tränen der Erleichterung.
Von jetzt an erhielt ich viel Unterstützung von meinen Kindern und konnte auch ihnen mehr Rückhalt geben. Sie entwickelten sogar selbst ein grosses Interesse am Thema HIV. Bei der Matura schrieb mein Sohn eine Arbeit über Aids in Afrika und die Tätigkeit der Vereinten Nationen in Zusammenhang mit der Epidemie.

Nun begann ich selbst aktiv im Bereich der Aids-Hilfe zu werden. Ich wurde regelmässig als Übersetzerin verlangt, weil ich afrikanische Sprachen beherrsche. Frauen, die von ihrer Ansteckung erfahren, sind – wie ich früher selbst – oft blockiert und können sich nur in ihrer Muttersprache ausdrücken. Häufig gab ich an Schulen Statements zu meiner Krankheit ab. Lange hatte mein Mann in meinem Namen entschieden. Später verrichtete ich bei Gelegenheit Hilfs- und Freiwilligenarbeit fürs Rote Kreuz und andere Organisationen. Vom Jahr 2000 an stand ich ganz auf eigenen Beinen und war voll engagiert.
Bald wurde ich auch in meiner eigenen Wohnung aktiv. Frauen, die in Schwierigkeiten steckten oder an Depressionen litten, konnten zu mir kommen. Ich war in der afrikanischen Kultur beheimatet und verstand sie. Manche, die ähnlich wie ich gezwungen waren, ihre Umgebung zu verändern, lud ich zu mir ein. Einige blieben bis zu drei, vier Monaten. Der geringste Platz bei mir zu Hause wurde zum Schlafen geteilt.
Ich beschränkte mich nicht auf HIV-Infizierte. Damit hätte man uns leicht ausgrenzen können. Es hätte dann geheissen, dass sich in diesem Haus nur HIV-Positive aufhalten. Auch Flüchtlinge, Studierende, Hausfrauen oder etwa

Hausangestellte, die auf die Strasse gestellt wurden, kamen zu mir, fanden Schutz – und eine Schulter. Hin und wieder war auch ein Mann unter den Ratsuchenden. Weil ich inzwischen offen über HIV sprechen konnte, wurde ich eine Stimme für andere. Ich lernte, dass Geheimhaltung und Vertrauen sehr wichtig sind. Oft kannte ich eine Geschichte als einzige. Frauen – die meisten Afrikanerinnen – aus Freiburg, Neuenburg, Bern, ja sogar St. Gallen besuchten uns – ich gab vielen meine Nummer.

Von 2001 an trafen wir uns informell als «Afrikanische Frauengruppe mit HIV in Genf» bei der lokalen Aids-Hilfe. Zwei Mal wurde eine Gynäkologin eingeladen, die Informationen über spezifische kulturelle Belange weitergab – hygienische Praktiken etwa, die in Afrika ausgeübt werden, aber medizinisch nicht sinnvoll sind.

Bald wurde klar, dass wir eine Organisation bilden mussten – mit Statuten, Postadresse und Konto. So wurde im Jahr 2002 die ASFAG, die Association Solidarité Femmes Africaines de Genève, gegründet. Ich wurde Präsidentin, und wir hatten eine Co-Vorsitzende. Fürs Erste wurden wir von einem Universitätsprofessor mit einem Betrag unterstützt. Zweck unserer Institution war die Hilfestellung für Frauen, die soeben den Bescheid erhalten hatten, dass sie HIV-positiv waren. Die Arbeit verrichteten wir ehrenamtlich. Für unsere Monatstreffen rotierten wir durch verschiedenste Privatwohnungen. Eine Zeitlang gingen wir noch nach Lausanne. Danach fanden die Treffen nur noch in Genf statt. Die Frauen jedoch kamen – und kommen bis heute – von überall her, da wir die einzige derartige Gemeinschaft in der Schweiz sind.

Nach der offiziellen Gründung befand sich das «Büro» noch immer in meiner Wohnung, und zwar im Zimmer meines Sohnes. Manchmal kam ich vor lauter Arbeit nicht einmal zum Kochen. Ich hatte nämlich auch begonnen, Frauen im Krankenhaus zu besuchen, wenn diese es wünschten. Im Jahr 2004 erhielten wir unser heutiges Büro, das uns von der Stadt zugeteilt wurde. Ausserdem bewilligt wurde ein festes Jahresbudget. Von nun an wurde ich entschädigt. Präsidentin ist jetzt jemand anderes. Ich bin Geschäftsleiterin, und wir führen ein Sekretariat, je zu 50 Prozent.

Auf Flugblättern sind unsere Aktivitäten und Zielsetzungen festgehalten. Wir richten uns auf die Bedürfnisse afrikanischer Frauen aus und grenzen uns von den Angeboten anderer Institutionen ab. Die Afrikanerinnen liessen oft alles in ihren Heimatländern zurück. Wir unterstützen sie bei der Integration in die Schweiz und tragen gleichzeitig dazu bei, dass sie weiterhin ihre Kultur bewahren können.

Klima, Essen, die Menschen – fast alles ist hier unterschiedlich. Besonders stark treten die Abweichungen zutage, wenn jemand hospitalisiert wird. In Afrika herrscht die Gewohnheit, dass Verwandte die Patienten besuchen, ihnen das gewohnte Essen bringen und normalerweise auch jemand im Spital übernachtet. Deshalb haben wir einen Essensdienst aufgebaut. Auch Workshops werden organisiert, Maschinennähen oder Haarschneidekunst wird erteilt, und es gibt einen Partyservice, der auch bei Hochzeiten genutzt wird. Teilnehmen können alle, weiss, schwarz, HIV-positiv oder nicht.

Mehrheitlich sind die Hilfesuchenden aber Frauen aus allen Teilen Afrikas. Englisch und Französisch sind unsere Hauptsprachen. Aber auch afrikanische Sprachen wie Suaheli, Jula und Malingwa sind bei uns geläufig. Ein grosser Teil stammt aus dem Westen des Kontinents. Wenn wir jemanden aus Südafrika oder woher auch immer haben, finden wir aber auch eine Ansprechperson. Durch meine Arbeit bin ich bekannt geworden. Ich gebe auch gegenüber den Medien oft Auskunft. In der Beziehung zu den Frauen gilt aber noch das Gleiche wie damals, als die Treffen bei mir zu Hause stattfanden: Über persönliche Geschichten wahre ich Stillschweigen.

Niemand kann ohne Test sagen, ob er oder sie negativ ist. Bei Flüchtlingen stelle ich oft Unsicherheit fest. Weil Asylsuchende einen Gesundheitstest machen müssen und dabei auch Blutproben genommen werden, glauben viele, sie würden auf HIV untersucht. Doch der Antikörpertest wird nur auf Verlangen angewendet. Generell getestet wird nur auf Hepatitis.

Unsere Aufgabe ist es demnach, Flüchtlinge oder Immigranten, die ihren Status nicht nachweisen können, zu überzeugen, dass sie den Test machen. Wir sagen den Leuten, dass dies besser ist, als zu warten, bis es ausbricht. Erstens erhöht es die Sicherheit ihrer Angehörigen. Zweitens kann jemand nur so die bestmögliche Therapie erhalten. Die Schwierigkeit besteht darin, den Flüchtlingen klarzumachen, dass das Resultat – ob positiv oder negativ – die Chancen ihres Aufenthaltsgesuchs nicht beeinflusst. Weil viele Asylsuchende kein Geld haben, arrangieren wir es mit dem Universitätsspital Genf, dass sie sich kostenlos testen können.

Für mich steht die Frage nach wie vor im Raum, warum die einen infiziert werden und die anderen nicht, ganz egal, ob jemand aus Afrika oder einem anderen Erdteil stammt. Wir dürfen uns keine Illusionen machen. Solange wir sexuell aktiv sind, kann es jeden treffen. Wichtig ist es, die Risiken zu kennen, und hier leisten wir nach wie vor Aufklärungsarbeit. Wir können immer noch dazulernen, beispielsweise, weshalb Moskitos nicht ansteckend sind – weil sie nur sehr kurz zustechen. Noch viel mehr Fortschritte gibt es im Umgang mit Betroffenen zu machen.

Meine Kinder sind Gott sei Dank HIV-negativ. Natürlich wollten sie dazumal im Anschluss an unseren Arztbesuch ihren Status erfahren. Besonders für meine älteste, damals 17-jährige Tochter war die Auskunft wichtig. Glücklicherweise verschaffte der Test uns allen Erleichterung. Doch bis das Resultat vorlag, schlief ich nicht. Mit dem Ergebnis endete auch die Zeit, in der ich jedes Mal fürchtete, sie könnten Aids haben, wenn sie nur an einer Erkältung oder Grippe litten.

Mein Mann führt heute sein eigenes Leben in Afrika. Ich wurde von ihm so sehr verletzt, dass ich ihn nicht mehr sehen möchte. Ich habe heute einen neuen Partner. Mein Privatleben beschränkt sich sonst auf meine Kinder. Wenn sie ihren Vater später wiedersehen wollen, steht ihnen dies frei. Für mich ist es ein abgeschlossenes Kapitel. Wer sehr schlimm geschlagen wird, kann vergeben, aber nicht vergessen. Die Wunden in meinem Herzen sind noch nicht verheilt. Entschädigt werde ich durch meine Arbeit und meine Kinder. Nie werde ich vergessen, was sie mir bei der Umarmung sagten, als ich ihnen beim Arzt offen von meiner Krankheit erzählt hatte: «Mami, wir werden immer für dich da sein.»

In Englisch erzählt am 21. August 2006.

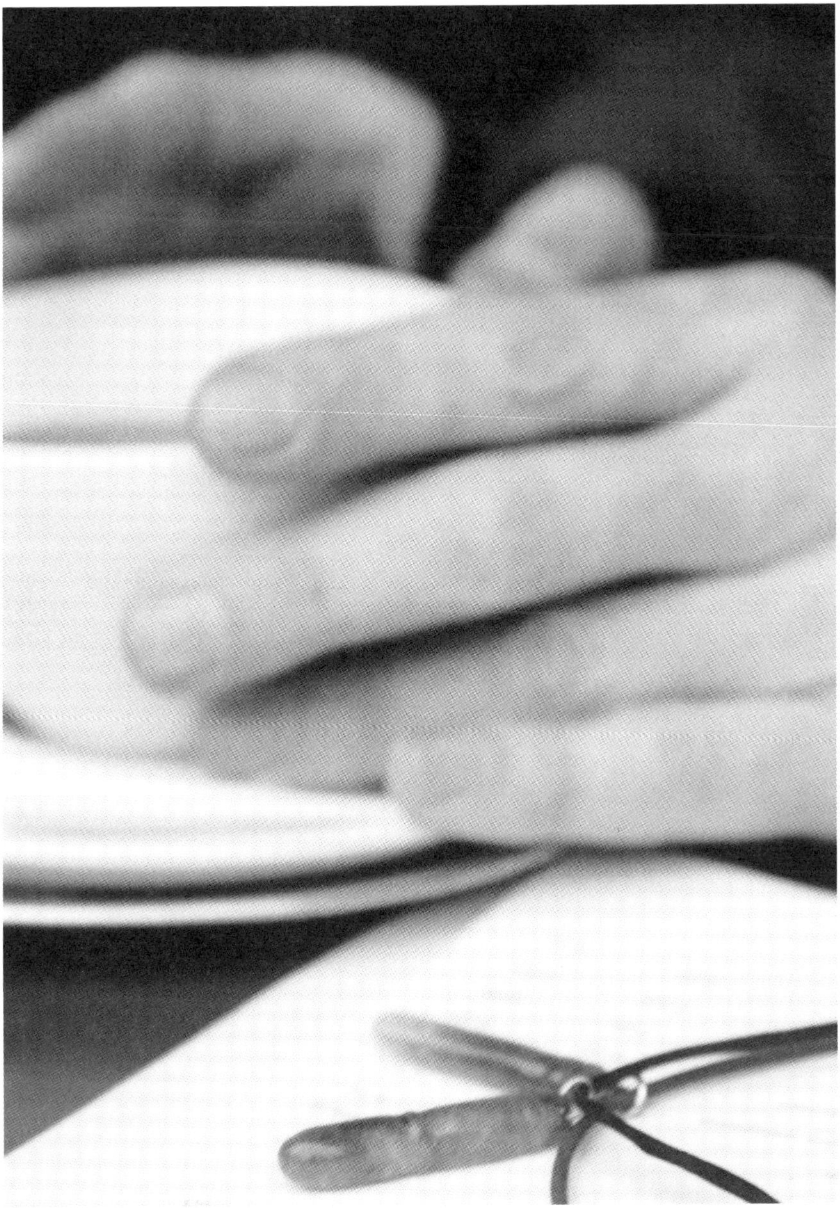

Sachtexte zur Geschichte

«Zum ersten Mal fällte ich einen Berufsentscheid, der nicht von HIV bestimmt war»

Christopher Park

Die Geschichte von Christopher Park zeigt: Das HI-Virus wandert. Der 1966 Geborene wuchs in Kanada auf, schloss die Schule in Montreal ab, studierte in Edinburgh und Jinan chinesische Literatur und lebt seit 1996 in Genf als Kulturschaffender. Seine Sexualität lebte er fast überall – mit sehr wenigen Ausnahmen geschützt. Angesteckt wurde er höchstwahrscheinlich von einem französischen Diplomaten in Saudi-Arabien.

Mein Name ist Christopher Park. Ich wurde 1966 in Toronto, Kanada, geboren. Meine Eltern waren Immigranten. Mein Vater stammte aus Schottland. Er war als Lehrer in die Provinz Ontario eingewandert. Meine Mutter war ebenso Einwanderin, wenn auch von weniger weit her. Sie kam von einem kleinen französischen Territorium, einem «Territoire outre-mer», wie die Franzosen sagen, einer Insel, zehn Meilen vor der Küste Neufundlands. Meine Mutter ist also Nordamerikanerin, sie besitzt aber die französische Staatsbürgerschaft. Aufgrund dieser Konstellation bin ich sowohl französischer als auch kanadischer Bürger.

Meine Eltern verliessen Toronto, als ich zwei Jahre alt war. Dementsprechend habe ich keine Kindheitserinnerungen an die Stadt. Sie erhielten Jobs in Neufundland, und in meinem dritten Lebensjahr kehrte die Familie auf die Insel zurück, von der meine Mutter stammte. Dort verbrachte ich den grössten Teil meiner Kindheit.

In meiner Klasse waren ausschliesslich Jungen. Obwohl meine Schwestern schon Freunde hatten und obgleich ich dadurch ständig von Mädchen umgeben war, fühlte ich mich nicht wirklich zu den Frauen hingezogen, als sich während meiner Pubertät die ersten sexuellen Regungen einstellten. Es war auch nicht so, dass ich die Jungen begehrte. Ich war bloss lieber mit ihnen zusammen als mit den Mädchen. Diese schüchterten mich ein. Ich fand sie schwer verständlich mit ihren Gefühlsschwankungen – eine Minute so und eine anders – und ihrer Erwartung, dass man alles wusste, noch bevor sie etwas gesagt hatten.

Als ich fünfzehn war, gab es auf der Insel keine weiterführende Schule mehr. Meine Eltern schickten mich auf die Highschool nach Montreal. Anfangs war der Schock beträchtlich. Ich hatte grosses Heimweh, kam ich doch von einem Eiland, wo jeder jeden kannte. Doch ordentlich schnell gewöhnte ich mich daran. Alsbald genoss ich es vielmehr. Ich besuchte eine gute Privatschule mit einer hohen Ausbildungsqualität und enthusiastischen, ganz der Pädagogik verpflichteten Lehrern.

Trotz Adoleszenz arbeitete ich hart für mein Abitur, ein notorisch anspruchsvolles Examen auf Französisch. Auf diese Weise hatte ich nicht gerade viel Zeit, um zu tun, was die meisten Jungen meines Alters unternahmen – Hasch rauchen, den Mädchen nachsteigen, nachts spät in die Klubs gehen und sich betrinken, den üblichen Blödsinn eben, den junge Männer anstellen.

Ich entschied mich, mit der ganzen Sex-, Drogen- und Rock-'n'-Roll-Geschichte zu warten. Ich plante aber, mit all dem zu beginnen, wenn ich an der Universität sei, nicht mehr im Einflussbereich meiner Eltern stehe, achtzehn Jahre alt und somit für mich selbst verantwortlich sein würde. Dann, nahm ich mir allerdings vor, würde ich auch entsprechend meinem Wunsch handeln, der schon sehr lang in meinem Kopf herumschwirrte, nämlich Sex mit anderen Männern zu haben – oder mit anderen Jungen, denn ich war ja wohl noch kaum ein Mann zu jenem Zeitpunkt.

Ich begann das Studium an der Universität Edinburgh, woher mein Vater stammte und wo er 1973 seinen Philosophiedoktor gemacht hatte. Ich studierte Chinesisch. Damit hatte ich einen beträchtlichen akademischen Stoff zu bewältigen. Gleichzeitig aber entwickelte ich mich nicht nur intellektuell, sondern auch physisch und ganz besonders sexuell.

Ich ging sehr methodisch und anders als viele andere junge schwule Männer vor, die den Sex mittels Frequentierung öffentlicher Toiletten entdeckten. Vor der Epoche des Internets und der schnellen «Dates» waren die Möglichkeiten, andere Männer für Sex zu treffen, ziemlich beschränkt. Man musste Schwulenklubs und -saunas aufsuchen. Dies kam mir schmutzig und unangenehm vor.

Stattdessen trat ich einer Gruppe schwuler und lesbischer Studierender bei, die sich jeden Mittwoch traf, um ungezwungen über sexuelle Identität und Wünsche zu diskutieren.
Eins der Themen, welches damals, 1983, 1984, soeben auftauchte, war Aids. Obwohl es in den Medien diskutiert wurde, wusste niemand viel darüber – insbesondere die Journalistinnen und Journalisten selbst hatten keine grosse Ahnung. Es kursierten lediglich ein paar Klischeevorstellungen. In der Gruppe wurde nun zum ersten Mal über Aids, Übertragungswege, Prävention und Gefahren diskutiert.
Obwohl es sich nicht um eine Homosexuellenmetropole handelte, war Edinburgh schon früh stark von der Aidsepidemie betroffen. Anders als in San Francisco oder New York waren die Probleme mit HIV nicht auf die Schwulen zurückzuführen, sondern auf Abhängige, die Drogen injizierten. Am Stadtrand gab es viele von billigen Hochhäusern gebildete Quartiere – in England «Abguss-grundstücke» genannt –, wo arme Leute wohnten, alles voll von Graffitis war und Gewalt und Drogenmissbrauch grassierten. Die Leute wurden infiziert, indem sie das Spritzbesteck tauschten.
In der Studentengruppe lernte ich meinen ersten Freund, einen Medizinstudenten, kennen und verliebte mich. Beide studierten wir im ersten Jahr. Zum ersten Mal hatte ich Sex. Ich fand es sehr positiv, dass es bei mir nicht mit anonymem Sex in einer öffentlichen Toilette oder Sauna begonnen hatte. Bevor wir miteinander zärtlich wurden, hatte ich ihn mehrmals getroffen, und wir hatten uns zuerst richtig kennen gelernt.
Schon nach den beiden ersten Semestern erhielt ich Gelegenheit zu einem Austauschjahr in China. Weil wir nicht wussten, ob unsere Beziehung das eine Jahr und die Distanz überdauern würde, trennten wir uns. Das betrübte mich zwar. Doch ich wollte nach China gehen. Es war eine grosse Gelegenheit, auf die ich nicht verzichten mochte, bloss weil ich in diesen Jungen verliebt war und weil es gut war, um ihn herum zu sein.
Beim Austauschjahr, das ich an der Universität Jinan in der Provinz Shandong absolvierte, handelte es sich um eine Art «Eintauchkurs». Ich hatte zahlreiche Gelegenheiten, mein gesprochenes Chinesisch unter Beweis zu stellen, nicht nur an der Uni, sondern auch bei vielen Reisen. Ich war gerade mal 18-jährig. China hatte soeben die Kulturrevolution hinter sich. Es herrschte konsequente

Planwirtschaft. Die Menschen trugen samt und sonders Maojacken und waren Velofahrer. Es gab noch kaum Autos. Dinge, die wir für gegeben halten – Kaffee etwa –, waren nicht verfügbar. So wurde ich und blieb dann bis heute Teetrinker. Für mich als jungen Euro-Nordamerikaner war der Aufenthalt in China ein Augenöffner.

Ich arbeitete auch in diesem Jahr tüchtig. Ich hatte nicht viel Sex, weil es dazu kaum Gelegenheit gab – nicht damals jedenfalls. Die rund zwanzig Mitstudierenden aus Edinburgh, die ebenfalls im Rahmen des Austauschprogramms dabei und alle heterosexuell waren, verbrachten viel Zeit damit, Hasch zu rauchen und untereinander Sex zu haben. Ich war der einzige Schwule. Das war an sich kein Problem. Es war einfach niemand sonst da. Und die Beziehungen zu den Chinesen waren strikt kontrolliert. Die Chance, etwas mit einem Mann aus der einheimischen Bevölkerung anzufangen, war äusserst gering.

An meinem 19. Geburtstag traf ich in der Mensa beim Frühstück zwei Jungen. Sie waren ein bisschen älter als ich. Und obwohl ich nicht viel Erfahrung hatte – möglicherweise lag es an der Art, wie sie zu mir hinblickten, vielleicht aber auch an der Weise, wie ich sie anschaute –, war ich mir fast sicher, dass sie schwul waren. Und weil's mein Geburtstag war und ich abends eine Party auf meinem Zimmer veranstaltete, lud ich sie ein. Viele Leute waren zugegen. Alle wurden ziemlich betrunken. Und zu einem bestimmten Zeitpunkt hatten alle das Zimmer verlassen – ausser den beiden Jungs.

Es stellte sich heraus, dass sie Amerikaner waren und an der Universität Freunde besuchten. Da waren wir also, alkoholisiert, und nach nicht langer Zeit lagen wir im Bett und hatten Sex. Es war an diesem Feiertag nicht nur das erste Mal, dass ich einen «Dreier» erlebte. Es war auch die erste Nacht, in der ich Analsex hatte, vielmehr Analsex empfing, penetriert wurde. Ich war wissbegierig gewesen, wie sich das anfühlt, so wie jeder Schwule neugierig auf Analsex ist, selbst wenn er es nicht praktiziert. Ich hatte mich aber auch davor gefürchtet, dass es schmerzhaft sein könnte. In jener Nacht also wurde ich von zwei Amerikanern «gefickt». Es war 1984. Die beiden waren aus New York. Und «natürlich» benutzte niemand Kondome.

Wenige Monate später kehrte ich nach Edinburgh zurück und traf meinen Freund wieder. Wir hatten keinen Sex mehr, doch ich erzählte ihm die Geschichte. Er aber war schliesslich Medizinstudent und fuhr mich an: «Bist du verrückt? Du hattest Sex mit zwei Amerikanern. Ihr habt keine Kondome verwendet. Hast du eigentlich nicht an HIV gedacht?» Da wurde mir klar, dass ich eine heikle Begegnung mit dem Risiko, HIV zu erhalten, gemacht hatte – das damals wohlgemerkt noch nicht einmal «HIV» genannt wurde.

Auf Empfehlung meines Exfreunds unterzog ich mich Anfang 1985 einem HIV-Test. Doch dann unterliess ich es, das Resultat abzuholen, weil meine Angst so gross war, dass ich positiv sein könnte. So lebte ich in Verleugnung der Möglichkeit, infiziert zu sein. Bald verliess ich Edinburgh. Ich begann an der McGill-Universität in Montreal ein Masterdiplom in vergleichender Literatur. 1998 erhielt ich das Angebot, meine Ausbildung in China fortzusetzen. Ich bewarb mich und erhielt einen Studienzuschuss für zwei Jahre. Der Haken dran war: Die chinesischen Behörden erlaubten das Studium nur Auswärtigen, die einen medizinischen Test bestanden hatten. Dies beinhaltete inzwischen aber auch eine HIV-Probe. Nur wer negativ war, durfte nach China.

Ich hatte inzwischen regelmässig Sex mit Männern gehabt. Doch war ich stets sehr vorsichtig gewesen. Bei jeder Art Verkehr hatte ich mich geschützt. Ich hatte Kondome und Gleitmittel benützt. Ich war sogar sehr pingelig gewesen. Ich wusste zwar nach wie vor nicht, welchen Status ich hatte. Ich ging aber für den Fall, dass ich noch negativ war, kein Risiko mehr ein.

Nun musste ich zu guter Letzt doch diesen Test machen. Ich suchte meinen Arzt vor Ort auf und erklärte ihm alles. Er war der Meinung, es gebe keinen Grund zur Beunruhigung. Wir würden jetzt einfach testen. Das Resultat war negativ. Ich war mehr als erlöst und überdies sehr zufrieden, weil es bewies, dass das, was ich getan hatte – geschützten Sex zu praktizieren und Gleitmittel zu verwenden – gut und nutzbringend gewesen war. Es überzeugte mich davon, auf diese Weise weiterzufahren.

So verreiste ich erneut für zwei Jahre nach China. Dort wiederum waren die Gelegenheiten für Sex rar, obwohl ich zwischendurch auch einmal einen Abstecher nach Hongkong oder auf die Philippinen machte, wo es eine lebendigere schwule Szene gibt. Im Sommer 1989 ereignete sich das Massaker auf dem Tian'anmen-Platz. Ich wurde wie alle auswärtigen Studierenden evakuiert, und so befand ich mich schon nach kurzem wieder in Montreal, dem «Sündenbabel», ging aus, um Männer zu treffen und all dies. Doch es war stets geschützter Sex. Es gab keine Unfälle, keine Fehler. Ich war sehr, sehr umsichtig. Anfang 1990 ging's zurück nach China, wo ich zu Ende führte, was ich angefangen hatte, und meine Magisterarbeit schrieb.

Inzwischen lebten und unterrichteten meine Eltern als Lehrerin und Lehrer in Saudi-Arabien. Als die Studienzeit in China endete, wollte ich zurück nach Kanada, hatte aber die Absicht, zuvor noch in Europa zu stoppen und dort die Semesterferien zu verbringen. Meine Schwester lebte in Frankreich. Als Erstes flog ich aber nach Jeddah, um meine Eltern zu besuchen. Nun hatte ich ja schon in China Kulturschocks erlebt, dort aber inzwischen so viel Zeit verbracht, dass ich mich daran gewöhnt hatte. Mich in einer strikt muslimischen Stadt wiederzufinden, war eine neue Erschütterung für mich.
Was ich insbesondere frappierend fand, war die Art und Weise, dass es wirklich und wahrhaftig einfach war, Sex mit Saudis zu haben. Ich war zwar des Glaubens gewesen, wer homosexuell sei, dem würde gemäss Scharia mindestens die Hand abgehackt werden. Das trifft in gewisser Weise auch zu. Die Strafen sind sehr hart. Doch das hielt eine Menge Männer nicht davon ab, sexuelle Beziehungen untereinander zu haben, speziell vor der Heirat. Denn ohne vermählt zu sein, war es schlicht unmöglich, eine Frau zu treffen. Da man aber in diesem Alter voll Hormonen ist, geben sich viele Männer gleichgeschlechtlichem Sex hin – wobei ich zur Ansicht gelangte, dass dies nicht ausschliesslich vor der Heirat geschieht, denn ich wurde auch von sehr vielen Männern angemacht, die deutlich älter wirkten und höchstwahrscheinlich verheiratet waren …
Es kam so, dass ich rund zwei Monate in Saudi-Arabien blieb und schliesslich einer der Studenten meines Vaters mehr oder weniger zu meinem Liebhaber wurde. Er fuhr mich in seinem Auto herum. Wir verbrachten Zeit am Strand. Wir begaben uns auf Falkenjagd. Tauchten. Wir unternahmen alles Mögliche zusammen. Er war ein netter Kerl. Und er war mehr oder weniger der Freund des französischen Konsuls in Jeddah. Jedenfalls kannten die beiden einander gut. Ich ging davon aus, dass sie eine Beziehung unterhielten.
Eines Abends schlug er vor, wir könnten das französische Konsulat besuchen. Ich fand das eine gute Idee. Einer der grössten Nachteile des Jeddaher Lebensstils war nämlich die Alkoholabstinenz, und die einzigen, die sich Ausnahmen vom Gesetz leisten konnten, waren ausländische Diplomaten. Sie verfügten

über diplomatische Immunität und somit die Erlaubnis, den Botschaftsgästen Alkohol zu servieren. Dazu musste man ihn auch aufbewahren.

Nawfel rief also den Konsul an und kündigte an, er würde einen Freund auf einen Drink mitbringen, wir könnten ja ein wenig im Pool schwimmen. Der Konsul war ein gutaussehender Mann um die vierzig. Das Abendessen wurde aufgetragen. Dazu Champagner. Drinks. Gin-Tonics. Es war ein Dinner für drei, Nawfel, den Konsul und mich. Wir plauderten. Ich fand die Lage sehr angenehm.

Wir tranken viel an diesem Abend. Doch Nawfel, der junge Saudi-Araber, war nicht sehr gewöhnt daran. Er verlor ziemlich bald einmal das Bewusstsein. Wir brachten ihn in den oberen Stock, damit er sich erholen konnte. Und während er schlief, begannen der Konsul und ich Sex zu haben. Wir waren beide stark betrunken. Ich womöglich mehr als er. In dieser Situation begann er mich zu penetrieren. Dies war das erste Mal seit meinem negativen Testresultat, dass ich ungeschützten Sex akzeptierte.

Womöglich ist es eine Folge des berauschten Zustands, dass ich mich an die Sexepisode kaum erinnere. Ich glaube mich zu entsinnen, dass es rasch ging und dass er nicht lang in mir drin war. Ich erinnere mich aber genau daran, dass keine Kondome mit im Spiel waren, derweil ich sonst, auch mit Nawfel, immer Kondome benützt hatte.

Ich verliess das Land zehn Tage nach dieser «Party», um in Frankreich am Hochzeitsfest meiner Schwester teilzunehmen. Am Vortag der Zeremonie war ich schwach, müde und fühlte mich krank. Am Morgen des Fests mass ich 38 Grad Fieber, was mir sehr ungewöhnlich vorkam. Ich nahm noch an der kirchlichen Trauung teil. Fürs Bankett am Abend entschuldigte ich mich.

Die darauffolgende Woche verbrachte ich grösstenteils im Bett. Ich hatte eine schreckliche Zeit. Zum ersten Mal in meinem Leben fühlte ich mich so, als ob ich sterben müsse. Ein Arzt untersuchte mich und kam zum Schluss, es handle sich womöglich um Mononukleosis beziehungsweise «Kusskrankheit». Eine Reihe Tests wurde durchgeführt, sämtliche mit negativem Resultat. Ein anderer Spezialist, den meine Eltern ebenfalls bestellten, testete mich erneut auf Mononukleosis, auch er ohne fündig zu werden.

Alle waren sehr beunruhigt. Niemand wusste, was mir wirklich fehlte. Und ich stellte unmittelbar keinen Zusammenhang her mit dem, was sich in Saudi-

Arabien abgespielt hatte. Meine Eltern wussten, dass ich schwul war. Entsprechend waren sie während der 1980er-Jahre immerzu ein wenig besorgt gewesen, dass ich wegen meines Lebensstils Aids auflesen könnte. So war es schliesslich mein Vater, der die Frage stellte: «Bist du auch wirklich sicher, dass es nicht Aids ist?» Ich antwortete: «Nein, ich glaube es jedenfalls nicht», denn ich hatte ihnen nicht erzählt, dass ich mit dem Konsul ungeschützten Sex gehabt hatte. Es wurde dann ein wenig besser. Das Fieber sank, doch ich hatte sicher zehn Kilogramm verloren und war weiterhin schwach. Als ich nach den Semesterferien nach Kanada und an die Universität zurückkehrte, suchte ich den Arzt auf, von dem ich mein erstes, negatives Testergebnis erhalten hatte, und erklärte ihm, was vorgefallen war. Er fand, es sei Zeit für eine weitere Untersuchung. Zwei Wochen später hatte ich das Resultat in den Händen: positiv.

Es war Oktober 1990. Da war ich also 24 Jahre jung, gleichzeitig gemessen an meinem Alter mit sehr viel Lebenserfahrung ausgestattet, hinsichtlich gewisser Dinge jedenfalls. Nun aber wusste ich überhaupt nicht, was mit mir weiter geschehen würde.

Das Erste, was der Arzt mir sagte, war, dass er mir frei AZT verschreiben würde, wenn ich das wolle. Damals war dies mehr oder weniger das einzige Mittel, das gegen HIV eingesetzt wurde. Heute ist es eine von 15 bis 20 Substanzen und wird im Rahmen der wirksamen modernen Behandlungen nur noch mit diesen kombiniert verwendet. Zu jener Zeit verabreichten die Ärzte den HIV-Positiven AZT in grossen Dosen, sehr wahrscheinlich zu grossen. Bei vielen wirkte es nicht. Sie litten womöglich mehr infolge dieser Therapie als wegen der Krankheit selbst.

In der Schwulenszene wurde damals sehr viel über Aids und AZT geredet. Der Tenor war auch hier, dass das Mittel schlimmer als die Krankheit selbst sei. Als der Arzt also die Behandlung vorschlug, sagte ich: «Nein, danke. Ich warte lieber noch ein bisschen.» Er war ein sehr guter Experte und willigte ein: «Kein Problem.»

Ich war aber offenkundig verängstigt und demoralisiert. Der Arzt riet mir, ich solle mich nicht zu sehr fürchten. In gewisser Hinsicht könne ich zufrieden sein, dass ich an der Hochzeit meiner Schwester so krank geworden sei. Beim heftigen Fieber, der Schwäche und der Diarrhöe habe es sich wahrscheinlich um Anzeichen gehandelt, dass das HI-Virus in meinen Körper eingetreten und dabei gewesen sei, meinen Organismus zu besetzen. Durch den Umstand aber, dass ich den HIV-Test ohne Verzug nach dieser Krankheit gemacht habe, sowie aufgrund der Tatsache, dass der Test vor nicht ganz zwei Jahren negativ gewesen sei, lasse sich die Zeit, während der ich mich infiziert habe, eingrenzen. Viele seiner Patienten, die er positiv teste, hätten nämlich keine Ahnung, wie lang sie schon angesteckt seien.

In meinem Fall dagegen war es fast 100-prozentig sicher, dass die Übertragung im Verlauf des ungeschützten Sexakts im Sommer 1990 stattgefunden hatte. Und obwohl die Ärzte in jenen Tagen noch nicht viel über HIV wussten, eins waren sie sich doch sicher: dass es zwischen fünf und zehn Jahren dauert, bis sich eine HIV-Infektion in Aids verwandelt. Mein Arzt sagte also: «Sie haben noch mindestens fünf bis zehn Jahre bei guter Gesundheit vor sich.»

Wenn man dies als erst 24-Jähriger gesagt bekommt, ist das nicht sehr erbaulich. Doch es war gleichwohl besser als nichts. Jedenfalls war klar, dass ich nicht unmittelbar sterben würde – was folglich aber auch bedeutete, dass ich weiterleben «musste». Das wiederum war mit allerlei Schwierigkeiten verbunden, mit denen zurechtzukommen war. Was würde ich nun mit meinem Leben anfangen? Lohnte es sich weiterzustudieren? Waren eine Karriere und ein Job noch erstrebenswert? Wie würde sich meine Gesundheit weiterentwickeln?

Es stellte sich aber auch die Frage, wem ich es erzählen sollte. Vorab in meiner Familie waren alle beunruhigt darüber, was mir an der Hochzeit meiner Schwester zugestossen war. Alle wollten das Resultat der neusten Untersuchungen in Montreal wissen. Ich wusste nicht, wie ich vorgehen sollte. Sollte ich antworten: «Ja, ich hatte eine Untersuchung, und es stellte sich heraus, dass es HIV ist»? Dass meine Eltern damit nicht sehr glücklich sein würden, war offensichtlich.

Weiter musste ich den Umgang mit den Sexualpartnern klären. Sollte ich es ihnen zuvor sagen? Da hatte ich schon meine einschlägigen Erfahrungen. Im Jahr 1987 nämlich – ich war soeben von Edinburgh nach Montreal zurückgekehrt und arbeitete an meinem Masterdiplom – hatte ich einmal in einem Nachtklub einen Australier kennen gelernt. Er hatte sich auf Weltreise befunden – wie Australier dies so tun. Er gabelte mich auf. Er war nett und sexy, und weil ich wusste, dass er weiterziehen würde und es nicht von Dauer wäre, schien mir der Sex mit ihm womöglich besser und leidenschaftlicher als mit anderen. Eines nachts bettelte er wirklich, wirklich beharrlich, seinen Penis ohne ein Kondom in mich zu stecken. «Nur für zehn Sekunden», sagte er wörtlich. Ich fühlte mich überhaupt nicht wohl deswegen. Doch er blieb dermassen hartnäckig, dass ich schliesslich einwilligte.

Er hatte einen Freund, den ich nur vage kannte, mit dem ich aber eine Affäre einging, nachdem der Australier die Stadt verlassen hatte. Und als wir dann einmal über diesen sprachen, erzählte er, dass unser gemeinsamer Bekannter eine sehr harte Zeit durchmachen müsse, weil er die Diagnose erhalten habe, HIV-positiv zu sein. Ich rief: «WAS?», er aber fragte zurück, ob ich das nicht gewusst hätte. «Natürlich wusste ich das nicht, denn er hat es mir nicht gesagt», schimpfte ich. Dabei dachte ich gleich an die Nacht zurück, als er seinen Penis in mich gesteckt hatte und keine Kondome benützt worden waren, und ich fürchtete mich zu Tode. Vor meinem zweiten Aufenthalt in China ergab dann der HIV-Test das beruhigende Resultat, dass der weltreisende Jim mich nicht angesteckt hatte.

Zu jener Zeit war ich eindeutig der Ansicht, dass ich es verdient hätte, informiert zu werden. Solange wir Kondome benützten, spielte es ja keine Rolle. Aber als wir es ungeschützt taten, hätte ich das Recht gehabt, es zu wissen – und ich hätte es ihn ja dann höchstwahrscheinlich auch nicht tun lassen. Damals fand ich, der Typ sei ein wenig ein «Bastard», mich ohne Kondom zu «ficken», während er HIV-positiv war, ohne es mir zu sagen.

Nun, als ich selbst HIV-positiv war, wurde ich an die Situation zurückerinnert. Ich vergab ihm dadurch zwar nicht wirklich. Doch zumindest verstand ich ihn besser. Ich realisierte jetzt, dass es nicht so einfach ist, es den Leuten zu erzählen, wenn man damit rechnen muss, zurückgewiesen zu werden. Er hätte in jener Nacht vermutlich ja auch nicht erhalten, was er wollte, wenn er mir die Information, dass er infiziert war, unter die Nase gerieben hätte.

Nun musste ich selbst die Frage klären, wem ich es sage und ob ich es den Sexualpartnern vorab eröffne. Und trotz nicht kleinem Bekanntenkreis gab es unmittelbar sehr wenige Personen, mit denen ich über solche Fragen hätte sprechen können. Mein Arzt gab mir zwar die Karte eines Psychotherapeuten und schärfte mir ein, unbedingt hinzugehen und auf Hilfe nicht zu verzichten. Erst Jahre später leistete ich seinem Rat Folge und erlebte eine gute Erfahrung.

Im Rückblick muss ich sagen, dass es eine Schande war, dass ich so lange wartete und dadurch in eine Menge Probleme hineinlief, für die ich in jener Zeit keine Lösung fand.
Nach und nach gelang es mir aus eigenen Stücken, es meinen besten Freunden sowie meiner Familie zu erzählen. Ausschliesslich alle reagierten sehr unterstützend, und so erzählte ich es schliesslich wiederholt auch Sexualpartnern. Das war weniger positiv. Einer sagte zum Beispiel: «Schau, ich möchte überhaupt nichts mit dir zu tun haben.» Es sei unmöglich für ihn, eine sexuelle Beziehung mit mir zu haben, ohne an die damit verbundene Gefahr zu denken. Ich erfuhr eine Menge Zurückweisung.
Ich erlebte aber auch viel Liebe und Sorge seitens gewisser Sexualpartner. Nicht jeder flippte gleich aus. Einige taten es, andere aber auch nicht. Vor allem aber wies mich keiner meiner engen Freunde zurück, niemand jedenfalls 100 Prozent. Meine Mutter aber war sehr traurig und sorgte sich, was nun mit mir geschehen würde. Immerhin jedoch entschied ich, weiterhin zur Universität zu gehen. Ich erhielt das Masterdiplom und machte mich an die Doktorarbeit auf demselben Gebiet, der vergleichenden Literatur.

1994, vier Jahre nach der Diagnose und nachdem ich die Kurse für die Doktorarbeit absolviert hatte, befand ich mich in einer verzwickten Situation. Mein Stipendium lief aus. Ich musste mich also um eine Arbeit kümmern und gleichzeitig studieren, was immer ein wenig schwierig ist. Vor allem war die ökonomische Situation in Kanada zu jener Zeit alles andere als rosig. Die Arbeitslosenzahl war hoch, und es sah auch nicht nach einer Verbesserung aus. Ich arbeitete zunächst als Übersetzer in einer Firma zu einem Lohn, der kaum über dem vorgeschriebenen Minimallohn lag, und war sehr deprimiert. Ich wusste weder, was mit mir geschehen, noch, wohin sich meine Gesundheit entwickeln würde. Ich hatte Montreal satt.
In jenem Sommer ging ich abends in einen Klub und sah einen Typen, in den ich mich auf den ersten Blick verliebte. Ich ging zu ihm hin, wir plauderten, und es stellte sich heraus, dass er Schweizer war. Er kam aus dem Kanton Waadt, war Musiker und weilte bei ein paar Freunden in Montreal in den Ferien – Kanadiern, die er in Indonesien kennen gelernt hatte und die er nun besuchte.

Wir hatten eine glühende, 15 Tage kurze Affäre, die mein Leben veränderte. Als seine Abreise näher rückte, war ich unglaublich traurig. Unsere Liebe war gegenseitig. Ich hatte ihm auch gesagt, dass ich HIV-positiv war, und er hatte mich nicht abgelehnt, was ich toll fand, denn ich hatte ein paar wirklich schlechte Liebesbeziehungen mit Zurückweisungen hinter mir – alles nach dem Muster, dass ich mich verliebte und, wenn's so weit war, sagte, «Da ist etwas, das du wissen solltest», worauf es hiess: «Das hättest du mir früher sagen müssen», «Ich hätte es gleich wissen sollen», oder «Wie konntest du nur so lange warten?».

Zum ersten Mal reagierte ein Mann, in den ich verliebt war, nicht mit einer Ausflippreaktion, nachdem ich es ihm erzählte, sondern er nahm es als sehr natürliche Sache hin. Er war selber negativ, präziser gesagt, er wusste es damals nicht, doch für ihn machte es keinen Unterschied. So beschlossen wir, dass ich meine Siebensachen packe und Montreal verlasse, um in der Schweiz mit ihm zusammenzuleben.

All dies geschah unter der Voraussetzung, dass ich keine Sicherheit hatte, wie lange ich noch lebte, wie lange mein guter Gesundheitszustand noch anhielt und dass ich wirklich dringend eine Beziehung mit jemandem haben wollte, der mich aufrichtig liebte. Deshalb packte ich den Moment. Denn wer wusste, wann sich wieder eine Gelegenheit wie diese präsentierte.

Selbstverständlich waren meine Eltern nicht erbaut, als ich es ihnen erzählte. Sie warnten mich, meine Studien nicht wegen einer «romantischen Wahnvorstellung» über Bord zu werfen. Dies wäre ganz bestimmt ein Fehler. Ich würde das Falsche tun, darüber hinaus noch mit einem Musiker – keinem Ambassador … Da hätte ich null Sicherheit. In der Tat setzten meine Eltern hohe Hoffnungen darein, dass ich einst eine Diplomatenkarriere ergreifen würde. Und dann noch die Schweiz! Da hätte ich mit einem französischen Pass in ganz Europa wirklich an jedem Fleck leben können – ausser eben dort. Tatsächlich war es völlig unklar, wie ich leben und arbeiten würde. Ohne Niederlassung erhielt ich auch keine Arbeitsbewilligung, und von einer Schwulenhochzeit war natürlich noch nicht einmal entfernt die Rede. Es war 1994 – und erst per Anfang 2007 erlaubt das Gesetz gleichgeschlechtliche Ehen.

Damals kümmerte mich das nicht. Ich war von der Richtigkeit meines Entscheids überzeugt. Ich packte meine Ware, liess alles zurück und kam herüber, um in einem kleinen Dorf im Kanton Waadt zwischen Lausanne und Genf zu leben. Die ersten Jahre waren befriedigend. Ich fand Wege, um ein wenig Geld zu verdienen. Als an der Universität Genf registrierter Student hatte ich die Erlaubnis, 50 Prozent zu arbeiten.

In der Zeit nach 1996 ereigneten sich zwei bedeutungsvolle Dinge. Zum einen gelang es mir, eine Krankenversicherung abzuschliessen und einen Arzt aufzusuchen. Dies hatte ich in den beiden Jahren zuvor, in denen ich hier unversichert gelebt hatte, nicht mehr getan. Im selben Jahr wurde als wirksame HIV-Behandlung erstmals die Kombinationstherapie angewendet. Ich hatte das am Radio vernommen, und nicht zuletzt aus diesem Grund entschieden, das Ganze nicht länger vor mir herzuschieben, sondern einen Arzt aufzusuchen und mich um eine Versicherung zu bemühen.
So wurde nach langer Zeit erstmals wieder die Virenmenge in meinem Blut getestet. Die Belastung war erheblich, und der Arzt war der Meinung, er an meiner Stelle würde eine Therapie beginnen. Er wusste jedoch nicht genau, was sich anbot, denn er war kein Spezialist. Daher schickte er mich zu Bernard Hirschel, dem Leiter des Aids-Forschungslabors am Universitätsspital Genf. Ich erschien, erklärte meine Situation – und alle waren sehr erfreut. Denn ich war ein «naiver» Patient, einer, der noch nie zuvor eine Behandlung genossen hatte – das ideale Meerschweinchen also. Am Universitätsspital Genf wird klinische Forschung betrieben. Patienten, die nie zuvor spezifische Medikamente eingenommen haben, sind fürs Team wichtig.
Ich wurde in eine Studie aufgenommen, in deren Rahmen ich die ersten HIV-Medikamente einnahm – und es verlief gut. Die Mittel waren zwar sehr unangenehm, eins insbesondere. Die Substanz schmeckte schlecht, man musste sie aber kauen und richtiggehend einspeicheln, sie war auf den leeren Magen einzunehmen, und obendrein durfte man zwei Stunden davor und eine Stunde danach nichts essen – zwei Mal täglich. Ausserdem erhielt man Blähungen. Schliesslich wurde mir erlaubt, das Medikament nur einmal am Tag zu schlucken.
Man musste ohnehin immer mit den Ärzten verhandeln. Damit aber hörte ich gegen Ende der ersten Phase meiner Behandlung, die von 1996 bis 1999 dauerte, auf. Von den drei Mitteln, die ich einnahm, waren zwei eigentliche HIV-Medikamente. Das dritte war das übel schmeckende. Es war nicht spezifisch

und diente nur als Hilfssubstanz für die beiden andern. Im letzten Jahr dieser Behandlungsphase nahm ich das Medikament, das mir nicht bekam, zwar nach wie vor in der vollen Dosis ein, also einmal täglich. Die Menge der beiden anderen aber halbierte ich – ohne es den Ärzten zu sagen.

Denn im Internet hatte ich gelesen, dass eins der Mittel – D4T beziehungsweise «Zerit» – im Verdacht stand, Lipodystrophie zu verursachen, einer meiner schlimmsten Alpträume. Bei diesem Nebeneffekt wechselt das Fettgewebe die Körperstellen. Es verlagert sich etwa von den Extremitäten, Beinen, Armen oder Gesicht, in den Unterleib, die Brust oder den Nacken. Dies wirkt entstellend. Und es gab auch einige Studien, die das Medikament verurteilten.

Ich war überzeugt, dass ich ein geringeres Lipodystrophie-Risiko hatte, wenn ich das Mittel reduzierte. Ohne ein Wort davon zu erzählen, ging ich weiter in die Sprechstunde zu den Untersuchungen. Die Ärztin war gleichwohl sehr zufrieden. Die Virenbelastung war kaum noch nachweisbar. Bei der Messung der CD4-Helferzellen schnitt ich je länger, desto besser ab.

Mein Verhalten war im konventionellen Diskurs ein riesiges Tabu. Wenn man eine Behandlung erhielt, hiess es immer, man müsse die Medikamente absolut regelmässig in den vorgeschriebenen Mengen und zu den angegebenen Zeiten einnehmen. Ohne dies bestehe die Gefahr, dass das Virus Resistenzen bilde. Nun hatte ich selbst erfahren, dass dies Mist war, oder wenigstens, dass es vielleicht für andere Personen stimmte, für mich aber offenbar nicht. Noch längere Zeit behielt ich es geheim. Nach sieben, acht Monaten aber, als ungefähr der dritte Test eine nicht nachweisbare Virenbelastung ergab, sagte ich zur Ärztin: «Schauen Sie, ich muss Ihnen etwas erzählen. Ich habe meine Behandlung nicht nach den Regeln vorgenommen.» Sie war nicht sehr erfreut, doch gleichzeitig war ja nichts Schlimmes passiert.

Ich befürchtete natürlich, dass sie verlangen würde, dass ich von nun an die Medikamente wieder nach Vorschrift einnehmen müsse. Doch sie sagte: «Gut – offensichtlich scheint es bei Ihnen auch so zu wirken, machen Sie also weiter mit halber Dosis.» Zwei Monate später berichtete sie dann tatsächlich, dass eine neue Studie in Angriff genommen werde, bei der Behandlungsunterbrüche zulässig seien und beobachtet werde, wie die Patienten reagierten. Dies war 1999, und es handelte sich dabei um die erste Studie mit Therapieunterbrüchen bezüglich HIV überhaupt.

Das zeitweilige Absetzen von Medikamenten ist nicht einfach zu begründen. Doch der Hauptforscher am Universitätsspital Genf, Bernard Hirschel, weist in dieser Hinsicht eine sehr avantgardistische Denkweise auf, die aber gleichzeitig betreffend Ressourcenverbrauch auch sehr konservativ ist. Er denkt – ich vereinfache das jetzt –, dass HIV-Positive wie Krebspatienten behandelt werden sollten, nämlich dann, wenn die Krankheit aktiv ist. Wenn der Krebs nachlässt, verabreicht man einem Patienten auch keine Chemo- und Radiotherapie. Ebenso will Hirschel auf die Behandlung verzichten, wenn die Virenbelastung geringfügig ist. Bestimmt möchte er damit seinen Patienten Nebeneffekte ersparen. Zum andern will er damit aber auch sparen, denn er denkt in globalen Dimensionen – und wenn es darum geht, 40 Millionen HIV-Positive weltweit zu behandeln, braucht es eine ökonomische Vorgehensweise.
Der dreijährige Behandlungsunterbruch, den ich ab 1999 machte, verlief sehr gut. Genau genommen war sogar am Ende dieser sehr langen Periode ohne Therapie meine Virenbelastung noch immer nicht allzu hoch, so dass mich mit dieser Menge Erreger kein Arzt sofort wieder auf HIV-Medikamente gesetzt hätte.
Ich hatte mittlerweile aber einen neuen Arzt. Denn die Studie zu den Behandlungsunterbrüchen war inzwischen abgeschlossen. Es bestand dort keine Notwendigkeit mehr, mich zu überwachen. Mein neuer Therapeut war sehr offen, meinte jedoch, er fühle sich nicht sehr wohl, mich so lange ohne HIV-Behandlung zu sehen. Es sei besser, wenn ich wieder eine Therapie aufnehme. Ich schob es noch eine Weile hinaus. Der Arzt insistierte, aber er war nicht hart in dem Sinn, dass er mir ein Ultimatum gab. Er meinte nur, es mache sonst nicht viel Sinn, ihn aufzusuchen, denn er sei nun einmal dazu da, Therapien zu überwachen. Im Dezember 2004 entschied ich mich, es sei Zeit, wieder eine Behandlung aufzunehmen.

Die zweite Veränderung ab etwa 1998 betraf mein und wohl auch das Sexualleben vieler anderer Männer in der entwickelten Welt. Es tauchte plötzlich ein neues Phänomen namens «Barebacking» auf. Dies bedeutet Reiten ohne Sattel» in der Fachsprache. Die Verwendung des Begriffs im übertragenen Sinn kam in den Vereinigten Staaten, namentlich New York und San Francisco, auf und besagt, dass zwei HIV-positive Männer ohne Schutz Analsex haben.

Dies war bis dahin ein weiteres grosses Tabu. Für viele Leute ist es ja generell unzulässig, dass HIV-positive Menschen Sex haben. In der Tat denken nicht wenige, HIV-Positive sollten sich ständig enthalten, ja auf der Stirn tätowiert sein, damit alle Sexualpartner sie gleich erkennen können. Darüber mag man jetzt lachen, doch es gibt ja tatsächlich Richter, die HIV-Positive wegen rücksichtsloser Übertragung von HIV verurteilten. Die Schweiz kennt diesbezüglich zwei Paragrafen. Einer steht im Gesundheitsgesetz. Beim andern handelt es sich um den Artikel gegen die Verbreitung ansteckender Krankheiten im schweizerischen Strafgesetzbuch. Dieser stammt aus den 1950er-Jahren und richtete sich damals vor allem gegen die Ausbreitung von Syphilis.
In anderen Ländern ist es genauso. In England, Frankreich, den USA sowie in Kanada wurden viele Leute mit HIV in dieser Hinsicht strafverfolgt. Dabei versteht es sich von selbst, dass viele Nichtinfizierte dieselbe Haltung haben wie ich damals gegenüber dem Australier Jim, als ich noch selbst negativ war. Sie sagen, dass sie es zuvor wissen möchten, wenn sie mit jemandem Sex haben, der HIV-positiv ist. Erst, wenn man selbst infiziert ist, begreift man, wie es ist, in den Schuhen eines HIV-Positiven zu stecken, und wie schwierig es ist, es jemandem zu sagen. Schliesslich weiss man ja auch nicht, was die Leute hernach mit der Information tun. Werden sie einen zurückweisen? Werden sie es anderen weitererzählen, oder respektieren sie die Vertraulichkeit? Hier öffnet sich ein ganzes Spektrum von Problemen.
Die Angelegenheit des Barebacking präsentierte sich noch etwas verzwickter wegen des Mainstreamdiskurses von Ärzten und von öffentlichen Gesundheitsinstitutionen wie etwa der Aids-Hilfe Schweiz und des Bundesamts für Gesundheit. Sie propagieren die Notwendigkeit von geschütztem Sex nicht nur zwischen Menschen mit unbekanntem Status – also zwischen potenziell HIV-positiven und -negativen Menschen –, sondern ausdrücklich auch dann, wenn zwei HIV-positive Personen sexuell miteinander verkehren. Begründet wurde dies bis anhin mit der Gefahr einer Super- oder Reinfektion – wie es auch immer genannt wird.
Dass dies so sei, fechtet Bernard Hirschel an. Bereits 1997 äusserte er im Bulletin einer lokalen Genfer Schwulenorganisation – «Dialogai» – sehr diplomatisch, dass die Reinfektion überhaupt kein Problem darstelle. Dies sei eine Hypothese und nicht bewiesen. Er habe nie irgendwelche klinische Evidenz

dafür gesehen, dass dies der Wirklichkeit entspreche. Soweit es ihn betreffe, stelle der Gebrauch von Kondomen zwischen zwei HIV-positiven Menschen eine exzessive und unnötige Übervorsicht dar, die etwa mit dem Tragen von Gasmasken in unseren Städten verglichen werden könne. Er äusserte sich dahingehend, unbesehen von der Virenbelastung der beiden HIV-positiven Personen, sei das Risiko, dass ungeschützter Geschlechtsverkehr negative Konsequenzen habe, höchst unwahrscheinlich. Es könne also auch eine Person mit einer hohen Virenbelastung eine andere mit einer geringen Erregerzahl gesundheitlich nicht stärker in Mitleidenschaft ziehen, oder dies sei doch zumindest sehr unwahrscheinlich.

Diese Art Information verkörperte für mich, aber natürlich auch für viele andere HIV-positive Männer, eine riesige Wende bezüglich unseres Sexuallebens. Jahrelang hatten wir es im Glauben geführt, dass alles, was wir taten, eine potenzielle Gefahr für jedermann darstellte, andere HIV-positive Personen eingeschlossen, und erst noch unabhängig davon, ob wir den Geschlechtsverkehr geschützt oder ungeschützt vollzogen – denn eine gewisse Gefahr besteht ja auch, dass beim Safersex ein Kondom zerreisst. Und nun sagte zum ersten Mal nach sieben Jahren eine respektierte klinische Autorität öffentlich, es sei möglich, die Sexualität ohne Furcht und ohne Schutz zu leben. Dies bedeutete, dass es in bestimmten Situationen Aussicht auf normalen, ungeschützten Sex ohne Kondome gab, ohne dass dabei das eigene Leben oder das des Partners gefährdet wurde.

Es war eine kleine Information mit grosser Bedeutung für mich. Erstmals, seit ich mich noch als HIV-negativer Mann für Safersex entschieden hatte, fühlte ich, es sei okay und kein Verbrechen oder zumindest keine wirklich gefährliche Sache, ungeschützten Sex mit einem anderen Mann zu haben – so lange dieser HIV-positiv war. Und ich denke, ich war auf dieser Welt nicht der Einzige, der das so wahrnahm. In der Schwulenszene, in der Spezialpresse, aber auch in den allgemeinen Medien erfuhr Barebacking jedenfalls viel Aufmerksamkeit. Und auch eine in Zürich durchgeführte Studie – die Männerstudie Züms – wartete mit einigen erstaunlichen Zahlen auf, dass viele Männer in der Schwulenszene der Stadt ungeschützten Sex mit Gelegenheitspartnern hatten. Die schweizerische Öffentlichkeit traf dies als riesigen Schock, weil es nicht nur die Schwulenszene betraf. Denn der geschützte Sex unter Homosexuellen war als Modell für die ganze Aidsprävention propagiert worden. Seitdem aber läuft der Trend in Richtung eines offeneren Verhaltens.

In meinem Privatleben entwickelten sich die Dinge so, dass sich Jean-Pierre, der Musiker, nach drei Jahren davon überzeugen liess, einen HIV-Test zu machen, was er stets zurückgewiesen hatte, weil er sich vor dem Resultat fürchtete. Der Test war negativ. Einige Zeit später, im Jahr 2000, also nach einer sechsjährigen Beziehung, trennten wir uns.

Dass ich das Barebacking zu praktizieren begann, war einer der Gründe, weshalb die Beziehung mit Jean-Pierre auseinanderbrach. Ich war fast immer untreu. Zu sehr interessierten mich Affären. Der ungeschützte Sex mit anderen HIV-positiven Männern ohne Kondome war für mich erfüllender und angenehmer. Im Gegensatz dazu musste ich beim Sex mit meinem negativen Freund immer einen Gummi überstreifen, im Dunkeln nach Gleitmittel spähen – die ganzen Komplikationen des Kondomgebrauchs. Ich sagte Jean-Pierre, er könne ebenso wie ich Sex mit anderen Männern haben. Ich sei nicht eifersüchtig. Aber er war es. Er wollte keinen Sex mit anderen. Er wollte nur Sex mit mir. Das konnte am Schluss nicht gut gehen.

Inzwischen – und dies war ein Grund, dass ich immer relativ gut informiert war – arbeitete ich bereits bei HIV-Organisationen als Berater, unter anderem bei «Dialogai» sowie bei der Genfer Parallelorganisation der Aids-Hilfe. Ich übte diese Aufgaben bis zum Mai 2005 aus. Darauf verliess ich das Fachgebiet HIV und bin jetzt am Opernhaus Genf als Erzieher tätig. Meine Aufgabe ist es, Kinder in die Welt der Oper und des Balletts einzuführen. Kultureller Mediator, so lautet es auf der Jobbeschreibung.

Einige Monate nach dem Ende meiner Beziehung traf ich in der Schwulensauna in Lausanne einen Mann, mit dem ich Sex hatte und der den Eindruck eines netten Typen machte. Er lebte zu jener Zeit in Neuenburg, aber er stammte aus Genf und arbeitete in Bern als Übersetzer. Wir begannen uns zu «daten» – und dies ist es, was wir seitdem immer tun. Inzwischen, nach sechs Jahren, sind wir ein Paar. Er lebt in Bern, ich in Genf, und wir sehen uns an den Wochenenden.

Mein Freund ist HIV-negativ. Aus diesem Grund haben wir nur geschützten Sex. Er akzeptiert auch nichts anderes. Dies stellt zu einem gewissen Grad ein

Problem dar. Ich finde Sex ohne Gummi besser. Er macht mehr Spass, ist intimer und weniger umständlich. Doch mit meinem jetzigen Freund habe ich keine Wahl. Gleichzeitig aber führe ich mit ihm eine offene Beziehung. Er hat Sex mit anderen Männern, ich ebenso, und wir wissen davon und diskutieren darüber. Es ist transparent. Vorderhand leben wir an verschiedenen Orten. Daher lässt es sich leichter als in meiner früheren Beziehung managen.
Mein Freund weiss auch, dass ich ungeschützten Sex mit anderen Männern habe, die meisten von ihnen HIV-positiv. Einige von ihnen sind es nicht, aber die wiederum haben Kenntnis, dass ich positiv bin, und akzeptieren das Risiko. Denn sie glauben wie ich selbst, dass die Medikamente, die ich einnehme, die Virenbelastung so sehr reduzieren, dass die Wahrscheinlichkeit, dass ich das Virus auf eine andere Person übertrage, sehr gering ist – was, nebenbei bemerkt, ebenfalls eine der Ansichten Hirschels ist.
Auch «nullübereinstimmenden» heterosexuellen Paaren – solchen also, die positiv und negativ gemischt sind –, die ein Baby möchten, sagt Hirschel, sie könnten heute wählen zwischen teuren und komplizierten Methoden der künstlichen Fertilisation und Sex ohne Kondom. Der Präventionsdiskurs der Aids-Hilfe Schweiz betont zwar, dass dies sehr gefährlich ist, doch Hirschel ist der Auffassung, wenn der HIV-positive Partner einer guten Kombinationstherapie nachgehe und die Virenbelastung tief sei, gewähre dies sogar den besseren Schutz als ein Kondom, das unsachgemäss angewendet werden oder gar platzen kann.
Mein Freund akzeptiert dies nicht, und zwar – wie er sagt – so lange nicht, bis das Bundesamt für Gesundheit diesbezüglich eine öffentliche Verkündigung macht. Dies aber wird wohl kaum sehr bald der Fall sein. Denn damit würden mit fast einem einzigen Federstrich die schweizerischen Erziehungs- und Präventionsanstrengungen eines ganzen Vierteljahrhunderts in Frage gestellt. Der Diskussionsbedarf über Neuerungen in der Prävention ist zwar riesig. Doch verläuft die Debatte intern und geheim. Es sieht ganz und gar nicht danach aus, als ob die Auseinandersetzung bald öffentlich würde. Doch sie wird es werden. Und sie muss es. Denn eines kam anlässlich des Weltaidskongresses in Toronto 2006 deutlich zum Ausdruck: Die Experten der Weltgesundheitsorganisation sind sehr daran interessiert, ein Maximum von Leuten mit wirkungsvollen HIV-Medikamenten zu behandeln, nicht einmal nur, um sie am Leben

zu erhalten, sondern aus dem dringenden Anliegen, die Verbreitung von HIV besser zu kontrollieren. Sie wissen, dass in Ländern etwa des südlichen Afrikas, wo bereits eine kritische Masse HIV-positive Menschen leben, die das Kondom aus diversen und komplexen Gründen nicht gebrauchen, Gummis als einzige Präventionsmethode nicht zukunftsträchtig sind.

Niemand liebt das Kondom. Die Leute benützen es, weil sie müssen, um sich zu schützen. Doch nach geraumer Zeit ist es für viele nicht mehr tragbar. Man kann nicht erwarten, dass die Menschen 25 Jahre lang mit jedem neuen Sexualpartner Gummis einsetzen. Das ist nicht realistisch. Es ist nicht menschlich. Und es ist zum Misserfolg verurteilt. Dass nur wenige Personen kontinuierlich Kondome brauchen, ist die Lektion, die das Barebacking uns lehrt.

Der Hauptgrund dafür, dass HIV in Afrika oder in den früheren Sowjetstaaten fortschreitet, liegt daran, dass die Männer keine Kondome benützen. Diese aber sind ein Vierteljahrhundert nach Ausbruch der Aidsepidemie noch immer das einzige Werkzeug der HIV-Prävention, das von Institutionen wie dem Bundesamt für Gesundheit offiziell anerkannt wird. Hirschels «Gegenlehre» ist unter seinen Kollegen alles andere als verbreitet. Am ehesten denkt Pietro Vernazza von der Infektiologie St. Gallen wie er.

Was mich und meine HIV-Infektion betrifft, kam ich im Gespräch mit meinem Arzt zum Schluss, dass es nicht so aussieht, wie wenn ich an Aids sterben werde – jedenfalls nicht sehr bald. Was mir möglicherweise auf meine älteren Tage hin – also nach dem 50. Lebensjahr – zustossen kann, ist, dass ich mehr gesundheitliche Probleme als andere Gleichaltrige habe. Ich bin gefährdeter, eine Herz- oder eine Krebserkrankung zu erleiden, insbesondere Darm-, Dickdarm, Rektalkrebs, Krebs eines inneren Organs, Blutkrebs oder eine Lymphknotenerkrankung. Dies sowohl als Nebeneffekt der Medikamente als auch infolge der Infektion selbst.

Geändert hat sich durch die verlängerte Lebensperspektive, dass ich das Virus nicht mehr über meine Berufskarriere entscheiden lasse. Dies war 1994 noch der Fall, als ich in die Schweiz kam. Zu jener Zeit wusste ich nicht, wie lange ich noch zu leben habe. Ich musste damals den Schritt tun, weil ungewiss war, ob ich noch lang genug leben würde, um in den Genuss zu kommen, mit jemandem zusammen zu sein, der mich um meiner Person selbst willen liebte und sich nicht vor mir und vor dem Virus fürchtete.

Derzeit befasse ich mich mit einer beruflichen Veränderung. Ich will in den nächsten zwei, drei Jahren gründlich Deutsch lernen. Dies mit dem Ziel, mit meinem Freund zusammenzuziehen und ebenfalls in Bern zu arbeiten. Dies lässt sich schlecht ohne gutes Deutsch bewerkstelligen. Deshalb möchte ich die Sprache systematisch lernen und hernach vielleicht an einer Universität ein Nachdiplom als Übersetzer erwerben. So wäre ich wohl gerüstet, für den Rest meiner Berufsjahre einen guten Job zu erhalten. Ich bin jetzt vierzig. Zum ersten Mal treffe ich eine wirkliche Karriereentscheidung, die nicht von HIV bestimmt ist – und nehme nicht nur einfach einen Job an, um ein bisschen Geld zu verdienen.

In Englisch erzählt am 21. August 2006.

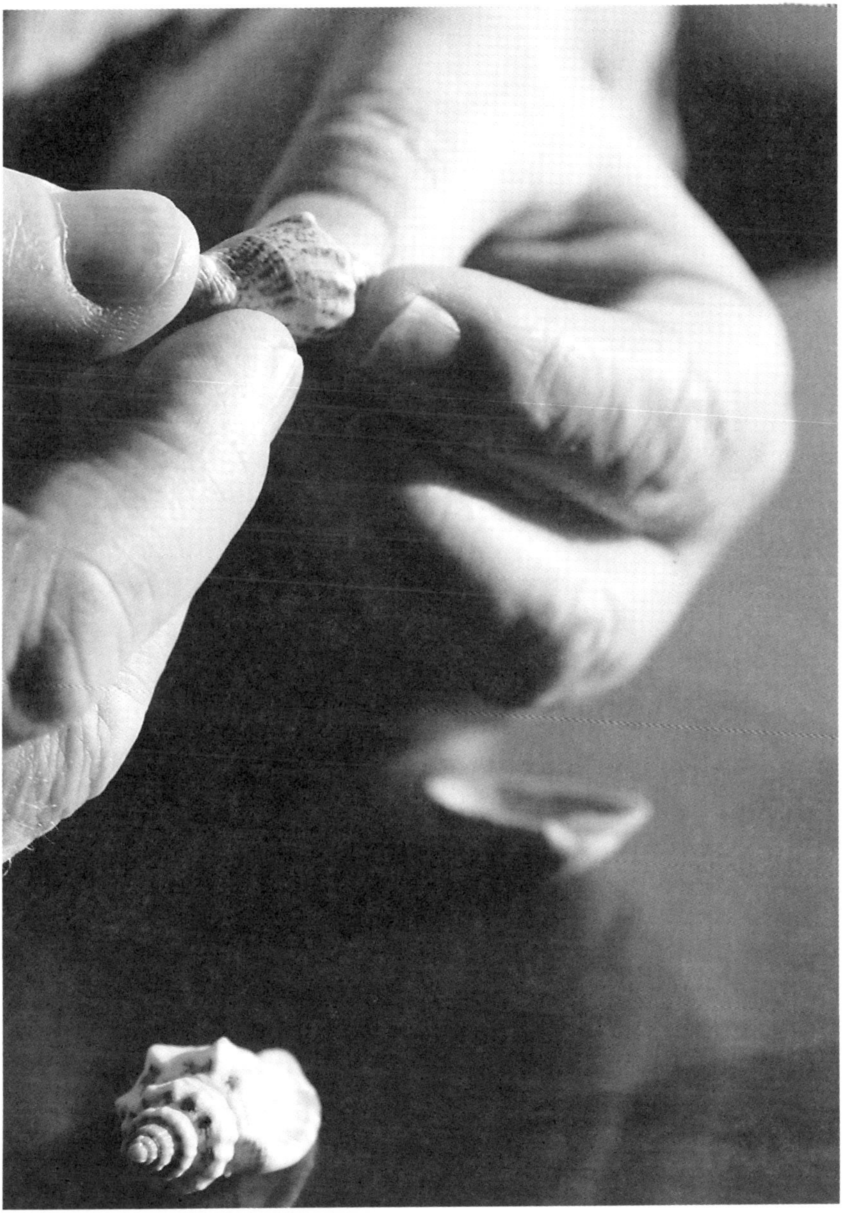

Sachtexte zur Geschichte

«Ich bin mir der Stärke der Frauen bewusst geworden»

Ernst Neracher

Ernst Neracher (53) mochte nach der Scheidung von seiner ersten Frau nicht gleich wieder eine Beziehung eingehen. Er hatte einige wechselnde Bekanntschaften und steckte sich mit HIV an. Die Krankheit brach erst aus, nachdem er bereits wieder verheiratet war. Mit der Zeit musste Neracher seinen Fulltimejob aufgeben. Heute sucht er eine Teilzeitstelle. Seine zweite Frau wurde glücklicherweise nicht infiziert.

Ich erzähle meine Geschichte nicht, weil es mir ein ausgesprochenes Bedürfnis ist. Ich tue es, weil HIV sonst immer mit Drogen und der Schwulenszene in Verbindung gebracht wird und ich zeigen möchte, dass man die Krankheit auch bekommen kann, wenn man das Leben als ganz gewöhnlicher Typ, um nicht zu sagen als «Bünzli», verbringt.

Mein Werdegang verlief so: Über die Primar- und Sekundarschule kam ich zu einer Ausbildung als Maschinenmechaniker, und nach einigen Berufsjahren in der Innerschweiz gelangte ich ins Tessin. Dort arbeitete ich zwei Jahre als Angestellter und machte mich danach selbständig. Ich lebte zwölf Jahre in Bellinzona, wo ich auch heiratete.

Ich hatte mich dazu verleiten lassen. Meine Frau war Barmaid gewesen und hatte eine schöne Figur. Das gefiel mir. Irgendwann war sie dann schwanger. Das Kindlein hatten wir schon vor der Heirat. Später erhielten wir nach der Tochter noch einen Sohn. Meine Frau war Ausländerin. Noch heute reagiere ich allergisch und habe beträchtlich Mühe, höflich zu bleiben, wenn etwa meine Geschäftspartner über Ausländer und «Jugos» im Besonderen herziehen und sich als Schweizer für etwas Besonderes halten. Dies trieb uns schon unser Vater aus. Wir sind nicht besser, aber auch nicht schlechter als Menschen anderer Nationen.

Während meiner ersten Ehe kam bei beiden gelegentlich ein Seitensprung vor. Ich reiste zu jener Zeit einmal mit einem Freund nach Puerto Rico und hatte dort einen sexuellen Kontakt. Die Scheidung fand Anfang der 1980er-Jahre statt. Sie verlief eher unglücklich und unfreundlich. Heute habe ich zu meiner damaligen Frau und ihrer Familie fast keinen Kontakt mehr. Ich vernahm aber nie etwas von einer HIV-Ansteckung meiner ersten Gattin.

Die Trennung war unter anderem der Grund, dass ich das Tessin verliess und in die Innerschweiz zurückkehrte. Ich nahm wieder eine unselbständige Stelle als Werkstattchef an. Während knapp vier Jahren führte ich erneut ein Junggesellenleben. In dieser Zeit hatte ich Kontakt mit mehreren Frauen. Keine der Beziehungen war von Dauer. Ich machte jeweils im Ausgang Bekanntschaft, wobei ich nicht einmal immer mit dem Ziel ausging, jemanden zu treffen. Kurz nach der Scheidung hatte ich gar keine Lust auf eine Beziehung. Auf die Affären liess ich mich mehr aufgrund eines männlichen Drangs ein.

Einmal besuchte ich auch ein Bordell im Ausland und hielt mich im «Rotlichtmilieu» auf. Sonst kannte ich einige Orte, wo sich hie und da ledige Frauen aufhielten. Dann und wann besuchte ich eine Tanzveranstaltung. Es waren einzelne Begegnungen – heute würde man sagen «One-night-Stands».

Eigentlich liess ich mich nur auf Frauen ein, bei denen ich wusste, dass es am anderen Tag nicht weiterging. Aber Sex gegen Bezahlung war für mich nicht die Lösung. Zumindest längerfristig war ich eher darauf aus, wieder eine Frau zu finden, die auch Freude daran hat, mit mir zusammen zu sein. Weil sich niemals auch nur im Ansatz zeigte, dass eine Bekanntschaft länger dauern würde, passte ich entsprechend auf, dass keine Frau schwanger wurde. Doch Kondome wurden nicht immer verwendet.

Mehr als auf diese Beziehungen konzentrierte ich mich in jener Zeit auf meine Ausbildung. Ich hatte nach der Scheidung Bilanz gezogen und begonnen, mich weiterzubilden. So besuchte ich regelmässig für mein berufliches Vorankommen nützliche Kurse. Ich war recht beschäftigt, und so dauerte es nach meiner Scheidung vier Jahre, bis ich meine jetzige Frau kennen lernte – eine Zeit, die ich auch benötigte, um die Erinnerungen aus erster Ehe – das Negative, das wir, wie ich annehme, beidseitig erlebt hatten – ein wenig zu vergessen.

Die Begegnung mit meiner zweiten Frau fand 1986 statt. Ich war damals noch Werkstattchef, und ein Mitarbeiter von mir hatte einen runden Geburtstag. Sie

war eine gute Bekannte von ihm und unter den Gästen gewesen. Darauf lud ich sie einmal ein. Wir bauten unsere Beziehung schrittweise auf und lebten noch längere Zeit nicht zusammen.
1990 heirateten wir und zogen gemeinsam ins Haus, in dem wir seitdem leben. Zunächst war die Frage offen, ob wir noch Kinder wollten. Meine waren bereits erwachsen – ich konnte folglich nicht der Motor für weiteren Nachwuchs sein. Ich stellte mich aber immer auf den Standpunkt, wenn es für sie eine Bedingung sei, würde ich dazu stehen. Nun haben die Geschwister meiner Frau viele Kinder. Insgesamt hat sie elf Nichten und Neffen, mit denen sie seit ihrer Geburt regelmässig Kontakt hat. Deshalb kennt sie Kinder, und es sind ihr sowohl die positiven als auch die negativen Seiten bekannt. Schliesslich fiel der Entscheid, dass wir darauf verzichteten.
Vom Beginn unserer Beziehung an unterstützte mich meine zweite Frau stark in der Weiterbildung. Nach einer weiteren Ausbildung absolvierte ich die Meisterprüfung. Zur Zeit, als wir zusammenzogen, hatte ich schon eine neue Stelle im Aussendienst in der Tasche. Ich arbeitete nun für einen Verpackungsmaschinenimporteur, wobei meine Reisen mich in die ganze Schweiz und zum Teil ins Ausland führten.
Die neue Arbeit war anstrengend, doch meine Gesundheit war immerzu robust. Mehrere Jahre verspürte ich nie Anzeichen einer Krankheit. 1994 aber begann ich plötzlich schlecht zu essen. Manchmal nahm ich nur mehr Flüssigkeit oder Suppe zu mir. Meiner Frau fiel es zunächst nicht auf, weil ich oft auswärts weilte. Ich war körperlich nie sehr aktiv. Daher nahm auch ich das Schwächerwerden nicht so sehr wahr. Der Prozess verlief ausserdem schmerzlos. Doch im Verlauf zweier Jahre verlor ich 15 Kilogramm Gewicht.

Ich weilte 1996 an einer Messe in Deutschland, als mir während einer kurzen Ruhepause plötzlich schwarz vor den Augen wurde. Ich konnte mich gerade noch an einer Stellwand festhalten, und es dauerte einige Zeit, bis ich wieder selbständig aufrecht stehen konnte. Mein Kollege, vor dessen Augen sich dies abgespielt hatte, offerierte mir, er würde allein weitermachen, so dass ich mich ins Hotel zurückziehen und ausruhen konnte.
Kaum war ich dort, zündete ich mir gewohnheitsmässig eine Zigarette an. Ich war ein starker Raucher. Ich weiss nicht einmal mehr, wie sie mir in meinem

damaligen Zustand in den Mund kam. Doch nun ertappte ich mich dabei, wie ich trotz schwerer Erkrankung noch rauchte und vor allem, dass ich es zuerst nicht einmal bemerkt hatte. Dies gab mir sehr zu denken. Ich drückte die Zigarette aus. Sie war die letzte, die ich je angesteckt habe.

Mein Zustand besserte sich auch in den folgenden Stunden nicht. Am selben Abend nahmen mich zwei Geschäftsleute, mit denen ich bekannt war und die gemeinsam an der Ausstellung weilten, in die Schweiz zurück. Einer steuerte sein, der andere mein Auto. Zu Hause überwies mich der Hausarzt ins Regionalspital. Dort teilte man mir nach einem zehntägigen Aufenthalt ohne Umstände und nach meinem Dafürhalten sehr unprofessionell mit: «Sie haben Aids.» Betreffend psychologische Unterstützung fiel kein Wort. Dies hätte zwar nichts an der Sache geändert. Aber heute vermittelt man das bestimmt ein wenig subtiler.

Für mich war der Befund, HIV-positiv zu sein, unglaublich. Natürlich fragte ich mich, was die Konsequenzen seien. Da wir bislang eine ungetrübte Ehe geführt hatten, beschäftigte es mich, ob meine Frau diese Krankheit akzeptieren und weiterhin zu mir stehen würde. Freilich machte ich mir auch Gedanken darüber, woher ich sie haben könnte. Besonders quälend war die Frage, ob ich inzwischen meine Frau angesteckt hatte. Umgehend teilte ich ihr den Bescheid mit, und als mich meine Schwiegereltern im Spital besuchten, ging ich auch mit ihnen sogleich auf den Korridor hinaus und sagte, ich müsse ihnen etwas eröffnen. Wir verloren alle Tränen.

Meine Frau und meine Schwiegereltern hielten zu mir. Bald konnten wir mit grossem Aufatmen feststellen, dass meine Frau sich nicht angesteckt hatte. Wir haben grosses Glück gehabt. Dazu beigetragen hat wahrscheinlich der Umstand, dass meine Frau die Pille nicht nahm, um zu verhüten. Aus diesem Grund hatten wir immer sonst aufgepasst. Hätte sie ein Verhütungsmittel verwendet, wäre dies wohl kaum in diesem Umfang der Fall gewesen.

Bald wurde ich auf der Infektiologie in Zürich angemeldet, wo man sich professionell mit mir befasste. Nach rund zwei Wochen fand das erste fachlich gute Gespräch statt. Bis dahin hatte mir die Krankheit rein gar nichts gesagt. Ich hatte wohl den Namen gehört. Aber ich hatte mich nie damit befasst. Ich hätte nicht einmal sagen können, ob HIV auch durch Händedruck oder Husten übertragen werden kann.

Beim Gespräch versuchte ich insbesondere einen Anhaltspunkt zu erhalten, wo ich das Virus aufgelesen haben könnte. Ich wollte in Erfahrung bringen, wie lang die Ansteckung zurücklag. Entweder war es in Puerto Rico oder in den drei, vier Jahren nach meiner Scheidung geschehen, bevor ich Bekanntschaft mit meiner jetzigen Frau gemacht hatte. Möglicherweise hatte dort ein einziges Mal ausgereicht.
Auf der Infektiologie sagte man mir, dass bis zum Ausbruch der Krankheit gut und gerne sieben oder acht, ja sogar bis zehn Jahre vergehen können. Puerto Rico würde also ausserordentlich lang zurückliegen. Die Reise hatte Anfang 1980 stattgefunden. Festgestellt wurde die Krankheit erst 1996. Die Zeitdauer seit den Jahren nach der Scheidung – 1984 bis 1987 – wäre etwas kürzer, nämlich rund zehn Jahre. Symptome hatte ich wie erwähnt schon ab 1994. Dies würde also ungefähr hinkommen.
Wo und wann es genau gewesen ist, das vermag ich nach wie vor nicht zu sagen. Ich weiss nur noch bruchstückhaft, in welcher Ortschaft die Begegnungen mit meinen damaligen Bekannten stattgefunden hatten. Von einigen von ihnen kenne ich nicht einmal mehr den Namen. Ich begann ja erst zehn Jahre später – nach meinem Zusammenbruch und dem ärztlichen Untersuch – wieder, mich an jene «One-night-Stands» zu erinnern.
Zu jener Zeit hatte ich nicht die geringste Kenntnis, welche Folgen ungeschützter Verkehr haben könnte. Damals wurden noch keine Fernsehspots ausgestrahlt. Heute wird einem ja das Wissen geradezu aufgedrängt. Man muss es sich nicht selber beschaffen. Mit den Informationen, die in der Zwischenzeit verfügbar sind, wäre es absolut unverantwortlich, wenn man mit im weitesten Sinn «unbekannten» Frauen so umgeht wie ich damals.
Doch zu jener Zeit war höchstens hie und da von Syphilis die Rede, und da ging man im Allgemeinen davon aus, man habe das im Griff. Das oberste Gebot war lediglich, dass die Frau nicht schwanger wurde. Dafür sorgte ich auch immer – aber eben nicht stets mit einem Präservativ, sondern manchmal mit vorzeitigem «Abspringen», wie man's nannte.
Dies ist zwar keine 100-prozentig sichere Methode zur Schwangerschaftsverhütung. Das ist klar. Aber es ist besser, als wenn man es nicht tut, wenn schon keine Pariser vorhanden sind. Heute beurteile ich die Situation freilich anders. Ich würde empfehlen, dass man auch in solchen Momenten die Augen vor der

Gefahr nicht verschliesst. Doch damit erzähle ich nichts Neues. Ich schliesse mich nur dem an, was allgemein bekannt ist.
Nach meinem Zusammenbruch war ich zunächst drei Monate krank. Schuld am Gewichtsverlust war eine Magenstörung. Ich wurde intravenös ernährt und richtiggehend aufgepäppelt. Fast zwei Monate dauerte es, bis der Appetit zurückkehrte und ich wieder essen konnte. Danach allerdings konnte man fast zusehen, wie ich Gewicht zulegte.
Ich erhielt sofort Tabletten verschrieben. Die antiretrovirale Therapie begann unmittelbar, nachdem ich wiederhergestellt war. Nur wenige Jahre zuvor wäre es mir nicht so gut ergangen, weil die moderne Behandlung just in jenem Jahr auf den Markt kam, als die Krankheit bei mir entdeckt wurde. Auch insofern habe ich noch Glück gehabt. Wäre die Krankheit ein paar Jahre vorher ausgebrochen – sie hätte gewiss einen viel schlechteren Verlauf genommen.
Während der Therapie wurden in regelmässigen Abständen die Blutwerte kontrolliert. Die Arbeit im Aussendienst liess sich mit der Behandlung gut vereinbaren. Ich konnte ohne weiteres Geschäftspartner, Importeure und Händler besuchen und gleichzeitig die Termine in der Klinik so einplanen, dass sich der Beruf 100 Prozent ausüben liess.
Wenn ich durch die ganze Schweiz reisen musste, packte jeweils meine Frau die Tabletten für einen oder mehrere Tage in einzelne Portionen und gab sie mir so mit. Ich konnte nicht zuletzt dank ihrer Hilfe voll im Beruf aufgehen. Dass sie die Dosierung und die Kontrolle der Medikamente übernahm, war für mich eine grosse Unterstützung. Sie motivierte mich aber auch, wenn ich einmal sagte, ich hätte keine Lust mehr, die Tabletten zu schlucken.

Im Verlauf der Zeit veränderte sich im Beruf vieles. Ich musste immer intensiver herumrennen. Aber ich engagierte mich gerne. Eine Tätigkeit im Kundendienst ist etwas Schönes. Doch die Situation am Arbeitsplatz wurde immer hektischer. So stellte sich mit der Zeit eine unglaubliche Müdigkeit ein. Früh zu Bett gehen nützte nichts. Obwohl ich mich so müde fühlte, wie wenn ich den ganzen Tag körperlich geschuftet hätte, lag ich dann doch wach.
Was die Veränderungen im Geschäft betraf, konnte ich vordergründig nichts Genaues darüber sagen. Doch es ergaben sich immer neue Unstimmigkeiten. Ich verdrängte vieles und versuchte manche Umstellungen im Geschäft zu

schlucken. Ich redete mir ein, dass ich mich selbst motivieren könne. Etwas sei ja überall nicht in Ordnung. Auch tröstete ich mich damit, dass ich dann irgendwann 65 sei – auch wenn dies noch viele Jahre dauerte. Nach den zahlreichen Berufsjahren hatte ich aber auch ein grosses Portefeuille intus. Ich spürte, dass ich bei der Kundschaft geschätzt war. Dies stellte mich auf, und ich brachte so noch lang genügend Energie zum Arbeiten auf, auch als ich immer kraftloser wurde.

Doch oft schlief ich keine Nacht mehr durch. Zusätzlich litt ich vermehrt wieder an anderen Beschwerden – etwa an Hautausschlägen. Ich bin durch Vererbung Psoriatiker, hatte damit aber lediglich als Jugendlicher geringfügige Probleme. Von Schüben im Ausmass, wie sie sich jetzt einstellten, war ich noch nie betroffen gewesen. Ich hatte nicht mehr nur Schuppenbildungen, sondern richtige Hautverhärtungen.

Die Haut öffnete sich an sämtlichen Fingergelenken. Drei Mal in der Woche suchte ich in Abstimmung mit der Infektiologie die dermatologische Abteilung auf, wo meine Hände bestrahlt wurden, bis zu drei Minuten jede Seite. Meine Arbeit verrichtete ich stets mit Handschutz. Ich brauchte dermassen viel Salbe, dass ich nichts ohne Handschuhe hätte tun können.

Für HIV sind solche Symptome nicht besonders typisch. So hegte auch niemand einen Verdacht diesbezüglich. Den Leuten sagte ich einfach, ich hätte Psoriasis – zu Deutsch Schuppenflechte. Da gebe es eben hie und da einen starken Schub. Bei besonders vorsichtigen Menschen fügte ich bei, dass man sich damit nicht anstecken könne.

Im Hochsommer war meine Krankheit jeweils besonders auffällig. Manchmal setzte es dann wegen der Handschuhe Sprüche ab: «Frierst du immer noch?» Bei den häufigen Besuchen auf der Dermatologie nahm die Wartezeit im Vorraum jeweils mehr Zeit in Anspruch als die Behandlung selbst, obwohl deren Dauer und Dosis jedes Mal zunahm. Aber auch da liess sich der ganze Aufwand mit dem Beruf immer noch gut koordinieren.

Im Rahmen meines Jobs erteilte ich in mehreren Landesteilen Kurse über technische Abwicklungen, neue Informatiksysteme, Onlinebestellung, Kundendienst und vieles mehr. Vor der letzten Schulung im Jahr 2003 machte ich die ganze Nacht kein Auge zu. Ich konnte nicht mehr, keinen Tag länger. Noch von der Arbeit aus rief ich meine Frau an und bat sie, einen Arzttermin abzu-

machen, damit ich ohne Verzögerung und noch vor der nächsten Verabredung die Infektiologie aufsuchen könne.
Als ich unterwegs nach Hause war, stellten sich auf der Autobahn Doppelbilder ein. Dies zwang mich, rechts an den Rand und später auf eine Raststätte zu fahren, wo ich lange Zeit auf und ab ging. Zwischendurch legte ich mich im Auto etwas hin. Mit Müh und Not erreichte ich unser Zuhause. An sich war mein Verhalten verantwortungslos. Die Strecke von unserem Wohnort zum Spital fuhr mich dann meine Frau.
Meine Blutwerte hatten während der regelmässigen Kontrollen hin und wieder geschwankt. Grosse Auswirkungen der Krankheit hatte ich aber viele Jahre keine verspürt. Ich hatte mich allerdings auch nie sehr ausführlich damit befasst. Im Spital wurde mir das Blut entnommen. Wenn uns dann jeweils zwei Wochen später die Analysewerte mitgeteilt wurden, nahm das Telefon in der Regel meine Frau ab.
Dieses Mal, nach der Rückkehr von meinem letzten Kurs, litt ich nicht nur an den Hautproblemen, sondern auch an Brustschmerzen und einer tiefen Erschöpfung. Ich vermutete, es handle sich um Herzbeschwerden. Dies war naheliegend. Mein Vater war an Herzversagen gestorben. Es wurden verschiedene Tests durchgeführt. Schliesslich wurde auch der Magen untersucht – und so entdeckte man, dass ich Magengeschwüre hatte.
Ich erhielt spezifische Medikamente, wobei man darauf achtete, dass diese sich mit den HIV-Tabletten vertrugen. In regelmässigen Abständen wurde mir eine Sonde in den Magen gelassen. Während der ersten vier Male verschlimmerte sich die Situation eher noch. Auch die Medikamente griffen nicht. Bereits wurde eine Magenoperation in Erwägung gezogen. Dies aus der Angst, der Magen könnte durchbrechen.
Dann erwähnte meine Frau an einem Gespräch mit dem medizinischen Personal, es gebe doch noch andere Behandlungen. Nun erinnerte sich auch die Ärzteschaft daran, dass erst eine Sorte Medikamente angewendet worden war. Ich hatte inzwischen ausserdem etwas Abstand vom Beruf und litt nicht mehr dermassen an Stress. Und siehe da – zusehends stellte man im Verlauf von zwei, drei weiteren Untersuchungen fest, dass die Geschwüre sich zurückbildeten. Im Verlauf der Zeit besserten die Bescheide dann, und unlängst teilte man mir mit, es seien nur mehr rote Stellen vorhanden. Es ist gut möglich, dass die

Magenerkrankung psychisch bedingt war, weil HIV solche Beschwerden nicht unbedingt zur Folge hat.
Ich stehe psychologischen Erklärungen skeptisch gegenüber. Früher glaubte ich immer, ich hätte alles im Griff. Doch was mir seit dem Ausbruch der Krankheit zugestossen war – die tägliche Tabletteneinnahme, die Tatsache, dass immer alles im Fluss und wenig vorhersehbar ist, das Unwissen, wo ich mich angesteckt habe, Chefwechsel, Unstimmigkeiten und schlechter werdende Beziehungen zu den Vorgesetzten im Geschäft –, setzte mir wohl doch auch psychisch stark zu.
Andere erleben Ähnliches auch. So weiss ich schliesslich nicht, was die Talfahrt auslöste. Vielleicht hätte ich mich doch früher nach einem anderen Job umsehen sollen, verpasste aber den richtigen Zeitpunkt. Im Nachhinein ist es für mich klar, dass damals zu viele Unstimmigkeiten aufgetreten waren.
Bis knapp zwei Jahre nach meinem zweiten Absturz dachte ich daran, dass ich wieder an meine Arbeitsstelle zurückkehren würde. Doch dann nabelte ich mich ab. Im Gespräch mit meiner Frau entwickelte ich die Haltung, dass ich mich, wenn es mir wieder gut gehen würde, nach etwas anderem umsehen müsse. Und so wurde das Arbeitsverhältnis im Jahr 2005 beendet. Ich schied aus und wurde nach zwei Jahren Krankheit in die Invalidenversicherung aufgenommen.

Es wissen nur sehr wenige Menschen von meiner Krankheit. Meine Eltern starben, bevor es bekannt wurde. In meinem Freundes- und Bekanntenkreis teilte ich meine Krankheit grundsätzlich nicht mit. Mit einem Teil meiner Geschäftspartner pflege ich bis heute ein sehr gutes Verhältnis. Früher ging ich manchmal mit einigen essen. So entstanden im Verlauf der Jahre gute Beziehungen. Doch HIV ist auch in Gesprächen mit ihnen kein Thema. Aus diesem Grund gibt es ausser meiner Frau und meinen Schwiegereltern eigentlich keine Personen, die von der Infektion wissen.
Viele Menschen haben mich natürlich in den Zeiten erlebt, als es mir offensichtlich schlecht ging. Trotzdem dachte niemand an HIV. Dass dem so ist, wird indirekt immer wieder bestätigt, wenn jemand in meiner Gegenwart wieder einmal einen Witz oder eine Zote betreffend HIV fallen lässt. Davon lasse ich mich dann nicht beleidigen, sondern ich nehme es als Signal dafür, dass die

Leute offenbar nichts ahnen. Ich hatte lang und oft mit vielen Menschen zu tun – mit Belegschaften, Chefs, Verkäufern. An Meetings im Geschäft kamen rasch einmal 200 oder 300 Personen zusammen. Doch ich denke, niemand weiss es. Sonst hätten es die Betreffenden gut versteckt.

Ich fürchte mich nicht einmal so sehr davor, dass man mich meiden würde. Grösser ist meine Angst, dass die Menschen anders mit mir umgehen würden – mir etwa die Türe offen hielten oder mir als Erstem eine Sitzgelegenheit anböten. Solche Erbarmensgesten würden mich belasten. Wenn jemand, der es wüsste, den Kontakt mit mir abbräche, würde ich sagen – na und, dann ist es eben so, basta. Weniger gut könnte ich damit umgehen, wenn man mir mit der Haltung entgegenträte: «Ach der Arme, nun hat er das», oder wenn sogar Gespräche oder Aussagen meinerseits über die Gesellschaft entsprechend gewertet würden. Würde ich beispielsweise einmal eine soziale Einstellung äussern, hiesse es gleich: «Er ist jetzt halt selber ein Sozialfall.»

Noch während ich arbeitete, bildete ich mich im Computerbereich weiter. Es fasziniert mich, was in der Informatik alles möglich ist und wie Netzwerke funktionieren. Nebenberuflich und gegen Entschädigung entwickelte ich schon damals für die Betreiber der Verpackungsmaschinen unserer Unternehmung ein kleines Programm, das die häufigsten Wartungsarbeiten erleichtert. Ich absolvierte diverse Anwenderkurse und erwarb auch auf diesem Gebiet ein Masterdiplom.

So steht für mich in Zukunft eine angemessene Tätigkeit im Informatikbereich im Zentrum. Ich würde gern als Allrounder in einem IT-Unternehmen wirken, das für allgemeine Arbeiten mich und nicht die allerteuersten Fachleute einsetzen könnte. Dies würde mir ermöglichen, mein Hobby zu meinem Beruf zu machen.

Inzwischen fühle ich mich langsam wieder so stark, dass ich eine Arbeit ins Auge fassen könnte – ja ich verspüre geradezu Lust nach einer Teilzeitarbeit. Manchmal bin ich allerdings immer noch dermassen niedergeschlagen, dass ich mich tagsüber ausruhen muss. Gegenwärtig ist es so, dass ich noch keine durchgehend stabilen Wochen erlebe.

Mühe habe ich auch beim Lesen. Meistens liest mir meine Frau die Zeitungen vor. Doch auch wenn ich es selbst tue, habe ich nach einer kurzen Lektüre den Text nicht intus. Ich lese eine Spalte und frage mich dann bereits wieder nach dem Inhalt. Wenn ich ein Sachgebiet studiere, muss ich Seite um Seite vorgehen und jeweils an der Stelle, wo ich stecken bleibe, ein Zeichen hinterlassen. Konzentrationsstörungen verspüre ich auch, wenn ich bei Gelegenheit einen E-Bay-Handel abschliesse. Da bin ich zwar flexibel und kann einen günstigen Moment abwarten. Doch auch hier lässt meine Aufnahmefähigkeit oft zu wünschen übrig.

Bereits stattete ich einer Reihe ehemaliger Geschäftskollegen Besuche ab, um sie von meinen beruflichen Zukunftsplänen frühzeitig in Kenntnis zu setzen. Aber nur schon diese Gespräche waren für mich anstrengend, was mich erneut demotivierte. Während ich ruhig in der Wohnung sass, hatte ich meinen Zustand robuster eingeschätzt.

So sitze ich jetzt eben hier und warte ungeduldig, bis ich wieder einer Teilzeitbeschäftigung nachgehen kann. Komplimente und Empfehlungen erhielt ich bereits. Ich wage es aber noch nicht, eine konkrete Verpflichtung einzugehen, weil ich noch keine Arbeitszeiten zuverlässig einhalten könnte. Doch bin ich überzeugt davon, dass es schon wieder besser kommt. Die Haut- und die Magenprobleme haben sich stark vermindert. Die Müdigkeit zu überwinden ist nun noch mein Hauptanliegen.

Abgesehen von meinen Berufswünschen möchte ich noch möglichst lang mit meiner Frau zusammen in einer guten Beziehung leben, hie und da etwas gemeinsam unternehmen, nach Möglichkeit wieder einmal in die Ferien fahren und unsere Bekanntschaften pflegen.

Schon als ich noch voll berufstätig war, stellte mir eigentlich immer meine Frau die Medikamente bereit. Ich weiss noch heute nicht einmal die Namen der Mittel. Es gab Momente, in denen ich ohne meine Frau nicht mehr bereit gewesen wäre, die Therapie aufrechtzuerhalten. Ich hätte gesagt, was soll's. Jeder hat sein Leben … Vor allem als ich meinen vielgeliebten Beruf nicht mehr ausüben konnte, wäre es ohne meine Frau wohl aus gewesen; vermutlich aber nicht erst dann, sondern schon viel früher. Sie war es, die mich in gewissen Phasen dazu bewog, mit der Behandlung fortzufahren.

Während des grössten Teils meines Berufs- und übrigen Lebens begegnete ich wenigen Frauen, die mir wegen ihrer Intelligenz imponierten. Durch meine Gattin habe ich nun aber eine Achtung für das andere Geschlecht gewonnen, die sich auf andere Frauen überträgt. Ich betrachte die Männer nicht mehr

grundsätzlich als stärker. Ohne meine Frau hätte ich schlicht und ergreifend den Sinn des Weiterlebens nicht mehr gesehen.
Meine Sexualität hat sich verändert. Mit meiner Frau mache ich noch auf eine bescheidene Weise Petting, vermutlich eine Wirkung der vielen Medikamente. Der Geschlechtsverkehr wurde seltener. Ich bin kaum mehr viril. Für Selbstbefriedigung zusammen reicht es noch. Soweit möglich, wird Sexualität zwar schon noch gepflegt. Aber sie hat nicht mehr die enorme Wichtigkeit wie in jüngeren Jahren. Meine Frau ist auch nicht so veranlagt, dass Sex für sie ausgesprochen zentral ist. Schliesslich gibt es ja auch einen emotionellen und nicht nur körperlichen Bereich in einer Beziehung – und dieser macht bei uns den Hauptanteil aus.
Inzwischen bin ich mit meiner zweiten Frau viele Jahre glücklich zusammen, wobei meine Krankheit während der ersten Hälfte dieser Zeitspanne noch kein Thema war. Ich wurde auf traditionelle Weise – um nicht zu sagen eher wie ein «Macho» – erzogen. Meine Mutter führte den Haushalt. Mein Vater war das Familienoberhaupt. Diese Rollenverteilung habe ich zwar später zunehmend in Frage gestellt. Doch erst in meiner zweiten Ehe wurde ich mir der Stärke der Frauen so richtig bewusst.

Erzählt am 4. Dezember 2006.

Aids, ein hochbrisantes Thema

Michael Walther

Das vorliegende Buch ist nach dem Ansatz der mündlichen Geschichtsschreibung, der «Oral History», entstanden. Was hier steht, wurde mir so erzählt. Ich halte mich, soweit für den Leser und die Leserin vertretbar, möglichst an den originalen Erzählfluss. Im Prinzip ist jeder geschriebene Satz auf einen gesprochenen zurückzuführen. Wenn man mehrere persönliche Erzählberichte zu einem Thema sammelt, funktioniert das wie ein Puzzle. Die Wahrscheinlichkeit ist gross, dass man nach zehn Geschichten etwa so viel zu einem Thema weiss, wie wenn man ein theoretisches Buch darüber liest, nur eben lebensnah.

Wenn man eine derartige Arbeit anpackt, muss man sich überlegen, welche einzelnen Menschen, aber auch – beim Thema Aids mit seinen verschiedenen «Risikogruppen» ganz wichtig – welche Art Betroffener angesprochen werden sollten. Einmal an der Arbeit, lässt sich relativ rasch feststellen, dass es eigentliche «Typen» nicht gibt, sondern alle Erzählerinnen und Erzähler äusserst komplex und vielschichtige Individuen sind.

Eine «schweigende Kleinstadt» hat ein Erzähler die 23 000 HIV-Betroffenen in der Schweiz genannt, die sich ja vor allem deshalb nicht outen, weil sie inzwischen – der modernen Behandlung und neugewonnenen Lebensaussicht sei Dank – wieder etwas zu verlieren haben. Obwohl der betreffende Erzähler, wie alle andern in diesem Buch, äusserst differenziert war, hatte er Mühe zu beschreiben, was denn eigentlich das Besondere an HIV ist. Vielleicht ist es doch nicht so schwer zu erklären. Denn wie kaum eine andere Krankheit hat HIV mit zweien unserer Lieblingstabus zu tun, mit Sexualität und Tod.

Offenheit in sexuellen Dingen – nicht die aufdringliche öffentliche Darreichung von Sex und Pornografie wie in Medien, Werbung und Internet, nein, private sexuelle

Freimütigkeit – würde der Aidsprävention durchaus nützen. Nur Ehrlichkeit in Sachen Sex führt zur Erfüllung und birgt auch die Chance, auf sexuelles oder anderes Risikoverhalten zu verzichten. Was den Tod betrifft, kann der zwar schon beim nächsten Wort eintreten, im Allgemeinen aber orten wir ihn in Bagdad, an der Abdankung anderer, und im Fall von Aids liegt er in Afrika, nur ja nicht bei uns. Der Thuner Arzt und HIV-Spezialist Bernhard Bürki wies in einem Gespräch ferner darauf hin, dass «HIV noch ein drittes Tabuthema berührt, also ein Thema, das alle irgendwie betrifft und darum alle interessiert, aber zu dem niemand sagen kann, wie es sich damit denn genau verhält – die Sucht».

Gerade der nur scheinbar offene Umgang mit Sexualität beziehungsweise der Umgang mit Themen, «zu denen niemand sagen kann, wie es sich damit genau verhält», war einer der Auslöser, dieses Buch zu schreiben. Zu Tage getreten sind ein paar erstaunliche Dinge. Frauen scheinen sich besser zu vernetzen als Männer. Alle Erzählerinnen in diesem Buch engagierten sich zum Teil jahrelang in der Selbsthilfe oder organisier(t)en sie gar. Die Männer gehen ihre eigene Route oder setzen sich eher institutionalisiert ein. Einen langen Weg aber legten alle Erzählerinnen und Erzähler zurück. Dabei schauten sie oft genauer zu sich hin als andere.

Diejenigen, die Aids nur als «Gummi drum»-Kampagne wahrnehmen, täuschen sich enorm. Aids ist eins der dynamischsten Themen überhaupt. Wir stecken mitten in einer Medizingeschichte. Die modernen Therapien sind gerade einmal zehn Jahre alt und haben das Leben der Betroffenen bahnbrechend verändert. Nun geht es bereits darum, ob man Therapien unterbrechen kann. Und auch wenn die Debatte darüber einstweilen erst verstohlen läuft, man wird darüber reden müssen, wieweit Kondome überhaupt nötig sind, wenn – aber wohl wirklich nur dann – die Virenbelastung einer medikamentenbehandelten HIV-positiven Person sehr tief liegt. Statistisch ist das Übertragungsrisiko dann nämlich nicht mehr grösser als die Wahrscheinlichkeit der unsachgemässen Anwendung des Kondoms.

Aids ist aber auch hochbrisant und -politisch. Zu 90 Prozent von Aids betroffen sind – wieder einmal – die Entwicklungsländer. In Afrika, Asien, vorderhand aber auch in Osteuropa und China schlägt HIV einen besonders traurigen Weg ein. Die Epidemie geht weiter einher mit Drogenhandel, Sextourismus und dem gewaltigen Kinder-

pornografiegeschäft. Ausgerechnet in Afrika wird sich, wenn nichts geschieht, HIV auf die Agrarproduktion des ganzen Kontinents negativ auswirken – und ist damit verknüpft mit den Migrationsströmen der Zukunft. Es wäre extrem gut, im Globalismus auch global und ganzheitlich zu denken und handeln.

Nach dem heutigen Forschungsstand gilt das HI-Virus als die Hauptursache von Aids und auch als hauptverantwortlich für den Verlauf der Krankheit. Es gibt noch viele andere Dinge, von denen man weiss, dass sie «immunschwächend – Aids, «erworbenes Immunschwäche-Syndrom» – sein können: Ernährung, Stress, das hygienische Verhalten und die Gesundheitsversorgung, generell Umwelteinflüsse und Umweltgifte, Bildung, soziale Perspektive beziehungsweise Benachteiligung, persönliches Masshalten, individuelle Erfüllung. Aids ist nichts Isoliertes und nicht bloss etwas Biologisches. In einer Welt mit weniger himmelschreiender sozialer Ungerechtigkeit, weniger Umweltzerstörung und weniger exzessivem, aber doch nicht erfüllendem Konsum würde wahrscheinlich auch das menschliche Immunsystem aufatmen, aufleben …

Michael Walther ist Journalist und Buchautor in Flawil SG.

B. Sachteil

01 Aids, Begriff, Syndrom

Ein Bild mit vielen geläufigen Krankheiten

Das Wort «Aids» steht für die englische Bezeichnung «Acquired Immune Deficiency Syndrome», zu Deutsch «Erworbenes Immunschwäche-Krankheitsbild». Aids gilt als Spätfolge einer Infektion mit dem Human Immune Deficiency Virus (HI-Virus oder HIV), übersetzt «menschliches Immunschwäche-Virus». Deshalb auch die Umschreibung «erworben» bei Aids.

Das Immunsystem hat die Aufgabe, in den Körper eingedrungene Krankheitserreger – Bakterien, Pilze, Parasiten und Viren – unschädlich zu machen. Bei einer Immunschwäche ist die Abwehrfähigkeit des Körpers gegenüber Krankheitserregern vermindert. HIV – davon wird ausgegangen – schwächt die Abwehr, indem es die Helferzellen des Immunsystems – die sogenannten CD4-Zellen (siehe Text 04) – befällt und sich in ihnen vermehrt. Es benutzt sie als Wirtszellen.

Heute kennt man bei «Aids» drei verschiedene Stadien – übernommen wurden sie, auch in der Schweiz, von den amerikanischen Centers for Disease Control and Prevention (CDC). Stadium A ist die HIV-Infektion, die in der Regel keine Beschwerden verursacht, Stadium B sind Erkrankungen, die auf eine Störung des Immunsystems hinweisen – meist Infektionen der Haut und Schleimhäute – und C ist das Krankheitsbild Aids.

Bereits kurz nach der Übertragung beginnt sich das Virus stark zu vermehren. Bei einigen Menschen treten zunächst keine Symptome auf. Bei der Mehrzahl jedoch entwickeln sich etwa 14 Tage nach der Übertragung grippeähnliche Anzeichen, die als sogenannter Primärinfekt gelten und nach ein bis zwei Wochen wieder abklingen.

Hernach folgt eine unauffällige Phase – die Latenzzeit. Sie kann einige Monate bis viele Jahre andauern. In dieser Zeit, davon wird ausgegangen, vermehrt sich das Virus weiter und schädigt das Immunsystem, indem weiterhin die CD4-Helferzellen angegriffen werden.

Je weniger Helferzellen vorhanden sind, desto weniger vermag das Immunsystem den Körper vor Krankheiten zu schützen. Dann kann es zum Ausbruch verschiedener sogenannter «opportunistischer Krankheiten» kommen – die allesamt auch ohne HIV auftreten können. «Aids» wird daher als «Syndrom» bezeichnet.

Ein Beispiel einer solchen opportunistischen Krankheit ist die Toxoplasmose oder – da sie bei HIV besonders das Hirn befällt – zerebrale Toxoplasmose. Der Erreger (Toxoplasma gondii), der zu Lähmungserscheinungen, Hirnhaut- oder Lungenentzündungen führen kann, wird häufig schon im Kindes- und Jugendalter vorab über Katzenkot erworben. Die Hälfte der Schweizer Bevölkerung trägt den Parasiten, doch dies verläuft in der Regel ohne zusätzliche Immunschwäche – etwa bei einer Schwangerschaft – harmlos.

Opportunistische Krankheiten, besonders in Lunge, Magen-Darm, Nerven und Haut, sind die folgenden:

- Candida-Stomatitis, Candida-Ösophagitis (Hefepilzbefall der Schleimhäute in Mund, Rachen, Schlund, Speiseröhre oder Scheide)
- Durchfall (verursacht durch Kryptosporidien, Isospora belli und Mikrosporidien)
- Ekzeme, vermutlich von Pilzen verursacht, und schuppende Hautveränderungen
- Herpes simplex (Herpeserkrankung von Lippen, äusseren Geschlechtsteilen)
- Kaposi-Sarkom (Haut-, Lungen- oder Bronchientumor oder Tumor im Magendarmtrakt)
- Kryptokokken-Meningitis (Hirnhautentzündung)
- Mykobakterium-avium-Infektion. Das Bakterium ist mit dem Tuberkuloseerreger verwandt, kann aber neben Lungen auch Blut, Knochenmark, Leber, Nieren oder Lymphknoten befallen.
- Non-Hodgkin-Lymphome (Geschwülste im Bereich von Lymphknoten, Rachenmandeln, Milz und Knochenmark)
- Orale Leukoplakie (nichtabstreifbarer Belag am Zungenrand durch Epstein-Barr-Virus)
- PcP (Pneumocystic-carinii-Pneumonie), typisch auftretende Lungenentzündung
- Periphere Neuropathie (Erkrankung von Rückenmarknerven)
- Progressive multifokale Leukenzephalopathie (Paporavirus zerstört Hirnzellen)
- Salmonellenerkrankung mit Lungenentzündung, Infektion im Blut
- Tuberkulose
- Zahnfleischentzündungen
- Zerebrale Toxoplasmose (führt zu Hirnabszessen)
- Zytomegalie-Virus (ein Herpes-Typ, befällt Augen, Magen-Darm-Trakt und Hirn)

Soweit die Auflistung der Aids-Hilfe Schweiz, die sich liest wie eine ziemlich umfassende Liste zumeist geläufiger Krankheiten, von denen zumindest einige weniger gravierende fast alle Menschen im Verlauf ihres Lebens vorübergehend durchmachen.
Kritiker haben aufgrund dessen Aids wiederholt keine eigenständige Krankheit genannt, «sondern ein Sammelsurium einer Vielzahl altbekannter Krankheiten», die nicht unbedingt einen Virenbefall als Ursache haben müssten, so der Buchautor Michael Leitner im Jahr 2001.
Der HIV-Test bestätigt zudem das Virus nur indirekt über Antikörper, sogenannte Immunoglobuline. Der Körper, davon geht man aus, produziert nach dem Eindringen des Virus Antikörper.

Dies tut er allerdings bei vielen Erregern. Die Kritiker sind der Meinung, dass aus diesem Grund «falsch-positive» Tests möglich seien. Dieses Risiko wird allerdings durch das Vornehmen eines Bestätigungstests vermindert.

Dennoch begegnen manche HIV-Betroffene schulmedizinischen Behandlungen (siehe Text 22) mit Skepsis – obwohl diese seit 1996 in der Regel eine gute Lebensqualität ermöglichen – und versuchen auf komplementärmedizinischen Therapien (siehe Text 14) auszuweichen.

In der Tat trifft es zu, dass anfangs der elektronenmikroskopische Nachweis des HI-Virus auf schwachen Füssen stand. Heute aber ist das Genom von HIV bekannt. Dies wird in der PCR-Diagnostik (siehe Text 04) ausgenutzt – einem Verfahren, bei dem HIV direkt über seine Erbsubstanz nachgewiesen wird, indem die Anzahl Genomkopien und damit die Anzahl Viren im Blut gemessen werden.

02 Aids-Chronologie

Geschichte mit Ungereimtheiten

1981 In New York sterben einige junge Homosexuelle – die Rede ist von fünf Personen – an einem seltenen, noch namenlosen Hautkrebs. Die Krankheit wird von der US-Gesundheitsbehörde beschrieben.

1982 Die Krankheit bekommt den Namen Aids.

1983 Der Aidserreger wird vom französischen Professor Luc Montagnier isoliert. Er nennt ihn LAV – Lymphadenopathie-assoziiertes Virus.

1984 Der Amerikaner Robert Gallo isoliert das Virus und verkündet seinen Fund an einer Pressekonferenz. Die Bezeichnung lautet HTLV-III, heute HIV-I.

1985 Der erste internationale Aidskongress findet in Atlanta statt. Im selben Jahr wird der HIV-Antikörper-Test eingeführt. In der Schweiz werden 96 Aidskranke gezählt, und die ersten Aids-Hilfen werden gegründet.

1986 François Clavel, ein Kollege von Montagnier am Institut Pasteur, berichtet vom Fund des HIV-Typs II vor allem in Westafrika.

1987 AZT wird als erstes Aidsmedikament zugelassen. In der Schweiz beginnt die «Stop Aids»-Kampagne. Erste Impfversuche finden statt. Es werden über 60 000 Fälle weltweit registriert.

1988 Die UN rufen am 1. Dezember den ersten Weltaidstag aus.

1991 Die rote Schleife, Zeichen für die Solidarität mit Betroffenen, wird zum ersten Mal getragen.

1992 «Queen»-Sänger Freddy Mercury stirbt an Aids.

1995 Erste Kombinationstherapien kommen auf den Markt.

1996 Das Aidsbekämpfungsprogramm Unaids wird gegründet.

2005 Mit 40,3 Millionen HIV-Infizierten erreicht die Zahl der Betroffenen den Höchststand. Im Jahr 2005 waren es 4,9 Millionen Neuinfektionen.

2006 Der 16. Weltaidskongress in Toronto findet statt.

So lautet zusammengefasst die offizielle «Aids-Chronik». Dazu gibt es noch einige Ergänzungen. 1999 fand ein Forscherteam Hinweise darauf, dass das Aidsvirus von Schimpansen aus Zentralafrika auf den Menschen überging. «Bei bestimmten, in Afrika heimischen Affenarten», fasst die Aids-Hilfe Schweiz auf ihrer Homepage zusammen, «gibt es ein ganz ähnliches Virus wie HIV, das SIV oder ‹Simian Immune Deficiency Virus›.» Die Übertragung wäre also durch Genveränderung dieses «Affenvirus» möglich geworden. Demnach hätte die Geschichte von HIV bereits zwischen 1925 und 1930 begonnen. Sie wirkte sich bloss lange noch nicht aus, weil die Menschen weniger reisten – um eine mögliche Erklärung zu nennen.
Über den ersten Aidskranken beziehungsweise die erste Aidskranke gehen die Angaben auseinander. Je nach Quelle ist von einer dänischen Ärztin die Rede, die nach einem Aufenthalt in Afrika 1977 an den typischen Aidssymptomen starb, andernorts ist zu lesen, dass «die älteste *sicher* dokumentierte HIV-Infektion aus dem Jahr 1959 stammt. Sie wurde später in der Blutprobe eines Afrikaners nachgewiesen.»
Fragen wirft insbesondere die Gallo-Geschichte auf. Nach vielen Quellen fand er nämlich das Virus gar nicht selbst, sondern arbeitete mit der Probe, die der Franzose Montagnier gefunden und ihm zum Testen weitergeschickt hatte – eine übliche Praxis. Gallo referierte am 23. April 1984 auf einer von der damaligen US-Gesundheitsministerin einberufenen Pressekonferenz, ohne dass er zuvor eine Studie zum Thema veröffentlicht hatte – was in der Wissenschaft so noch nie vorgekommen sein soll. Dafür wurde am selben Tag ein Antrag auf Patentierung eines von ihm entwickelten Aidstests gestellt – und auch bewilligt. Dabei lag dem Patentamt Washington bereits seit dem Vorjahr ein entsprechender Antrag von Luc Montagnier vor ...
Selbst die Datierung des Namens Aids stimmt nicht ganz. Ganz zu Beginn hiess das Syndrom nämlich «Grid» – wie «Gay Related Immune Deficiency» –, grob übersetzt also «Schwulenimmunschwäche».

Die von Gallo aufgestellte These, dass HIV die – einzige – Ursache von Aids ist, wurde auch bestritten (siehe Text 01). 1987 startete Peter Duesberg einen Angriff auf die HIV-Aids-Hypothese. Er bezweifelte, dass das HI-Virus ausreiche, die tödliche Krankheit Aids zu verursachen. Bis anhin als einer der besten Virologen der Welt geltend, wurde Duesberg fortan nicht mehr an Kongresse eingeladen und erhielt keine Forschungsgelder mehr.
1991 bildeten 40 Wissenschafter eine Vereinigung zur Neubewertung der HIV-Hypothese – die «Group for the Scientific Reappraisal of the HIV-Hypothesis». Bereits seit 1981 tätig ist die ebenfalls HIV-kritische Perth-Gruppe. 1993 fand in Amsterdam ausserdem ein «Alternativer Weltaidskongress» statt.
Die Aidskritik besteht nach wie vor, hat teils jedoch andere Schwerpunkte als das Bezweifeln, dass das HI-Virus die Ursache von Aids sei. Sie richtet sich vermehrt auf die Preispolitik bei den Aidsmedikamenten, die für die meisten Menschen auf der Welt unerschwinglich sind (siehe Text 15). Ausserdem wird – statt der Verfahren, die bei der molekularen Wirkungsweise des Virus einhaken – nach Alternativen im pflanzlichen oder im Bereich der Neuroimmunologie und der Psychoneuroimmunologie gesucht, also beim Zusammenwirken von Nerven-, Hormon- und Immunsystem im Fall von Gewebeerkrankungen im Nervensystem (siehe Text 08).

03 Arbeit, Integration, Stigmatisierung und HIV

Fast wie die «normale» Bevölkerung

70 Prozent der Menschen mit HIV sind in der westlichen Welt erwerbstätig, davon wiederum rund 70 Prozent Vollzeit. Dies zeigte eine Studie des Schweizerischen Nationalfonds, deren Ergebnisse 2003 im Buch «Aids, Recht und Geld» veröffentlicht wurden. Damit unterscheiden sich die Menschen mit HIV kaum mehr vom Rest der Bevölkerung. Durch die Kombinationstherapien, die seit 1995 angeboten werden (siehe Text 22), ist die Arbeits- und Leistungsfähigkeit einer HIV-positiven Person in der Regel nur wenig oder nicht vermindert.
Arbeitsrechtlich gesehen gibt es für Menschen mit HIV in der Schweiz keine Berufsverbote. Es darf kein HIV-Test als Bedingung für eine Anstellung verlangt werden. Es besteht auch keine Verpflichtung, den Arbeitgeber über den HIV-Status zu informieren. Gilt eine Person aus medizinischer Sicht aber als aidskrank, muss auf Nachfragen des Personalchefs die Wahrheit gesagt werden. HIV/Aids darf im Arbeitszeugnis keine Erwähnung finden. Arbeitgebende dürfen Mit-

arbeitende über jemanden mit HIV oder Aids nur mit dessen Einwilligung informieren. Und: Eine Kündigung aufgrund der Infektion ist nach Artikel 336 des Obligationenrechts missbräuchlich, weil Entlassungen aufgrund einer «persönlichen Eigenschaft» untersagt sind.

Die Realität sieht allerdings anders aus. 28 Prozent der erwerbstätigen Menschen mit HIV/Aids, die in der besagten Nationalfondsstudie befragt wurden, gaben an, deswegen schon einmal entlassen worden zu sein oder selbst gekündigt zu haben. Zu Letzterem mögen sie gute Gründe gehabt haben: Jede fünfte Person mit HIV wird nämlich gemobbt, zeigt ebenfalls die Nationalfondsstudie – die Zahl liegt deutlich höher als in der Gesamtbevölkerung. Der Verlust der Arbeitsstelle führte bei der Mehrheit der Menschen mit HIV/Aids zu Erwerbslosigkeit. Und vier Prozent der Befragten fanden nur eine Stelle zu schlechteren Bedingungen als vorher.

Da ist es verständlich, wenn sich HIV-Positive mit dem «Coming-out» schwertun. 23 Prozent der Befragten mussten ihren HIV-Status aber schon einmal unfreiwillig in einem Bewerbungsverfahren gegenüber dem Arbeitgeber offen legen, so die Nationalfondsstudie. Leicht in Bedrängnis kommen vor allem jene, die vor der Zeit der modernen Kombinationstherapien jahrelang krankheitsbedingt vom Arbeitsmarkt abwesend waren. Ein Problem können auch die HIV-bedingten regelmässigen Arztbesuche darstellen, die oft während der Arbeitszeit erfolgen müssen.

Elf Prozent haben wegen der Krankheit generell Konflikte mit dem Arbeitgeber. Nicht selten hat dies mit dem Datenschutz zu tun. Die meisten Anfragen von Menschen an die Aids-Hilfe bezüglich Arbeit betreffen denn auch Schwierigkeiten am Arbeitsplatz. Die Stigmatisierung ist also offenkundig.

Die Aids-Hilfe unterhält zur Unterstützung von Arbeitsuchenden mit HIV die Jobbörse www.workpositive.ch mitsamt Austauschforum für Betroffene. Ein Leitfaden für Arbeitgebende wird ebenso herausgegeben wie die Broschüre «Job und HIV».

In eine ähnliche Richtung geht das Projekt «PIPS» – «Positives Integrationsprojekt Schweiz» –, das unter der Trägerschaft der Infektiologie des Kantonsspitals St. Gallen steht und auf Aufklärungs- und Informationsarbeit setzt. Denn es ist klar: Ohne Arbeit leidet die Lebensqualität von Menschen mit HIV erheblich, und es fehlen ihnen soziale Kontakte, Ansehen, Einfluss und finanzielle Sicherheit gleichermassen. Zu einer Ungleichbehandlung von Menschen mit HIV besteht heute auch auf dem Arbeitsmarkt kein Grund mehr.

04 CD4-Wert, Diagnostik

Von Helferzellen, Virentypen und Virenlast

HIV ist ein Retrovirus. Viren dieses Typs befallen vor allem teilungsaktive, höher entwickelte Zellen. Viren – lateinisch für Schleim, Gift – sind allgemein dadurch charakterisiert, dass sie ihre Erbinformation in die Wirtszelle einbringen und diese so umprogrammieren, dass deren Reproduktionsmechanismus dem Virus dient und neue Viren produziert. Beim Menschen sind bisher vier Retroviren bekannt. HTLV-I und HTLV-II gelten als Verursacher von Leukämie. HIV-I ist der von Montagnier/Gallo entdeckte Erreger, der Aids erzeugt. Das verwandte HIV-II wurde von François Clavel gefunden (siehe Text 02). Beide werden heute als Subtypen bezeichnet.
Die menschlichen Retroviren sind denen anderer Primaten eng verwandt. Man geht davon aus, dass sie durch Übertragung von Affenretroviren auf den Menschen entstanden. Beim HTLV, dessen Infektion zu Leukämie führen kann, davon geht man aus, findet diese Übertragung schon seit Jahrhunderten statt.
Das HI-Virus ist 100 Nanometer klein – 100 millionstel Millimeter. Auf einem Millimeter nebeneinander hätten demnach 10 000 Stück Platz, ein Fall also fürs Elektronenmikroskop. Der normale Test auf das Virus erfolgt indirekt. Bei diesem HIV-Antikörper-Suchtest werden die Abwehrstoffe – Immunoglobine – gesucht, die vom Abwehrsystem als Reaktion aufs Eindringen eines Virus gebildet werden. Es dauert zwischen zwei Wochen und drei Monaten, bis ein Nachweis möglich ist. Sicher ist das Testresultat nach drei Monaten. Werden dann Immunoglobine der Klassen G oder M (IgG, IgM) nachgewiesen, gilt eine Person als HIV-positiv. Wenn dies der Fall ist, muss ein Bestätigungstest durchgeführt werden.
Eine weitere Untersuchungsmethode ist der p24-Antigen-Test. Dabei wird ein Viruseiweiss von HIV, das p24, im Blut nachgewiesen, von dem sich bereits vor Einsetzen der Antikörperproduktion der infizierten Person hohe Konzentrationen im Blut befinden. Die heute verwendeten HIV-Tests – solche der vierten Generation – weisen Antikörper und p24-Antigen gleichzeitig nach und sind daher viel zuverlässiger.
Schliesslich gibt es noch die PCR-Diagnostik, mittels deren bereits geringe Virenzahlen im Blut über das Erbgut des Virus – das im Labor vermehrt und dann analysiert wird – direkt erkannt werden können. PCR-Diagnostik wird bei Babys mit der Gefahr der Mutter-Kind-Übertragung (siehe Text 13) angewendet, aber auch zur Bestimmung der Virusmenge im Blut.
Bei Neugeborenen macht das PCR-Verfahren deshalb Sinn, weil Babys von HIV-positiven Müttern bis zu anderthalb Jahren durch Antikörper der Mutter zum Teil geschützt sind, also die

betroffenen Kinder Antikörper ihrer HIV-positiven Mutter in sich tragen. Ein Antikörpernachweis wäre also während dieser Zeit nicht aussagekräftig, da damit nur die Antikörper der Mutter nachgewiesen würden.
Gleichwohl lässt sich mittels PCR-Verfahren der Nachweis von HI-Viren im Blut nicht entscheidend verkürzen, da der HIV-PCR in der Regel bloss wenige Tage vor dem HIV-Antigen positiv reagiert. Eine Rolle bei der Wahl der Analysemethode spielt auch der Preis – ein Antikörpertest ist viel günstiger als die PCR-Diagnose.
Wenn jemand positiv ist, wird im Falle einer medizinischen Behandlung regelmässig mittels Bluttests der Zustand des Immunsystems und die Stärke der Infektion überprüft. Indikatoren sind der CD4-Wert und die Virenlast.
CD4-Helferzellen sind weisse Blutkörperchen. Sie werden im Knochenmark gebildet und tragen auf ihren Oberflächen das CD4-Eiweiss, sogenannte CD4-Rezeptoren. Diese befähigen die Helferzellen, Abwehrreaktionen gegen Mikroorganismen zu steuern. HIV benützt diese CD4-Rezeptoren als Schlüssel, um in Zellen einzudringen. Das Virus dockt dort an, dringt in die Zelle ein und zerstört anschliessend die CD4-Rezeptoren.
Normalerweise befinden sich im Blut bis 1500 Helferzellen pro Mikro-, also Millionstelliter Blut. Die klinischen Kategorien bei «Aids» beginnen bei unter 500 Helferzellen. Werte von weniger als 250 Helferzellen pro Mikroliter Blut sprechen für ein stark geschädigtes Abwehrsystem. Die Messung ist kompliziert. Die Messwerte können stark schwanken.
Die PCR-Diagnostik lässt die Messung zu, wie viele Erbgutkopien des Virus pro Milliliter Blutplasma vorhanden sind. Dieser Wert wird Virenlast, Virenkonzentration, Viral Load oder Virämie genannt. Extremwerte liegen bei bis zu mehreren Millionen Kopien. Niedrig gilt ein Wert unter 10 000, hoch einer über 100 000. Und: PCR-Tests gibt's bislang nur für das im Norden der Welt häufiger verbreitete HI-Virus Typ I.
Kombinationstherapien (siehe Text 22) sind heute angesagt, wenn der CD4-Wert deutlich und wiederholt unter 500 Zellen sinkt. Sie sind dringend angeraten, wenn eine opportunistische Krankheit (siehe Text 01) vorliegt oder der CD4-Wert unter 350 sinkt.
Vereinfacht lässt sich sagen, dass die Zahl der Helferzellen darüber etwas aussagt, wie sehr das HI-Virus das Immunsystem beeinträchtigt hat. Die Virenkonzentration drückt aus, wie aggressiv das Virus im Körper bereits verbreitet ist. Bei einer tiefen Helferzellenzahl ist daher eine Therapie angesagt, weil der Schutz des Körpers nicht mehr ausreichend ist. Die Virenkonzentration wird zur Beurteilung nur dann beigezogen, wenn diese besonders hoch ist. Dies bedeutet, dass sich das Virus aggressiv verhält und mit einer Behandlung ohne lange Entscheidungszeit begonnen werden sollte.

Als die modernen antiretroviralen Therapien auf den Markt kamen, galt überwiegend eine «Hit hard and early»-Strategie – ein rasches, entschiedenes Vorgehen. Weil inzwischen aber die Nebenwirkungen der Therapie – höhere Wahrscheinlichkeit von Arterienverkalkung oder Fettumlagerung (siehe Text 22) besser bekannt sind –, wird mit Behandlungen eher wieder abgewartet, solange keine opportunistischen Krankheiten (siehe Text 01) zu befürchten sind.
Zwischen dem CD4-Wert und den verschiedenen Stadien einer HIV-Infektion ist der Zusammenhang nicht zwingend. Viele Menschen mit einem sehr tiefen CD-4-Wert – beispielsweise knapp 200 Helferzellen – haben keine Krankheitszeichen. Tendenziell steigt dann aber das Risiko, eine opportunistische Infektion zu entwickeln. Auch dies zeigt, dass das Auftreten des Krankheitsbilds Aids nicht nur mit den Helferzellen, sondern auch mit der Virenkonzentration beziehungsweise der Aggressivität des Virus und der individuellen Befindlichkeit der betroffenen Person zu tun hat.
Die CD4-Zellen bewegen sich vor allem im Lymphsystem, das in der Immunabwehr eine wichtige Rolle spielt. Aus diesem Grund kommt es bei HIV-Infizierten nach der Infektion häufig zu Lymphknotenschwellungen. Diese Schwellungen gehen durch den Einsatz der modernen und entzündungshemmenden Kombinationstherapien oder bei der Verbesserung der Immunsituation wieder zurück.

05 Coming-out, schwule Identität

Doppelt unter Druck

Wer schwul und HIV-positiv ist, läuft Gefahr, gleich zweifach ausgegrenzt zu werden. Trotz selbstbewussterem Auftreten in der Öffentlichkeit lässt die allgemeine Akzeptanz der Homosexualität nach wie vor zu wünschen übrig. Gewalt gegen Lesben und Schwule kommt auch in westlichen Staaten vor. Die partnerschaftliche Gleichstellung auf Gesetzesebene ist in der Schweiz erst seit 2007 Tatsache geworden. Das Adoptionsproblem für homosexuelle Paare blieb dabei ungelöst.
40 Prozent der befragten erwachsenen schwulen Männer litten gemäss einer Umfrage in der Westschweiz im Jahr 2002 häufig an Symptomen von Depression und Angst. Bei Jugendlichen dürfte dies noch stärker der Fall sein. Bei ihnen liegt auch die Suizidalität höher als bei Heranwachsenden mit heterosexueller Orientierung.

Die Erziehung, die Jungen und Mädchen erfahren, ist auf Heterosexualität ausgerichtet. Wer schwul oder lesbisch ist, muss – wie es der Psychotherapeut Erhard Trittibach im Themenheft «Männer, die mit Männern Sex haben» der Aids-Hilfe Schweiz von 2005 sagte – «in einem Coming-out-Prozess die heterosexuelle Persona, die er durch die heterosexuelle Sozialisation aufgebaut hat, in eine schwule Persona umwandeln» – in eine Gestalt, die mit seinem inneren Leben übereinstimmt, gleichzeitig schützt und anpassungsfähig bleibt.
Dabei stossen Homosexuelle – wie auch Bisexuelle – gleich mehrfach auf Abwehr. Sie «stellen die zentralen Normen in Frage», eine intime gleichgeschlechtliche Beziehung werde als «Angriff auf die Familie» aufgefasst. In Frage gestellt werde von ihnen auch das gängige Männlichkeitsideal, und ausserdem könnten sie die Angst in der Gesellschaft vor dem «Abweichenden schlechthin» auf sich ziehen – wie der Basler Psychologieprofessor Udo Rauchfleisch zusammenfasst.
Aber auch die Diskriminierung aufgrund von HIV ist eine Tatsache, sei es im Bereich Arbeit und Integration (siehe Text 03) oder etwa in versicherungsrechtlicher Hinsicht (Text 06). Auch HIV-Positive stehen daher der Frage eines Coming-outs gegenüber und müssen sich gut überlegen, wieweit sie ihren Status bekannt machen.
Verschiedene Institutionen versuchen Personen, die im Clinch zwischen HIV und Homosexualität stehen, Unterstützung anzubieten, unter anderem die Aids-Hilfe, die unter www.drgay.ch ein Internetforum aufgeschaltet hat, das auch persönliche Beratung bietet. In den Sparten schwule Identität, Safersex, Gefühle und körperliches Wohlbefinden kam es dort in den letzten Jahren zu fast 6000 Anfragen.
Die Anliegen von Schwulen und Lesben allgemein unterstützt der Dachverband Pinkcross. Kleines Detail: Die Benutzung seiner Infobroschüre «Selbstverständlich» zum Thema Coming-out wurde im Jahr 2005 auf Anheischen religiös konservativ eingestellter Politiker von den Erziehungsdirektoren mehrerer Schweizer Kantone gekappt. Es brauchte den Bundesrat, der in einer Antwort an EVP-Parlamentarier Heiner Studer die Broschüre als zweckmässig und die Homosexualität ausgewogen dargestellt beurteilte.

06 Diskriminierung – institutionell und persönlich

Risiko wie bei Rauchern

Die Stigmatisierungen, die Menschen mit HIV treffen können, sind vielfältig. Noch immer wird die Krankheit vielerorts vorwiegend mit Homosexualität in Verbindung gebracht. Ansonsten wird HIV bei den Männern als eine Erkrankung gesehen, die sie durch Prostitution oder Promiskuität beziehen. Auch bei den Frauen gilt sie als hervorgerufen durch Prostitution oder häufigen Partnerwechsel. In gewissen Gesellschaften wird HIV gar als «Frauenkrankheit» gesehen – vornehmlich die Frauen werden beschuldigt, verantwortlich für die Ausbreitung zu sein.
Stigma und Ablehnung führen zu individuellem Leid. Sie sind zudem ein Hindernis im Kampf gegen HIV, da sie die nötige Offenheit in der Auseinandersetzung mit der Krankheit verhindern. Für eine erfolgreiche Bekämpfung von HIV hat Unaids, das Aidsbekämpfungsprogramm der UN, festgestellt, ist die Reduktion der Stigmatisierung und Diskriminierung ein wesentlicher Baustein. Die Diskriminierung ist aber auch handfester institutioneller Art, allem voran im Arbeitsumfeld (siehe Text 03), jedoch auch in den folgenden Bereichen:

Krankenpflegeversicherung

- Weil das Eidgenössische Versicherungsgericht bereits eine Infektion mit HIV als Krankheit definiert hat, verwehren die Krankenversicherer Personen mit positivem Serostatus auf HIV die Zusatzversicherung, selbst wenn sie durch die Infektion allein noch gar nicht krank sind.
- Dabei sähe das Krankenversicherungsgesetz vor, dass unter dem Titel Prävention Kosten für Untersuchungen sowie auch Therapien, die den Ausbruch von Aids verhindern, im Sinn vorsorglicher Massnahmen von der obligatorischen Krankenversicherung übernommen werden könnten.

Privatversicherung, Krankentaggeldversicherung und Pensionskasse

- Einschränkungen müssen Personen mit HIV auch im überobligatorischen Versicherungsbereich, insbesondere in der Lebensversicherung, der privaten Invalidenvorsorge, der Taggeldversicherung und der Invalidenversicherung innerhalb der Pensionskasse beziehungsweise beruflichen Vorsorge in Kauf nehmen. Diese Versicherer behandeln HIV-Positive als zu hohes Risiko, um mit ihnen einen Vertrag abzuschliessen.
- Besonders einschneidend sind diese Nachteile im Bereich der Taggeldversicherung und der Pensionskasse.

- Taggeldversicherungen nach dem Versicherungsvertragsgesetz (VVG) offerieren zwar günstigere Prämien, sie dürfen dafür von Personen mit eingeschränkter Gesundheit – für sie auch Menschen mit HIV – erhöhte Prämien verlangen oder den Versicherungsvertrag insgesamt ablehnen.
- Taggeldversicherungen nach dem Krankenversicherungsgesetz (KVG) müssen alle Bewerberinnen und Bewerber aufnehmen. Dafür dürfen sie bei Personen mit eingeschränkter Gesundheit – in ihrer Logik also auch Menschen mit HIV – einen fünfjährigen Leistungsvorbehalt auf den Gesundheitsproblemen anbringen, die bei der Aufnahme schon bestehen. Die gleiche Möglichkeit haben auch Pensionskassen im Bereich ausserhalb des gesetzlichen Obligatoriums. Nur im Rahmen des Obligatoriums sind keine Einschränkungen zulässig.
- Die Versicherungsschwierigkeiten betreffen besonders hart die Selbständigerwerbenden – ein richtiggehender Systemfehler, weil diese im Gegensatz zu Arbeitnehmenden überhaupt keinen gesetzlichen Lohnfortzahlungsanspruch haben und die genügende Versicherungsdeckung ihrer privaten Initiative überlassen ist.

Datenschutz

- Wenn Kollektivkrankentaggeldversicherungen eines Betriebes und von Pensionskassen ihren Fünfjahresvorbehalt machen, wird es Personalchefs rasch klar, warum. Damit liegt ein Datenschutzproblem vor, denn Gesundheitsdaten sind besonders sensibel und schützenswert.
- Zu Datenschutzproblemen führt auch der Gesundheitsfragebogen, der bei Stellenantritt zum Beispiel für die betriebseigene Pensionskasse ausgefüllt werden muss. Lässt jemand mit HIV das entsprechende Kästchen leer, vermeidet er oder sie die gesetzliche Anzeigepflicht gegenüber dem Versicherer. Wer ehrlich ist und ankreuzt, fährt sich allenfalls Benachteiligungen am Arbeitsplatz ein oder riskiert gar die Auflösung des Arbeitsverhältnisses.
- Mit einer Änderung von Artikel 6 des Versicherungsvertragsgesetzes (VVG) wurde die gesetzliche Anzeigepflicht per 1. Januar 2006 eingeschränkt. So darf eine Versicherung, der eine Verletzung der Anzeigepflicht – beispielsweise das Verschweigen einer HIV-Infektion – bekannt wird, den Vertrag noch immer künden. Sie darf aber jene bereits erbrachten Leistungen nicht mehr zurückfordern, die nicht wegen HIV erbracht wurden. Zuvor konnte die Versicherung in diesen Fällen vom Vertrag zurücktreten, und es konnten alle Leistungen zurückgefordert werden – auch solche, die nicht in Zusammenhang mit HIV standen.
- Eine Person, die HIV-positiv ist, aber gute Aussichten hat, in den folgenden fünf Jahren nicht arbeitsunfähig zu werden, kann es sich nach dieser Rechtslage eher erlauben, beim Ausfüllen des Gesundheitsfragebogens den Serostatus nicht anzugeben. Dies um Datenschutzproble-

men auszuweichen oder um trotz der Benachteiligung von HIV-positiven Menschen durch die Versicherungsgesetzgebung wenigstens einen Versicherungsschutz für Krankheitsfälle zu erzielen, die nichts mit HIV zu tun haben.

Invalidenversicherung

- Wer eine IV-Rente bezieht und aufgrund eines verbesserten Gesundheitszustands einen beruflichen Wiedereinstieg erwägt, riskiert den Rentenverlust, falls es nicht klappt.
- Im schlimmsten Fall kann die IV, wenn jemand Antrag auf Umschulung stellt, zum Schluss kommen, der Gesundheitszustand habe sich verbessert, und folglich die Rente streichen – ohne gleichzeitig die Eingliederungsmassnahme zu bewilligen. Der oder die Betroffene hat dann weder Rente noch Stelle.

Vorbehalte gegenüber Personen mit HIV sind aber je länger, je weniger gerechtfertigt. Die vom Schweizerischen Nationalfonds finanzierte HIV-Kohortenstudie, die 12 000 in der Schweiz lebende HIV-positive Personen umfasst, lieferte im Jahr 2003 das Resultat, dass die Sterblichkeit HIV-positiver Menschen, die erfolgreich behandelt sind, nie Drogen konsumierten und nicht an Hepatitis C leiden, nur wenig über derjenigen der Allgemeinbevölkerung liegt (siehe Text 16). Sie entspricht nämlich derjenigen geheilter Krebspatienten oder von Rauchern im Vergleich zu Nichtrauchern. Diese dürfen aber eine Lebensversicherung abschliessen. Die Ergebnisse der Studie wurden international – im Jahr 2004 im Wissenschaftsmagazin «Lancet» – publiziert.

07 Einreisevorschriften, international

Grenzenlose Beschränkungen

Die Welt liegt Menschen mit HIV nicht zu Füssen. 1999 hat die Deutsche Aids-Hilfe die 168 Ländervertretungen in Deutschland sowie die deutschen Botschaften vor Ort nach den Einreisebestimmungen abgefragt. Recherchiert wurde auch die Handhabung in der Praxis, ob bei der Einreise das HIV-Testergebnis oder ein ärztliches Attest verlangt wird sowie ob es im Land angemessene Behandlungsmethoden und eine landesweit tätige, nichtbehördliche Aidsorganisation gibt. Innerhalb rund eines Jahres gingen die Antworten von 141 Ländern ein. Heute stehen 192 Länder auf der Liste (www.aidsnet.ch/immigration).

Demnach gibt es Einschränkungen oder Sonderbestimmungen in 83 Ländern (43 Prozent), «eventuell Einschränkungen» in 19 Staaten (10 Prozent). Keine oder «wahrscheinlich keine» Einschränkungen machen 67 Länder (35 Prozent). 23 Staaten blieben ohne Antwort (12 Prozent). Geht man davon aus, dass auch «keine Antwort» sowie «möglicherweise Einschränkungen» Reisebeschränkungen bedeuten, schrumpft die Welt für HIV-positive Menschen auf gerade einmal ein Drittel.

Unter den gängigeren oder nahe liegenden Ländern ohne Einschränkungen befinden sich gemäss der Erhebung: Albanien, Brasilien, Estland, Frankreich, Irland, Island, Italien, Japan, vormalige Republik Jugoslawien, Kroatien, Liechtenstein, Luxemburg, Malta, Marokko, Mazedonien, Mexiko, Niederlande, Norwegen, Portugal, Rumänien, Schweden, Schweiz, Tschechien, die Türkei und der Vatikan.

«Mit» oder «möglicherweise mit» Einschränkungen sind: Ägypten, Argentinien, Australien, Belgien, Bosnien-Herzegowina, China, Deutschland (Bayern), Vereinigte Arabische Emirate, Finnland, Griechenland, Grossbritannien, Hongkong, Indien, Israel, Kanada, Südkorea, Kuba, Lettland, Litauen, Moldawien, Neuseeland, Österreich, Polen, Russland, Saudi-Arabien, Slowakei, Slowenien, Spanien, Südafrika, Syrien, Tunesien, Ukraine, Ungarn, die USA und Zypern.

Im Fall der USA bedeutet «Einschränkungen», dass Ausländer, deren HIV-Infektion bekannt ist, nicht einreisen dürfen. Ob man eine «übertragbare Krankheit, die für die Gesundheit der Bevölkerung von Bedeutung ist», hat, muss im Visumantrag angegeben werden. Eine Ausnahmebewilligung bis 30 Tagen *kann's* für Familienbesuch, medizinische Behandlung oder eine Geschäftsreise geben. Besondere Bestimmungen gelten zudem für jene, die sich niederlassen wollen. Und HIV-positive Ausländer verlieren ihre Aufenthaltsbewilligung und werden ausgewiesen, wenn ihre Infektion bekannt wird.

Im Fall von Israel bedeutet «möglicherweise Einschränkungen» HIV-Test-Pflicht für Immigranten, die sich aufgrund ihrer Abstammung in Israel niederlassen und Staatsbürger werden wollen. Wer bloss nach Israel reist und «Aids» hat, muss eine Krankenversicherung abschliessen.

Ungarn – als weiteres Beispiel –, das ebenfalls «möglicherweise einschränkt», verlangt einen HIV-Test bei einem Aufenthalt von über einem Jahr. Arbeitgeber können ebenfalls einen HIV-Test verlangen. Ausgenommen sind diplomatisches, konsularisches Personal …

Das ist happig. Die Vorschriften verstossen aber auch gegen die Europäische Menschenrechtskonvention: Der Genuss der darin anerkannten Rechte und Freiheiten sei ohne Diskriminierung – etwa bezüglich Geschlecht, Religion, Ethnie «oder eines sonstigen Status» – zu gewährleisten. Das Resultat der Studie zu den Reisebeschränkungen unterstreiche die Notwendigkeit politischen Handelns, schrieb die deutsche Aids-Hilfe zu ihrer Studie. In der Tat.

08 Erst- und psychologische Hilfe

Die Lebensbedrohung abwehren

Wer erfährt oder glaubt, HIV-positiv zu sein, kommt psychisch arg unter Druck. Lange galt die Krankheit als «Todesurteil», zum Teil wird sie aufgrund fehlenden Wissens noch immer so aufgefasst, und nach wie vor ist sie unheilbar. Dabei liegt die Lebenserwartung ohne zusätzliche Krankheiten heute kaum mehr unter derjenigen der Allgemeinbevölkerung (siehe Text 06).
Bei Betroffenen löst die unsichere Prognose oft akute Krisen aus. Diese wiederum können immunbeeinträchtigend wirken. Die Psychoneuroimmunologie zeigt, dass Botenstoffe aus dem Gehirn das Immunsystem und somit die Immunantwort beeinflussen. Botenstoffe des Immunsystems wiederum lösen Reaktionen im Gehirn aus – es ist also eine Wechselwirkung. Ängste und Depressionen, das zeigten Untersuchungen, können die CD4-Zellzahlen beeinflussen (siehe Text 04).
Trotz höchst unterschiedlichen Problemlagen reagieren Menschen mit der Diagnose HIV-positiv ähnlich – mit Schock, Angst, Depression und Rückzug, einer Neigung zur übergenauen Körperbeobachtung und mit Begleiterscheinungen wie Schlaflosigkeit, Müdigkeit und Schwäche, Kopfweh oder Nachtschweiss.
Mit der unsicheren Prognose müssen alle chronisch Kranken rechnen. Bei HIV kommt dazu, dass die Krankheit sexuell übertragen werden kann. HIV-Positive erleben sich oft als «schmutzig» oder «gefährlich». Es entsteht die Verantwortung, den festen oder wechselnden Partner vor einer Übertragung der Krankheit zu schützen. Die Aussicht, einmal Kinder zu haben, ist erschwert, obwohl sich in der Medizin Fortschritte ergeben haben. Es entstehen zusätzliche Unsicherheiten im Beruf (siehe Text 03).
Die subjektive Verwundbarkeit und die Fähigkeit, auf Bedrohungen zu reagieren, sind von Mensch zu Mensch unterschiedlich. Eine Rolle spielt auch die soziale Vernetzung. Die Balance, die Bedrohung durch die Krankheit einerseits abzuwehren und anderseits zuzulassen, ist heikel. Sich psychologische Hilfe zu suchen mit dem Ziel, die Unsicherheiten und Ängste in Zusammenhang mit HIV konstruktiv zu verarbeiten, kann also sinnvoll sein. Unmittelbar nach der Diagnose dient das sogenannte Postcouncelling der Beantwortung dringender Fragen im medizinischen und psychosozialen Bereich.

Mittelfristig kommt eine Krisenintervention in Frage. Sie hat das Ziel, innerhalb nützlicher Frist bestimmte Fähigkeiten zu erlernen oder zu stärken, nämlich:

- mit Angst und Ungewissheit umgehen
- ein konstruktives Milieu durch Selbstanleitung schaffen
- das Gesundheitsverhalten verbessern
- das Sexualverhalten neu gestalten
- die eigene Lebenssituation in Anbetracht der Infektion neu bewerten und einrichten

Längerfristig erwogen werden kann eine psychologische oder psychotherapeutische Behandlung oder, bei sehr grossem Leidensdruck, eine Psychotherapie. Zur Verfügung stehen im psychotherapeutischen Bereich eine Vielzahl von Angeboten von der Gesprächs- über die Verhaltenstherapie und körperbezogene Therapieformen bis zu Selbsthilfegruppen (siehe Text 23). Auch Psychopharmaka sind eine Behandlungsform, Wechselwirkungen insbesondere mit HIV-spezifischen Medikamenten müssen aber abgesprochen werden.
Der Beizug psychologischer Hilfe bedeutet keine Schwäche. Die Erfahrung zeigt aber, dass oft jahrelang zugewartet wird. Relevant ist der Kostenaspekt. Die Krankenkassen-Grundversicherung bezahlt in den ersten drei Jahren zwei einstündige Therapiesitzungen pro Woche, wenn sie von einem Arzt oder eine Ärztin ausgeführt werden. Psychotherapeutische Behandlungen werden dann bezahlt, wenn sie von einem Arzt oder einer Ärztin delegiert sind.

Eine gute Übersicht über Therapieangebote bietet die Aids-Hilfe: www.aids.ch. Kurzzeitpsychotherapien und Kriseninterventionen bietet die Organisation Perspektiven Plus: www.ahbb.ch. Eine Auflistung der Leistungen im Bereich Krankenkassen-Zusatzversicherungen gibt's beim Schweizer Psychotherapeuten-Verband: www.psychotherapeuten.ch.

09 Gegenwärtige Trends in der Sexszene

Unsafersex

Ein Vierteljahrhundert lang hat die Aidsprävention geschützten Sex propagiert. In der gelebten Sexualität verschiedener Szenen geht ein Trend allerdings in die Gegenrichtung. Im Vordergrund steht dabei das «Barebacking», das in der Schwulenszene verbreitet ist. Der Begriff ist der Rodeosprache entlehnt und bedeutet «nackter Rücken» – ein «schwuler Euphemismus», wie das Berliner Szenenmagazin «Etuxx» schreibt.

Denn «Barebacker» beziehen den «Kick» vor allem daher, dass sie nicht wissen, ob ihr Partner negativ, positiv, getestet oder ungetestet ist. Da ist die Rede von «Russisch-Roulette-Partys», «Gift Givers» – den «Geschenkgebern», die das Virus bewusst weitergeben –, «Bug Chasers» – solchen also, die den «Käfer jagen» – und schliesslich vom «Cocktail», der dabei weitergereicht wird. Auf bis zwei Prozent wird der Anteil der Schwulen geschätzt, die diese Art Sexualverkehr praktizieren.

Allerdings: «Die echten ‹Barebacker› sind sehr oft Positive, die ihren Suchradius auf andere Positive eingrenzen und Sexkontakte zu Negativen meistens ablehnen – erst recht Anfragen derer, die sich gern ‹pozen›, das heisst sich wissentlich anstecken lassen wollen», schreibt Fabian Kress in der Berliner Wochenzeitung «Freitag». Dies ist eine Verhaltensweise, die auch als «Serosorting» bezeichnet wird.

«Todessehnsucht» greift wohl zu kurz, um das Phänomen zu erklären. Eine Ursache ist sicher die sinkende Angst vor der Aidserkrankung. Menschen mit positivem Immunstatus haben heute eine fast normale Lebenserwartung. Verdrängt werden allerdings die möglichen Folgeschäden der Medikamentenbehandlung.

Von vielen Menschen wird die Aidsgefahr vornehmlich in Afrika geortet. Nur mehr ein Drittel der Jugendlichen halten gemäss Umfragen Aids für eine schwere Erkrankung. Auch Kondommüdigkeit kann eine Rolle spielen. So sank der Kondomgebrauch gemäss einer Untersuchung in Berlin von 2002 bis 2006 von 78 auf 70 Prozent. Dazu kommen kann schliesslich der Druck, so zu sein wie die andern.

Journalist Fabian Kress ortet in seinem Artikel unter den «Barebackern» Hasardeure, die es «ohne» geiler und das Kondom widernatürlich finden; Perspektivlose, die wenigstens ein paar ungehemmte Jahre haben wollen; Einsame, die sich die Sorge von Freunden zu sichern trachten; oder «soziale Typen» mit einem positiven Partner oder in einer Gruppe Positiver, die sich plötzlich ausgegrenzt sehen. Angst jedoch, betont Kress, stecke hinter jedem dieser Verhalten. Etwas allerdings kann eine durch «Barebacking» infizierte Person ablegen – wenn auch auf brutale Art: die Angst, sich bei sexueller Aktivität zu infizieren.

Es wäre falsch, «Unsafersex» allein den Homosexuellen zuzuordnen. «Darkrooms», «Gangbangs» und «Glory Holes» (Toilettenlöcher), die auch Sex mit Unbekannten zulassen, gibt es wohl noch zahlreicher in der heterosexuellen Welt. Die Pornoindustrie behauptet, sie finde für Safersexpornos keinen Absatz. Die Frage ist, ob nicht auch das Angebot den Markt bestimmt und die Leute wollen, was sie sehen.

Ein gewisser Anteil der Sexarbeit ist aber auch privatisiert worden, und es gibt eine Welt halbkommerzialisierter One-Night-Stands – beides nicht zuletzt als Folge des Internets. Sie sind weitere Bereiche heterosexueller Aktivität, die sich der Aidsprävention entziehen und ungeschütztes Sexverhalten erleichtern.

«Unsafer» bedeutet weiterhin hohes Risiko, auch dann wenn beide Partner positiv sind – die Gefahr nämlich, sich mit weiteren Geschlechtskrankheiten oder Hepatitis anzustecken oder die Bedrohung einer Reinfektion durch andere, unterschiedlich aggressive HIV-Stämme, was zu einer schlechteren Behandelbarkeit führen könnte.

Die Möglichkeit der Reinfektion ist allerdings umstritten. Die Ansteckungsgefahr, die von einer HIV-positiven Person ausgeht, gilt ferner als gering, wenn ihr Viral Load (siehe Text 04) tief liegt, allerdings aber eben nur dann.

Eine Gefahr bedeutet auch das «diagnostische Fenster». Wer sich bei ungeschütztem Sex ansteckte, gefährdet, so lange er oder sie den eigenen Status nicht kennt, die «feste» Partnerin oder den «festen» Partner – notabene immer noch der Grund für die meisten HIV-Neuinfektionen (siehe Text 24).

10 Gesetzgebung und HIV

Schützende Gesetze

Es gibt einige gesetzliche Grundlagen, die für Menschen mit HIV besonders relevant sind. Im Vordergrund steht der **Datenschutz.**

- Eine Reihe von Gesetzen zwingen zum Beispiel Anwälte, Ärzte oder Behörden zur Schweigepflicht.
- Das Datenschutzgesetz verbietet das unberechtigte Bearbeiten von Daten – das umschliesst deren Beschaffen, Weitergeben usw. Dies geschieht mit dem Ziel, das Persönlichkeitsrecht zu schützen.
- HIV-Daten sind wie alle Gesundheitsinformationen besonders schützenswert und dürfen Dritten nur mit Einwilligung der betroffenen Person weitergegeben werden.
- Das eidgenössische Datenschutzgesetz richtet sich an die Bundesverwaltung und alle Privatpersonen und Firmen, die Personendaten bearbeiten. Daneben gibt es praktisch identische kantonale Datenschutzgesetze, denen etwa die kantonalen Spitäler unterstehen.
- Jede Person hat das Recht, Auskunft über alle Daten, die sie betreffen, zu verlangen, und muss dazu an den Inhaber der Datensammlung ein schriftliches Gesuch stellen.

- Weil bis 1999 in der Schweiz die HIV-Tests anonym erfolgten, kam es zu Doppelmeldungen, wenn sich jemand an verschiedenen Orten testen liess. Per Frühjahr 1999 durften Angaben über getestete Personen gemacht werden, die Doppelmeldungen erkennbar machten. Praxis heute ist eine weitgehende Anonymisierung. Ausser beim Hausarzt kann der Test auch bei anonymen Test- und Beratungsstellen durchgeführt werden.

Bei den **Krankenzusatzversicherungen,** die dem privatrechtlichen Bundesgesetz über den Versicherungsvertrag unterstehen, müssen sich Menschen mit HIV einer sogenannten Risikoprüfung unterziehen (siehe Text 06). Die Krankengrundversicherung untersteht dem Krankenversicherungsgesetz und umfasst folgende Leistungen:

- Diagnose und Behandlung von Krankheiten und Unfällen
- Medikamente, soweit sie ärztlich verschrieben und auf der sogenannten Spezialitätenliste geführt sind
- Zahnbehandlungen, wenn Zahnerkrankungen eine nicht wieder gutzumachende Folge von Medikamenten sind
- Spitex, aber keine Haushalthilfen
- Pflegeheim

Wer Medikamente beim Apotheker selber bezahlt und das Geld rückwirkend von der Versicherung erhält, hat die Möglichkeit, eine Abtretungsvereinbarung zu unterschreiben, wodurch der Apotheker direkt mit der Kasse abrechnen kann.

Gemäss **Obligationenrecht** und **Persönlichkeitsschutzgesetzgebung** dürfen Arbeitgeber (oder Arbeitgeberinnen) nur Fragen stellen, die mit dem Arbeitsverhältnis und der Arbeitsfähigkeit zu tun haben:

- Wer HIV-positiv ist und sich vollständig arbeitsfähig fühlt, muss den Arbeitgeber nicht informieren.
- Es muss mitgeteilt werden, wenn sich eine Krankheit auf die Arbeitsfähigkeit auswirkt. Um welche Krankheit es sich handelt, muss nicht gesagt werden.
- Arbeitgeber können einen ärztlichen Eignungstest verlangen. Ein HIV-Test gehört nicht dazu.
- Wenn ein Arbeitgeber beim Bewerbungsverfahren persönliche, nicht das Arbeitsverhältnis betreffende Fragen stellt – zum Beispiel sich nach dem Serostatus erkundigt –, hat der Kandidat oder die Kandidatin das Notwehrrecht auf Lüge.
- Wegen einer HIV-Infektion darf niemandem gekündigt werden.
- Näheres zu diesem Punkt enthält Text 03.

Nebst diesen Rechten auferlegt die Gesetzgebung HIV-Kranken auch «Pflichten»:

- Nach Artikel 231 des Strafgesetzbuchs macht sich strafbar, «wer vorsätzlich eine gefährliche übertragbare menschliche Krankheit verbreitet». Die Zustimmung der infizierten Person – etwa zu ungeschütztem Geschlechtsverkehr – hebt das Vergehen nicht auf, weil der Artikel nicht die infizierte Person, sondern die Allgemeinheit schützt.
- Das Vergehen ist ein sogenanntes Offizialdelikt, muss also nicht von der infizierten Person eingeklagt werden.
- Es muss aber bewiesen werden, dass die Übertragung tatsächlich von der angeklagten auf die infizierte Person erfolgte. Das ist schwierig. Es genügt jedoch eine Indizienkette.
- Die Verbreitung muss vorsätzlich oder eventualvorsätzlich – jemand muss also weitgehend mit der Übertragung rechnen – geschehen. Auch Fahrlässigkeit beziehungsweise der Versuch, die Krankheit zu übertragen, genügen.

Der Artikel und seine Auslegung basieren auf der Syphilisepidemie in den 1950er-Jahren und werden von den Aidshilfen, aber auch von der Eidgenössischen Kommission für Aidsfragen als präventionsgefährdend eingestuft. Die betreffenden Institutionen heissen die Gesetzesregelung aber auch deshalb nicht gut, weil sie auf der Vorstellung beruht, Epidemien liessen sich durch Repression bekämpfen. Im März 2006 wurde eine 42-jährige HIV-positive Frau, die mit drei Männern ungeschützten Geschlechtsverkehr hatte, wegen mehrfach versuchten Verbreitens einer menschlichen Krankheit mit zwölf Monaten Gefängnis bestraft. Ausserdem wurde ihr auferlegt, dem Amt für Justizvollzug des Kantons Zürich die Personalien derjenigen zu melden, mit denen sie sexuellen Kontakt pflegt – auch geschützten. Zum Entscheid, der noch nicht rechtskräftig ist, meint die Aids-Hilfe Schweiz: «Eine Kriminalisierung kann kontraproduktiv sein und dazu führen, dass Menschen sich aus Angst vor Repression nicht testen lassen.»

Die **Bundesverfassung** schützt – theoretisch – HIV-Betroffene. So heisst es in Artikel 8, dass – neben manchem anderem – niemand wegen der Lebensform diskriminiert werden darf.

Die Aids-Hilfe Schweiz gibt einen verfahrensrechtlichen Ratgeber für Menschen mit HIV/Aids heraus. Informationen sind ferner erhältlich bei der Rechtsberatungsstelle der Aids-Hilfe.

11 Globalisierte Mobilität und HIV

Der Unterbau von Aids

Aids ist auf der Welt ungleich verteilt. Am stärksten ist Afrika südlich der Sahara betroffen. Mit knapp 26 Millionen von 40,3 Millionen weltweit Betroffenen lebten dort Ende 2005 zwei von drei HIV-Infizierten. In Südafrika mit fünf bis sechs Millionen Betroffenen ist jede sechste Person angesteckt. Zum Vergleich: In der Schweiz ist es jede 300. In Swasiland ist jede dritte erwachsene Person betroffen. Fast jede vierte Schwangere war 2004 bei einem Test positiv. Gerechnet wird bis zum Jahr 2010 mit 16 Millionen Aidswaisen.

Nordafrika und der Nahe Osten zählen eine gute halbe Million Infizierter, Australien und Neuseeland 70 000, und in Lateinamerika sind 1,8 Millionen Menschen betroffen – 200 000 Personen in Brasilien. In Nordamerika zählt man 1,2 Millionen, die Karibikinseln allein kommen auf 300 000. 720 000 sind es in Westeuropa – in der Schweiz rund 23 000, in Deutschland 49 000. Osteuropa und Zentralasien zählen schon 1,6 Millionen Infizierte.

Am zweitstärksten betroffen sind Süd- und Südostasien mit 7,4 Millionen Menschen, zwei Drittel von ihnen wahrscheinlich in Indien. Mit 580 000 HIV-Infizierten rechnet Unaids in Thailand (mit Dunkelziffer bis 920 000), mit 170 000 in Indonesien (bis 290 000). In Indonesien, Bangladesch, auf den Philippinen und in Vietnam wird erwartet, dass sich das Virus massiv ausbreiten wird, wenn die Prävention nicht sofort verbessert wird. Dabei ist das Virus in all diesen Ländern rund ein Jahrzehnt später «angekommen» als in den USA und Westeuropa.

Ungleich verteilt sind auch die Medikamente. Während in den entwickelten Ländern die Medizin auf einem Stand ist, dass Mutter-Kind-Übertragungen praktisch nicht mehr vorkommen und wirkungsvolle Kombinationstherapien (siehe Text 22) für Betroffene Allgemeingut sind, steht auf dem Rest der Welt die Überzahl HIV-Infizierter ohne Therapieangebote da. Die Versorgung der ganzen Welt mit Medikamenten befand sich denn auch zuoberst auf der Traktandenliste des Weltaidskongresses in Toronto 2006. Brasilien hat im Jahr 2005 als erstes Land ein Patent gebrochen und versorgt Betroffene kostenlos mit Medikamenten.

HIV ist ein riesiges Geschäft (siehe Text 15). Selbst die Diagnosekosten können längst nicht von allen aufgebracht werden. In der Schweiz mit einer HIV-Prävalenz unter den Erwachsenen zwischen 15 und 49 von 0,4 Prozent haben gemäss Schweizerischer Gesundheitsbefragung im Jahr 2002 25,2 Prozent der Bevölkerung schon einmal einen Aidstest gemacht. Im südlichen Afrika mit Prävalenzen um die 20 Prozent sind gerade einmal 2,2 Prozent der Bevölkerung getestet. Weltweit, davon geht man aus, kennen zehn Prozent ihren Serostatus.

65 Millionen Menschen wurden bis heute mit Aids infiziert, 25 Millionen sind gestorben. Die Zahl der täglichen Aids-Toten: 8000. Angesichts dessen, dass 1990 weltweit gerade mal acht Millionen positiv waren – damals schon fünf Millionen in Afrika – und die Krankheit 1981 mit fünf in New York bekannt gewordenen Fällen einsetzte, ist dies ein unglaublicher Durchmarsch. Es zeigt aber auch, wie sehr das Virus wandert und wie sehr die Epidemie der globalisierten Mobilität zuzuschreiben ist – wobei zu bemerken ist, dass die Bewohner des Nordens der Welt den mobileren Teil ausmachen.

Der in Europa vorherrschende Eindruck, man habe Aids im Griff, ist also eklatant falsch. Das zeigt auch die «Wende», die sich punkto HIV in Osteuropa und Zentralasien ereignet hat. Mit 1,6 Millionen Infizierter war die Zahl 2005 zehn Mal so hoch wie ein Jahrzehnt zuvor. Man geht davon aus, dass die Zahl Positiver in China über einer Million liegt. In China und Russland machte HIV zunächst aufgrund von Drogeninjektion die Runde. Inzwischen steigt der Anteil heterosexueller Übertragungen. Das relativ abgeschlossene Kuba hat eine relativ tief liegende, aber steigende Infektionsrate.

Die ausserhalb von Nordamerika und Westeuropa nahezu ungebremste Verbreitung von HIV muss erklärt werden. Zum einen fehlt die Prävention. Am stärksten trifft die Krankheit die jüngere Bevölkerung. 62 Prozent aller Jugendlichen mit HIV weltweit stammen aus dem Gebiet der Subsahara. Die Krankheit geht dort einher mit einer Jugendarbeitslosigkeit von über 20 Prozent. Im globalen Schnitt sind 14 Prozent der jungen Erwachsenen positiv. Aids fresse das Arbeitspotenzial seines Landes weg, sagte umgekehrt ein thailändischer Exminister. Es ist ein Teufelskreis. Armut und Arbeitslosigkeit führen zu HIV. Sterben die Leute weg, bleibt die Wirtschaft weiterhin am Boden. Besonders in Afrika spielt auch die Tabuisierung eine Rolle, weil die Krankheit mit sozialer Ausgrenzung aus dem Kollektiv einhergeht.

Aber auch Armut, Arbeitslosigkeit und Tabuisierung reichen als Erklärung nicht aus. In Thailand etwa wurde HIV durch Sextouristen aus den USA und Westeuropa eingeschleppt. Drei Millionen «käufliche» Frauen und Mädchen gibt es im Land. Sie stellen zehn Prozent der Werktätigen. Und sie haben nicht die Macht, Kondome zu verlangen. Im Gegenteil, besteht eine Frau auf einem Gummi, heisst es, sie sei bereits infiziert.

Ein markanter Teil des Sextourismus betrifft die Kinderprostitution. In Asien geht man von einer, weltweit von zwei Millionen sexuell ausgebeuteten Kindern aus. Die Rede ist hier von eingesperrten, von ihren Eltern für wenige 100 Euro an Bordelle verkauften Kindern, die oft nicht älter als zehn sind. Wiederum in Thailand, heisst es, habe der Kinderhandel den Sockel der Alterspyramide weggefressen. Die Angst vor einer HIV-Erkrankung sowie die mangelnde Bereitschaft, sich und die andern zu schützen, habe im Sexbusiness «zu einer riesigen Nachfragesteigerung

nach Jungfrauen und Kindern geführt», folgert die Arbeitsgemeinschaft gegen kommerzielle sexuelle Ausbeutung von Kindern in Freiburg (D).
Dass Sex mit Kindern sicher sei, ist ein fataler Irrtum. Vorpubertäre sind anfälliger für Geschlechtskrankheiten. Die gewaltsame Penetration eines Kinds durch einen Erwachsenen führt leicht zu Verletzungen und Blutungen, die das Risiko der HIV-Übertragung erhöhen. So wird jedes zweite aus einem Bordell in Thailand befreite Kind positiv getestet.
Die Unicef geht davon aus, dass organisierte Banden mit Kinderprostitution und -pornografie weltweit jährlich fünf Milliarden Dollar umsetzen. Als der Schweizer Parlamentarier Markus Wäfler im Jahr 2005 in einer Interpellation wissen wollte, ob zusätzliche Massnahmen gegen den Sextourismus nötig seien, antwortete der Bundesrat im Wesentlichen, die gesetzlichen Grundlagen genügten, und der Politiker zeigte sich zufrieden. Aids hat einen Unterbau aus Armut, Chancenungleichheit und sexueller Ausbeutung, den man sich kaum vorstellen mag.

12 Impfung gegen HIV

Biotechnisches, logistisches und ethisches Problem

Angesichts der grossen Ausbreitung und Bedrohung von Aids liegt die Entwicklung eines Impfstoffs oder auch der Pille davor oder danach (siehe Text 20) nahe. Seit 1983, der Entdeckung von HIV (siehe Text 02), läuft die Suche nach einem Impfstoff, bisher aber erfolglos. Dies liegt zum Teil an der Beschaffenheit des Virus selbst:

- HIV hat die Eigenschaft, rasch zu mutieren. Diese Fähigkeit zur genetischen Veränderung, macht es schwierig, das Virus mit einer Impfsubstanz zu attackieren.
- Impfstoffe bewirken die Bildung von Antikörpern, die das Virus unwirksam machen – sogenannte neutralisierende Antikörper. Dies funktioniert nach einem Schloss-Schlüssel-Prinzip.
- HIV hat die Eigenschaft, sich vor dem Angriff der Antikörper zu verschliessen, zum Teil wegen eines speziellen Aufbaus seiner Hülle.
- Das HI-Virus attackiert ausgerechnet die Helferzellen (siehe Text 04), welche die Abwehrreaktion des Immunsystems orchestrieren.
- In menschlichen Zellen, die sich nicht teilen, überlebt das Virus. Es kann also seine Wirkung auch noch lange nach einer Impfung entfalten, wenn diese nicht vor der ersten Infektion stattfand.

Die Einführung eines Impfstoffs folgt einem klar definierten Pfad. In Phase I werden nur wenige Freiwillige mehrmals getestet. Phase II bezieht einige tausend Personen mit hohem und niedrigem Erkrankungsrisiko ein. Hernach folgen «Wirksamkeitsstudien» – Phase II b in kleinerem Umfang und Phase III mit Tausenden oder Zehntausenden Teilnehmenden mit hohem Risiko. Die Tests werden mit einer unwirksamen oder Plazebosubstanz verglichen und funktionieren doppelblind – weder Teilnehmende noch Forscher wissen, wer was erhält.
Danach werden bei einem HIV-Impfstoff die Versuchsteilnehmenden sieben Jahre begleitet. Sie werden über Präventionsmassnahmen instruiert. Drogenbenützer werden angehalten, sauberes Injektionsmaterial zu verwenden. Damit ein Impfstoff sich als wirksam erweist, müsste die Rate derer, die sich nach dieser Zeit mit HIV infiziert haben, bedeutend niedriger sein als bei denen, welche die Substanz nicht erhielten. Bei jenen, denen der Impfstoff verabreicht wurde, müsste sich die Krankheit weniger schnell oder weniger schwer entwickeln als bei Personen, die bloss das Plazebo bekamen.
Bis jetzt erreichten drei Impfstoffprüfungen Phase III, zwei davon scheiterten – «Aidsvax» in den USA und in Thailand. Der andere, «Alvac», läuft in Thailand. Drei Versuche stehen auf Stufe II, zwei auf I/II und 26 auf Stufe I. Ein Problem stellen nicht nur die Kosten dar. In vielen Ländern fehlen die Verteilstrukturen – auch für die Impfstoffe gegen andere Krankheiten Es geht also nicht nur um Gelder für die Forschungsprojekte, sondern auch zur Verbesserung der Infrastruktur für den Fall, dass es einmal einen Impfstoff gibt.
Damit wirft auch ein Impfstoff ethische Fragen auf – nämlich wie bei den Kombinationsmedikamenten (siehe Text 22) diejenige des gleichberechtigten Zugangs auch für arme Länder. Ausserdem dürfte ein Wirkstoff die Präventionsmassnahmen nicht ersetzen – sondern nur erganzen.

13 Kinder und HIV

Zwischen Nullrisiko und Vergessen

Trotz getrennten Blutbahnen kommt es bei Schwangerschaften HIV-positiver Frauen zu Mutter-Kind-Übertragungen (Übertragungswege allgemein siehe Text 28). Die Übertragungshäufigkeit hängt von der individuellen Gesundheit ab und liegt gemäss verschiedenen Studien in den Industrieländern bei nicht behandelten Müttern zwischen 13 und 32 Prozent.
Die genauen Infektionswege sind nicht bekannt. Verschiedene Untersuchungen sprechen dafür,

dass das Risiko vor allem in der späten Schwangerschaft und bei der Geburt besteht. Möglich ist eine Infektion über den Mutterkuchen, durch die Eihäute, eventuell durch freie Viren oder durch infizierte mütterliche Zellen, die vor allem während der Wehen verstärkt im Grenzbereich zwischen Mutter und Kind auftreten.

Dass die spätere Schwangerschaft kritischer ist als der Anfang, hängt damit zusammen, dass die Membran zwischen mütterlichem und kindlichem Kreislauf gegen das Ende der Schwangerschaft Lecks erhält und es dann zu Blutübertragungen in geringem Ausmass kommen kann. Ob eine Ansteckung stattfindet, hängt dann vom Anteil Viren im mütterlichen Blut ab.

Bei der vaginalen Entbindung ist eine Infektion durch einen intensiven und langanhaltenden Kontakt mit HIV über die Körperflüssigkeiten der Mutter möglich. Aus demselben Grund besteht eine Ansteckungsgefahr beim Stillen. In den Industrieländern werden HIV-positive Mütter mittels Kaiserschnitt entbunden. Ausserdem werden Neugeborene mit Zidovudin – auch AZT, siehe Text 22 – behandelt. Das Übertragungsrisiko mit dieser Therapie liegt unter einem Prozent.

Während der Schwangerschaft treten Antikörper von der Mutter auf das Kind über. Dies bedeutet einen vorübergehenden Schutz, und daher lassen sich beim Neugeborenen bei einer HIV-positiven Mutter immer Antikörper nachweisen, auch wenn das Kind nicht angesteckt ist. Es verstreichen in der Regel etwa 18 Monate, bis die mütterlichen HIV-Antikörper abgebaut sind – der indirekte HIV-Suchtest ist also unmöglich. Aus diesem Grund wird bei Kleinkindern die PCR-Diagnose angewendet (siehe Text 04), die das HIV-Erbgut direkt nachweist.

Die Antikörper der Mutter stellen einen passiven Impfschutz dar. Doch dadurch hat der Körper des Neugeborenen nicht selbst gelernt, die Immunreaktion zu bilden. Deshalb und weil das Immunsystem von Säuglingen schwach ist, sind die Überlebensaussichten HIV-positiver Kinder im Vergleich zu Erwachsenen gering. Treten bei unbehandelten Erwachsenen Symptome erst sieben bis neun Jahre nach der Infektion auf, sterben 20 bis 25 Prozent der Neugeborenen, die HIV-positiv sind, bereits im ersten Lebensjahr. Die Lebenserwartung beträgt durchschnittlich vier Jahre. Kinder, die ohne Behandlung mit zehn Jahren nach wie vor gesund sind, stellen die Ausnahme dar.

Schwierigkeiten auch bei behandelten HIV-positiven Kindern ergeben sich in Zusammenhang mit Impfungen. Werden abgeschwächte Erreger eingesetzt, muss die Abwehrsituation des Kindes abgeklärt werden. Auch beim Kontakt mit andern Kindern, die Windpocken, Masern oder Keuchhusten haben, sind bei HIV-positiven Kindern spezielle Therapien angesagt. Eine Schwierigkeit bedeutet es, bei der täglichen Medikamenteneinnahme den Widerstand des Kindes zu überwinden.

Wie viele Kinder in der Schweiz HIV-positiv sind, ist nicht genau bekannt. Die relevante Datenbank weist 228 infizierte Kinder seit 1986 aus, wovon 61 verstorben sind. Es gibt praktisch keine Neuinfektionen. Ein zunehmendes Problem sind aber Geburten von Müttern ohne Papiere, die nicht registriert werden.
Erst recht problematisch ist das Thema Aids und Kind global. An der Immunschwäche sterben jährlich 500 000 Kinder – das ist eins pro Minute. Täglich infizieren sich 7500 Menschen unter 15 Jahren, die meisten davon im südlichen Afrika, drei Viertel wiederum sind Mädchen. 90 Prozent der Kinder, die an den Folgen von Aids sterben, wurden durch Mutter-Kind-Übertragung mit HIV infiziert.
Aber nur weniger als fünf Prozent der HIV-infizierten Kinder haben Zugang zu antiretroviralen Medikamenten (siehe Text 22). Die Medikamentenkosten machen gemäss dem deutschen Verband Forschender Arzneimittelhersteller fünf bis acht Prozent des Gesamtaufwands aus. Der Rest betrifft Verteil- und Behandlungskosten. Ausserdem liegen von den heute gängigen 21 HIV-hemmenden Substanzen erst 13 in kindergerechter Form vor – die Kinder wurden also hinsichtlich Medikamentenbehandlung jahrelang «vergessen».

In der Schweiz vertritt die Stiftung Aids & Kind die Interessen von Kindern und Jugendlichen mit HIV (www.aidsundkind.ch).

14 Komplementärmedizinische Behandlungen

Gut fürs Immunsystem und die Lebensqualität

Deutlich über die Hälfte der Menschen mit HIV haben gemäss Erhebung der Aids-Hilfe Schweiz zumindest teilweise komplementärmedizinische Heilmethoden genutzt. Erfahrungen zeigen, dass diese zumindest dann, wenn die Infektion noch nicht sehr weit fortgeschritten ist, beitragen können, die Lebensqualität zu erhalten oder zu verbessern.
Die meisten Komplementärmediziner anerkennen HIV als Ursache von Aids. Sie bestreiten in der Regel aber, dass das Virus der alleinige Verursacher ist, und sie vermuten, dass falsche Ernährung, starke Stressbelastungen, schwer belastete Selbstbilder, die ein Mensch aus seiner Vorfahrenschaft in sich trägt, Drogenkonsum oder ein langanhaltend gestörtes Lebensumfeld zur Schwächung des Immunsystems beitragen können. Ziel der Komplementärbehandlung ist des-

halb, die Abwehrkräfte wieder zu stärken. Nicht zuletzt aufgrund schwächerer oder gelegentlich fehlender Nebenwirkungen wird von diesen Methoden eine Verbesserung der Lebensqualität erwartet. Die meisten Menschen mit HIV und Aids, hat eine Studie gezeigt, bewerten die Wirksamkeit einer komplementärmedizinischen Behandlung realistisch. Sie haben die Erwartung, dass der Krankheitsfortschritt gebremst wird und sich die Symptome vermindern.
Dass dies möglich ist, bestreitet die Schulmedizin oder bezeichnet es als nicht bewiesen. Gemäss ihren Studien beeinflussen Ernährung und Lebenswandel den Verlauf von HIV praktisch nicht. Der Verlauf der Erkrankung und die Endpunkte – das Auftreten von opportunistischen Krankheiten oder der Tod – hängen nach deren Meinung im Wesentlichen vom Virus und von genetischen Faktoren ab. Mit dem Zeitpunkt der Infektion ist der Verlauf der HIV-Infektion bereits bestimmt. Würde die Ernährung eine elementare Rolle spielen, müsste beispielsweise bei homosexuellen Infizierten HIV anders verlaufen als bei infizierenden Drogenkonsumenten – weil erstere in der Regel besser auf Ernährung achten.
Allerdings spielen für eine erkrankte Person nicht nur der Zeitpunkt der Infektion eine Rolle – wann eine opportunistische Krankheit oder der Tod auftritt –, sondern auch die Qualität, wie die Zeit bis dahin verbracht wird. Die Situation kann sich stark verändern, wenn in dieser Zeit ein Patient etwa durch eine komplementäre Behandlung weniger müde ist.

Es gibt allerdings Schulmediziner, die vor einer Aktivierung des Immunsystems, wie es oft von Komplementärmedizinern empfohlen wird, generell warnen. HIV befällt aktive Zellen. Wird das Immunsystem etwa durch die Einnahme von Johanniskraut aktiviert, werden mehr Zellen für HIV empfänglich, was zum rascheren Fortschreiten der Erkrankung führen kann. Im Zusammenhang damit hat sich auch die Vorstellung als falsch erwiesen, Drogenkonsum würde sich negativ auf den Verlauf auswirken. Studien zeigten im Gegenteil sogar, dass Heroin den Krankheitsverlauf eher bremst, weil es die Aktivierung der Abwehrzellen stoppt.
Abgesehen davon aber gibt es wenig verlässliche Aussagen weder in die eine noch in die andere Richtung. Für die meisten komplementärmedizinischen Methoden fehlen klinische Studien zu ihrer Wirksamkeit bei HIV und Aids. In der Schweiz wurden deshalb nach sechsjährigem Versuch auch die meisten «klassischeren» komplementärmedizinischen Behandlungen aus der Grundversorgung der Krankenversicherung gekippt. Dies bedeutet aber nicht, dass ein günstiger Einfluss ausgeschlossen ist.
Die folgenden Methoden werden für eine Verbesserung der Lebensqualität angeboten: Ernährung und Diäten, Homöopathie, rund ein Dutzend pflanzliche Heilmittel aus der Phytotherapie, anthroposophische Medizin, traditionelle chinesische Medizin sowie Shiatsu, Konstitutionsthe-

rapien – etwa Eigenblutbehandlung oder Fiebertherapie –, Sauerstoff-Ozon-Therapie, Atemtherapie, Hypnosetherapie sowie energetische Therapien.
Vorsicht geboten ist bei pflanzlichen Mitteln. Sie enthalten ebenso physiologisch aktive Substanzen wie Medikamente. Kombiniert mit HIV-Arzneimitteln können sie daher gefährliche Auswirkungen haben. Deshalb sollte die komplementärmedizinische Behandlung immer mit der konventionellen Therapie abgestimmt werden. Vom Einsatz pflanzlicher Mittel rät die Schulmedizin insbesondere dann ab, wenn sie das Immunsystem aktivieren.

Die Aids-Hilfe stellt eine ausführliche Dokumentation über komplementärmedizinische Behandlungen im Internet unter www.aids.ch zur Verfügung.

15 Kosten und HIV

Wenn der Mammon über Leben und Tod regiert

Eine Studiengruppe summierte im Jahr 2001 die Ausgaben für HIV in der Schweiz rückwirkend für 1998 und machte eine Voraussage für 2005. Demnach betrugen 1998 die direkten Gesundheitsausgaben für HIV-Positive gut 168 Millionen Franken. Die Kosten für die antiretroviralen Medikamente (siehe Text 22) machten davon 91 Millionen oder 54 Prozent aus. Eine US-Studie ergab einen ähnlichen Anteil für die Medikamentenbehandlung von etwa 50 Prozent.
Nebst den ambulanten Kosten für alle, auch die zusätzlichen Medikamente, für Spitalbesuche, Psychotherapie und kurzzeitige Betreuung zu Hause von 132 Millionen Franken machten die stationären Behandlungskosten nur noch 22 Prozent aus. Vor dem Aufkommen der modernen Therapien lagen aufgrund der schweren Folgeerkrankungen von Aids die Kosten im stationären Bereich viel höher. Durch die modernen Medikamente ergab sich also eine Umlagerung.
Die Studie bezifferte diese direkten Kosten für HIV auf 0,5 Prozent der Gesamtausgaben im Gesundheitswesen – auch dieser Anteil entspricht dem Resultat einer Untersuchung in den USA.
Zum Vergleich zu den 168 Millionen Franken im HIV-Bereich: Die tabakrelevanten Ausgaben im medizinischen Bereich in der Schweiz betrugen im Jahr 1995 1211 Millionen, die stressbezogenen Kosten 1998 errechneten sich auf 1761 Millionen.
HIV führt aber auch zu indirekten Kosten. Unterschieden wird zwischen «Morbiditätskosten» aufgrund von Arbeitsausfällen und «Mortalitätskosten», die durch verlorene Arbeitsjahre eben-

falls für die Wirtschaft anfallen. Diese Kosten bezifferte die Studie auf 115 beziehungsweise auf 160 Millionen Franken.

Die direkten und indirekten Kosten zusammengerechnet kam die Studie für 1998 auf 443 Millionen Franken bei 8000 medizinisch betreuten Kranken. Für 2005 veranschlagte sie 541 Millionen für 10 330 Personen. Die direkten Kosten pro Patient betrugen 1998 21 000 Franken, die Morbiditätskosten lagen bei 14 400 Franken. Für die sogenannte Primärprävention (Öffentlichkeitsarbeit, «Stop Aids»-Kampagne) wurden 1998 27,5 Millionen Franken ausgegeben. Der Aufwand für die «sekundäre Prävention» (HIV-Tests sowie PEP, siehe Text 20) lagen bei 25,4 Millionen.

Insgesamt, muss man sagen, erhöhen die modernen Therapien die Gesundheitskosten. Dafür aber senken sie die Morbiditäts- und Mortalitätskosten, sprich, sie bedeuten für ein Land einen Produktivitätsgewinn. Die Zahlen dafür, falls es anders läuft, sind bekannt: Auf 950 Milliarden Euro beziffert das Kieler Institut für Weltwirtschaft den «Wohlfahrtsverlust» durch HIV und Aids in 25 Ländern Osteuropas – etwa 16 Prozent der jährlichen Produktionsleistung in der Region zwischen 1995 und 2001.

Auf 630 Millionen Euro kam das Institut für Afrika. In Südafrika wurde der Aufwand für die Ausbildung neuer Arbeitskräfte, um die Aidstoten zu ersetzen, und für Sozialleistungen für Erkrankte errechnet: sieben Prozent der Lohnkosten. Im gleichen Land und in Sambia können die neu ausgebildeten Lehrer gleichwohl die durch Aidstodesfälle entstandenen Lücken nicht mehr schliessen. In ganz Afrika, davon geht man aus, ist die landwirtschaftliche Produktivität dramatisch im Sinken begriffen.

Eine Harvard-Studie beziffert, was Aids bis jetzt die Welt gekostet hat: mehr als 500 Milliarden Dollar. Daran gemessen sind die 10 Milliarden im Jahr, die UN-Generalsekretär Kofi Annan für einen globalen Aidsfonds forderte, «Peanuts». Erst recht sind sie es, verglichen mit den sozialen, ökonomischen und politischen Kosten, die andernfalls noch kommen.

Mittelfristig werden dort, wo sie überhaupt eingesetzt werden, die Medikamentenkosten sinken. Dies weil allenfalls mit Therapieunterbrüchen oder vereinfachteren Behandlungen gearbeitet werden kann oder Mittel nur noch ab einer bestimmten Virenmenge eingesetzt werden (siehe Texte 04 und 27).

Der Preis für Medikamente kann aber noch mehr zurückgehen, wenn die Kosten für Patente nicht mehr dermassen zu Buche schlagen – ein wichtiger Grund dafür, dass eine antiretrovirale Therapie zwischen 10 000 und 15 000 Dollar im Jahr kostet. Könnte mit Generika gearbeitet werden, wäre, ein zusätzlicher Spendenanteil eingeschlossen, eine Abgabe in gewissen Ländern Afrikas für 140 Dollar möglich.

In Indien wird eine Zehnerpackung Zidovudin (siehe Text 22) als Generikum für 150 Rupien produziert – etwa vier Franken. Das «Original» in den USA von Glaxo Wellcome kostet das Fünf- bis Sechsfache. In Indien finden in der Arzneimittelproduktion eine halbe Million Menschen Arbeit, nachgelagert dürften 2,5 Millionen Arbeitsplätze sein, berichtet Medicus Mundi Switzerland – Arbeit und gesicherte Lebensverhältnisse sind durchaus ein Beitrag zur Aidsverhütung.
Damit soll aber bald Schluss sein, weil die WTO das Patentrecht – die «Trade Related Intellectual Property Rights» – auf die ganze Welt ausweiten will. Der Direktor des Aidsforschungs- und -kontrollzentrums Arcon dazu: das Patent der WTO stehe «für eine Rekolonialisierung der wirtschaftlichen schwachen Länder».
Rund zwei Milliarden Franken dürfte bis anhin der ganze Forschungsaufwand im Bereich HIV betragen haben. Die Aussicht aufs grosse Geschäft ist auch beim Wettlauf um einen Impfstoff ein Faktor (siehe Text 12). Der Mammon regiert eben auch bei Aids und HIV die Dinge mit.

16 Lebenserwartung und Koinfektion mit anderen Geschlechtskrankheiten

Häufig trifft's dieselben

Die Lebenserwartung von Menschen mit HIV, die mit modernen Therapien behandelt werden, liegt kaum mehr unter derjenigen der Allgemeinbevölkerung (siehe Text 06). Dies trifft allerdings nicht zu, wenn eine HIV- mit einer Hepatitis-C-Infektion einhergeht. Hepatitis C wird ebenso wie HIV in den meisten Fällen durch ungeschützten Geschlechtsverkehr oder durch Kontakt mit infiziertem Blut übertragen. HIV-Positive leiden häufiger unter Hepatitis als mit HIV nicht Infizierte.
Mit einer sexuell übertragbaren Krankheit (STI) stecken sich täglich weltweit eine Million Personen an. Für die Weltgesundheitsorganisation hat sich deren Bekämpfung «erneut zu einem wichtigen gesundheitspolitischen Thema entwickelt». Die WHO schreibt dazu: «Die durch STI und HIV am stärksten gefährdeten Populationen sind vielfach – jedoch nicht immer – die gleichen: Männer, die mit Männern Sex haben, injizierende Drogenkonsumenten und ihre Sexualpartner sowie Heterosexuelle mit häufig wechselnden Sexualpartnern.» Vor allem Krankheiten, die mit Geschwüren verlaufen – dies sind etwa Syphilis, Ulcus molle («weicher Schanker») oder Herpes im Genital- und Analbereich – tragen durch die fehlende Hautbarriere zur erhöhten HIV-

Übertragung bei. Bei Herpes genitalis ist das Risiko, eine HIV-Infektion auf sexuellem Weg zu erlangen, doppelt so hoch.
Syphilis hat in Deutschland wieder zugenommen und erhöht das Risiko sowohl bei der Übertragung als auch bei der Infektion mit HIV. Die Geschlechtskrankheit kann bei HIV-Infizierten schwerer zu heilen sein und rascher und schwerwiegender fortschreiten. Gonorrhöe oder «Tripper» erhöht das Risiko der Übertragung von HIV. Die Krankheit war seit 1980 in Europa stark rückläufig, die WHO geht aber davon aus, dass die tatsächlichen Zahlen höher liegen als die gemeldeten.
Die vor allem in den Tropen vorkommende Geschlechtskrankheit Donovanosis tritt bei gleichzeitigem HIV-Befund bedeutend stärker auf. Und gemäss einer Studie in Nairobi mit 340 Männern aus einer Klinik hatten 63 Prozent der HIV-Positiven einen abgeheilten Ulcus molle, bei den HIV-Negativen 19 Prozent.
Eine Chlamydieninfektion, in den Entwicklungsländern die häufigste Ursache für Erblindung, erhöht das Risiko der HIV-Infektion um das Drei- bis Fünffache. Lymphogranuloma venereum («venerische Lymphknotenentzündung») erleichtert die HIV-Übertragung.
Bis zu 95 Prozent aller HIV-Infizierten weltweit haben eine Hepatitis B (HBV) durchgemacht. 10 bis 15 Prozent leiden an chronischer Hepatitis. Hepatitis B ist 50 bis 100 Mal infektiöser als HIV. Bei einer mit HBV infiziertem Blut verunreinigten Nadel ist die Übertragungswahrscheinlichkeit 30 Prozent höher bei einer mit HIV. Bei HIV-infizierten Personen wird HBV fünfmal häufiger chronisch als bei Nichtinfizierten.
Gemäss einer 14 Jahre dauernden Studie ist die Sterberate bei HIV- und HBV-positiven Menschen acht Mal so hoch wie bei HIV-negativen Patienten. Bei Personen, die chronisch HBV hatten, war die Sterblichkeit 15 Mal so hoch. Auch der Verlauf von Hepatitis B ist bei einer Koinfektion mit HIV schwerwiegender. So kommen Leberzirrhosen häufiger vor.
Bei Hepatitis C, das ebenfalls durch Drogeninjektion und durch sexuelle Kontakte übertragen werden kann und gegen das im Unterschied zu HBV kein Impfstoff vorliegt, beträgt die Koinfektion mit HIV gemäss Weltgesundheitsorganisation in Europa 40 Prozent, in manchen städtischen Gebieten 50 bis 90 Prozent.
STI sind besonders auch in Afrika häufig. In einem ländlichen Gebiet in Südafrika steckten sich 1997 von allen Frauen zwischen 14 und 30 Jahren 11,9 Prozent neu mit HIV an. Im betreffenden Gebiet infizierte sich eine von vier Frauen täglich mit mindestens einer STI. Ein wichtiger Faktor der Übertragungen ist in Südafrika die Wanderarbeit – und damit die Armut und das Verhalten der Männer: Studien wiesen bei Frauen eine HIV-Infektionsrate von 13,7 Prozent nach, wenn ihre Männer weniger als zehn Mal monatlich die Nacht zu Hause verbrachten. In den Fäl-

len mit mehr als zehn Nächten waren es null Prozent. Von den STI-infizierten Frauen nehmen bei einer akuten Erkrankung gerade einmal zwei Prozent ärztliche Hilfe in Anspruch.
In einigen Ländern im südlichen Afrika hat sich durch die Immunschwächekrankheit HIV die Lebenserwartung der Menschen, die in den vergangenen 50 Jahren um rund 20 Jahre auf 65 Jahre angestiegen war, wieder um mehr als 10 Jahre gesenkt. In Südafrika liegt sie derzeit wieder bei knapp 43 Jahren. Zum Vergleich: Schweiz 80,6, Japan 85.

17 Lebensplanung und HIV

Wichtig und wenig beachtet

HIV hat tiefgreifende Auswirkungen auf die Biografie der Betroffenen. Dass das Leben nicht mehr gleich planbar ist oder erscheint, bleibt nicht folgenlos hinsichtlich Beziehungen, Familien- und Kinderwunsch, Berufskarriere sowie Aus- und Fortbildung.
Zumindest solange die Krankheit im allgemeinen Diskurs ein «Todesurteil» bedeutete, war das Formulieren von Wünschen und Zielen, wie es für Nichtbetroffene «normal» ist, für HIV-Positive ab dem Tag der Diagnose unmöglich. Nur wenige Betroffene bezogen daraus Vorteile, etwa in der Hinsicht, dass damit auch der Druck des Vorausplanens entfällt, dem Menschen mit einer unverkürzten Lebenserwartung ausgesetzt sind.
Seit es moderne Kombinationstherapien gibt (siehe Text 22), ist für Menschen mit HIV das Leben wieder planbarer geworden. Für manche ergab sich aber eben dadurch die Schwierigkeit, fürs eigene Leben «plötzlich» wieder Pläne zu fassen, nachdem dies während Jahren unmöglich schien.
Über diesen wichtigen Aspekt der persönlichen Lebensplanung, der auch für Betroffene anderer unheilbarer Krankheiten oder Krankheiten mit tiefen Heilungschancen gilt, gibt es erstaunlicherweise kaum HIV-spezifische Literatur. Die Erzähltexte des vorliegenden Buches «Aids ein Gesicht geben» schliessen hier eine Lücke.

18 Mutterschaft und HIV

Trend weg von der Reproduktionsmedizin

Antiretrovirale Therapien verbesserten die Lebensaussichten (siehe Text 22). Dadurch besteht wieder die Aussicht, eine Familie zu gründen und ein Kind zu haben. Bis in die 1990er-Jahre machte das Risiko der HIV-Übertragung den Kinderwunsch für Betroffene und jene, die sie beraten und behandeln, zur Utopie. Inzwischen sind auch ethische und rechtliche Bedenken zerstreut. Das Risiko einer Mutter-Kind-Übertragung liegt dort, wo Kombinationsbehandlungen gegen HIV für schwangere Frauen verfügbar sind, unter einem Prozent (siehe Text 13).

Die Optionen, ein Kind zu zeugen, reichen dabei vom ungeschützten Geschlechtsverkehr bis zur Reproduktionsmedizin. Von Ersterem wurde bisher abgeraten. Das Übertragungsrisiko liegt ohne HIV-Therapie bei etwa 1 zu 300 pro Kontakt vom HIV-positiven Mann auf eine HIV-negative Frau und ist noch geringer im umgekehrten Fall. Allerdings ist die Gefahr abhängig von der Virenlast (siehe Texte 04 und 28)

Wenn der Mann HIV-positiv ist, wurde bisher das Sperma «aufbereitet», das heisst es wurden ihm die HIV-infizierten Zellen und freien Viren entzogen. Danach erfolgte die Befruchtung mittels eines Katheters oder aber «in vitro» oder durch Spermieninjektion von ausserhalb des Körpers der Mutter. Dies ist mit hohen Kosten verbunden, wobei HIV-positive Eltern nur in wenigen Ländern, etwa Frankreich und USA, gleichberechtigten Zugang zur Reproduktionsmedizin haben wie nicht HIV-infizierte Paare – nicht aber in Deutschland und in der Schweiz.

Bei einer HIV-Infektion der Frau geschieht die Befruchtung durch «Selbstinsemination», nämlich durch das Einführen des umgedrehten Kondoms nach dem geschützten Geschlechtsverkehr, durch eine Spritze oder andere Techniken. Der Eisprung kann auch mit Medikamenten ausgelöst werden.

Bisher waren nur wenige Ärzte bereit, HIV-positive Paare mit Fruchtbarkeitsstörungen zu behandeln. Es gibt spezialisierte Zentren in Mailand, Strassburg, Belgien und Spanien, deren Besuch durch HIV-positive Paare wegen der zusätzlichen Schwierigkeiten bisher eine Realität war. Ebenfalls spezialisiert auf diesem Gebiet ist die Infektiologie in St. Gallen. Wenn ein Paar «konkordant» ist – der Mann und die Frau sind HIV-positiv –, wird das Gesundheitsrisiko von ungeschütztem Geschlechtsverkehr in den meisten Fällen ohnehin als äusserst gering betrachtet und der ungeschützte Geschlechtsverkehr empfohlen.

Bis zu einem Drittel der Paare entschieden sich bisher nach der Beratung gegen eine künstliche Befruchtung. Nur bei 30 Prozent derer, die künstliche Befruchtung anwenden liessen, erfüllte sich der Kinderwunsch schliesslich. Gründe für den tiefen Erfolg waren die Behandlungskosten und der hohe technische und logistische Aufwand.

Weil durch die modernen Kombinationstherapien die Virenvermehrung weitgehend unterdrückt wird und das Übertragungsrisiko sehr tief liegt, ist es je länger, desto fraglicher, ob die komplizierte Spermienaufbereitung oder aber die umständliche indirekte Insemination überhaupt notwendig sind.

Die Berater vollziehen deshalb mehr und mehr das nach, was in der Praxis bereits Realität ist – der ungeschützte Geschlechtsverkehr nämlich. «Wir haben», schreibt Pietro Vernazza, der Leiter der Infektiologie am Kantonsspital St. Gallen, «vor zwei Jahren begonnen, Paare systematisch zu informieren, wie sie ihr Risiko auch sonst noch reduzieren können.» Die Beratung komme gut an, so der Kliniker, «und was uns immer wieder überrascht – die Schwangerschaftsrate scheint auf natürlichem Weg recht hoch zu sein».

19 Partnerschaft und HIV

Darüber reden als Prävention

Eine HIV-Infektion beeinflusst zunächst einmal die eigene Identität. Verminderte Selbstachtung, das Gefühl, eine Gefahr für andere darzustellen, die Angst, abgelehnt zu werden, nicht mehr begehrt zu sein oder eine feste Partnerschaft zu belasten – dies sind nur einige Dinge, mit denen Menschen mit HIV zurechtkommen müssen.

HIV führt aber auch unmittelbar zur Frage, wem man den Serostatus mitteilen soll. Dazu gibt es nur wenige Regeln und nur wenige Verpflichtungen. (Keine Notwendigkeit besteht dazu am Arbeitsplatz, siehe Text 03.) Informieren muss man nur den eigenen Partner oder die eigene Partnerin, mit dem oder der man immer ungeschützten Geschlechtsverkehr hat – oder hatte –, wenn man erfährt, dass man HIV-positiv ist.

Bei Gelegenheitsbeziehungen besteht dazu keine Verpflichtung, ausser wenn ein Präservativ reisst, abrutscht oder es sonst zu einer Situation kommt, in der das Risiko einer Infektion besteht. Im begründeten Fall besteht dann die Möglichkeit zur Prophylaxe (siehe Text 20).

Viel eher stellt sich die Frage, wenn sich eine neue Beziehung anbahnt. Die Erfahrung zeigt, dass sich frühzeitiges Mitteilen lohnt. Erstens kann langes Schweigen als Vertrauensmissbrauch ausgelegt werden. Zweitens lassen Verliebte sich so schnell auch wieder nicht abschütteln. Für HIV-

Positive ganz wichtig ist, dass Menschen, die von jemandem erfahren, dass er oder sie HIV-positiv ist, diese Information nicht weitergeben dürfen. Geregelt ist dies in Artikel 28 des Zivilgesetzbuches zum Persönlichkeitsschutz. Dies gilt auch nach der Auflösung einer Beziehung.

Bei Gelegenheitssexualkontakten proklamieren die Aidshilfen generell geschützten Sex – doch hier besteht kein Unterschied, ob jemand HIV-positiv oder -negativ ist. Das Präservativ schützt auch vor Koinfektionen mit einer anderen Geschlechtskrankheit. Diese können sich auf den Krankheitsverlauf von HIV negativ auswirken, begünstigen teilweise aber auch HIV-Infektionen (siehe Text 16).

Die Frage, ob ungeschützter Sexualverkehr möglich ist, kann sich in festen Beziehungen mit einem HIV-positiven Partner stellen. Liebesbeziehungen sind wohl ohne den Wunsch, sich ganz nahe zu sein, kaum denkbar. «Safersex bleibt wichtig», sagt die Aids-Hilfe Schweiz dazu. Wenn der HIV-positive Partner jedoch antiretroviral behandelt ist und die Virenmenge unter der Nachweisgrenze liegt (siehe Texte 23 und 04), ist das Übertragungsrisiko generell gering, bei wenigen einzelnen Kontakten sogar sehr klein. Aus demselben Grund ist heute eine Elternschaft in einer Beziehung mit einem positiven Partner respektive zwischen zwei positiven Partnern nicht mehr ausgeschlossen (siehe Text 18).

Bei Paaren, bei denen beide Personen positiv sind, ist «Safersex» nur dann – dringend – angezeigt, wenn ein Partner keine Kombinationstherapie durchführt, wenn eine solche Therapie bei einem Partner nicht voll wirksam ist oder wenn die Übertragung einer sexuellen Krankheit möglich ist.

Das Thema Umgang mit HIV betrifft jedoch mitnichten nur Beziehungen, in denen ein Partner bekanntermassen positiv ist. Dass Männer in einer «festen» Beziehung ihre Partnerin anstecken, ist einer der häufigsten Übertragungswege weltweit (siehe Text 24). Über sexuelle Wünsche und Fantasien zu reden kann im Gegenteil ein wirksamer Weg zur Prävention sein – es senkt die Notwendigkeit, die sexuelle Erfüllung «auswärts» auf einem risikobehafteten Weg zu holen.

Die Aids-Hilfe Schweiz hat für Menschen mit HIV und ihre Partnerinnen und Partner eine Broschüre veröffentlicht.

20 PEP und PrEP

Keine simple Pille davor oder danach

PEP bedeutet Postexpositionsprophylaxe, PrEP Präexpositionsprophylaxe. PEP heisst es eigentlich, wenn ein Tollwutbiss behandelt wird. PrEP meint ebenso den starken Gebrauch eines Impfstoffs vor einem Biss, etwa bei Personen, die gefährlichen Tieren stark ausgesetzt sind.
Im Bereich HIV wird PEP seit 1997 angewendet. Zum Einsatz gelangen im Wesentlichen der Cocktail antiretroviraler Medikamente, mit denen HIV-Positive generell behandelt werden (siehe Text 22). PEP kann nach einem Sexualkontakt mit einem HIV-infizierten Partner die Infektionswahrscheinlichkeit verkleinern. Es wird auch im Arbeitsbereich angewendet, etwa bei Stich- oder Schnittverletzungen von Pflegefachpersonen mit HIV-verunreinigten Gegenständen.
PEP sollte möglichst rasch – innert 48 bis 72 Stunden – angewendet werden. Eine Infektion in den ersten 24 Stunden gilt als unwahrscheinlich. Die Therapie dauert mindestens zwei Wochen. PEP gilt nur als sinnvoll, wenn eine HIV-Infektion beim Partner bekannt ist – und auch das nur, wenn er oder sie nicht antiretroviral behandelt ist. Sonst ist das Ansteckungsrisiko aufgrund der tiefen Virenbelastung der sogenannten «Indexperson» so tief, dass auf PEP verzichtet werden kann (siehe Text 04).
PEP kostet etwa 2000 Franken pro Anwendung und geschieht nur nach Beratung mit dem Ziel, das künftige Risikoverhalten zu verringern. Eine Studie in Frankreich zeigte, dass bei 9000 PEP-Behandlungen weniger als ein Drittel aufgrund eines Kontakts mit einer HIV-positiven Person erfolgten. Bei einem Aufwand von neun Millionen Euro konnten sieben Infektionen verhindert werden. Der Aufwand von fast zwei Millionen Franken, um eine Infektion zu verhindern, wurde als zu wenig effizient betrachtet.
Von PrEP ist die Rede, wenn AZT schwangeren Frauen sowie in Sirupform Neugeborenen verabreicht wird (siehe Text 14). Grundsätzlich liesse sich PrEP generell als HIV-Prävention bei Hochrisikogruppen einsetzen. Die Wirkung ist aber bislang noch ungenügend nachgewiesen. Erwartet wird vorerst zum Teil lediglich eine Schutzwirkung von 50 bis 70 Prozent.
PrEP könnte aber auch, so wird befürchtet, ein Risikoverhalten wie «Barebacking» (siehe Text 09) oder generell ungeschützten Geschlechtsverkehr fördern. Versehentlich von HIV-Infizierten angewendet, könnte es zur Resistenzenbildung führen. Es gab auch eine Studie, wonach Betroffene über Nebenwirkungen klagten.
Gearbeitet wird im Bereich Prävention auch an Mikrobiziden, chemischen Substanzen also, die Mikroorganismen beziehungsweise HIV abtöten – allerdings läuft die Forschung im Vergleich

zur Entwicklung anderer Medikamente mit nur geringem Mitteleinsatz. Mikrobizide könnten von Frauen, die einem hohen Risiko ausgesetzt sind, in Gelform oder als Zäpfchen zum Selbstschutz vaginal oder rektal angewendet werden und ihnen so die Möglichkeit zu grösserer Kontrolle geben. 40 Substanzen werden derzeit geprüft. Eine Substanz mit 60-prozentiger Wirksamkeit, so heisst es, könnte in Ländern mit mittlerem oder niedrigem Einkommen jährlich 2,5 Millionen HIV-Infekte verhindern – Schadensbegrenzung, die Sinn machen könnte.
PEP und PrEP selber sind verführerisch. Nach einer simplen Pille davor oder danach sieht es aber noch nicht aus. Ob es sinnvoll ist, die Verantwortung für die eigene Gesundheit an eine Pille zu delegieren, oder ob es im Gegenteil gesundheitsbewusst ist, präventiv eine Pille einzunehmen – darüber müsste dann erst noch diskutiert werden, wenn es solche Präparate gibt…

21 Religion und HIV

Weltanschauungen einbeziehen

Die Krankheit als Strafe Gottes, Kondomverbot, aber auch umfassende karitative Leistungen – die Religion spielt in den Bereich HIV hinein. Praktisch in jeder Religionsgemeinschaft wurde und wird das Thema Aids besprochen.
Grundsätzlich stehen die meisten Religionen der Sexualität zumindest in der Ehe eher positiv gegenüber, wenn auch nicht zu allen Zeiten und in allen Strömungen. In vielen Weltreligionen zeigt sich in der Sexualität die göttliche Kraft. Die sexuelle Vereinigung ist die Wiederholung des Schöpfungsakts. Sexualität wird als starke Energie anerkannt, der es ebenso sehr «Herr» zu werden gilt. Die Moralvorschriften, wie das geschehen soll, fallen unterschiedlich aus.
Für fast alle Religionen gehört die Sexualität in die Ehe – auch für solche, die Polygamie zulassen. Aussereheliche Beziehungen werden verurteilt, die Ehe gilt als unauflöslich, und sexuelles Verhalten, das einem selbst oder anderen schadet, wird abgelehnt. Dazu gehören Prostitution, Verkehr mit Minderjährigen, Vergewaltigung und Schwangerschaftsabbruch.
Christoph Benn – er ist Arzt und Theologe, arbeitete in Tansania und ist seit 2003 Direktor für die Aussenbeziehungen des Globalen Fonds zur Bekämpfung von Aids, Tuberkulose und Malaria in Genf (siehe Text 15) – hat sich in einem Aufsatz der Frage zugewandt, weshalb einige Länder so unangepasst auf HIV und Aids reagierten und weshalb so viele Individuen ihr Verhalten nicht veränderten, obwohl sie die richtigen Informationen erhielten.

Benn nennt drei Paradigmen, die das Verhalten steuern können. Das wissenschaftliche Paradigma beschreibt und erklärt Vorgänge aus der Natur und prüft Methoden, die zur Prävention von Aids geeignet sind. Das religiöse Paradigma bezieht sich auf einen Kodex von Normen, etwa das Ideal der Sexualität in der Ehe als Mittel der Fortpflanzung, und lehnt aus diesem Grund Kondome ab, weil – wie Benn formuliert –, «die Existenz eines Verhaltens anzuerkennen, das von einem Ideal abweicht, gleichgestellt wird mit dem Leugnen des Ideals selbst». Das traditionelle Paradigma bezieht sich auf historisch gewachsene Organisationsstrukturen, die zum Teil auf magisch-religiösen Vorstellungen beruhen. Traditionelle Heiler wären hier zu nennen.
Auf dem Land wohnende Afrikaner etwa – sagt Benn – seien zwischen diesen drei Diskursen hin und her gerissen – dem wissenschaftlichen Paradigma, das aber Aids nicht heilen könne, dem moralisch-missionarischen Weg, der die Abstinenz und die Einhaltung moralischer Regeln als einzigen Weg, Aids zu überleben, predige, und dem traditionellen Paradigma, das behauptet, Kenntnisse zu haben, wie das Böse ausgelöscht werden kann.
Für Benn ist Aidsprävention ohne Einbezug aller drei Vorstellungswelten nicht möglich, alle drei aber könne sich die Aidsverhütung zunutze machen. In Uganda, wo staatliche Stellen, Nichtregierungsorganisationen und Religionsgemeinschaften intensiv zusammengearbeitet hätten, seien die Infektionsraten seit einiger Zeit rückläufig. Man habe nicht allein auf Kondome, sondern auch auf verzögerte Sexualität bzw. Abstinenz bei Heranwachsenden sowie die Reduktion der Zahl der Sexualpartner gesetzt – also «das Beste aus den verschiedenen Weltanschauungen herausgegriffen».
Die Kirchen, so Benn, könnten durch ihre Mobilisierungskraft einen grossen Beitrag zu HIV-Präventionsprogrammen leisten, und traditionelle Heiler hätten das Potenzial, ihre Botschaften an die Gegebenheiten von Aids anzupassen.
In Tansania würden nach Informationsseminaren für rituelle Einschnitte in der Haut inzwischen die eigenen Rasierklingen mitgenommen. Bei den «Witwenreinigungen», bei denen verwitwete Frauen an männliche Familienangehörige «vererbt» und «sexuell gereinigt» werden, hätten teils symbolische Rituale Einzug gehalten, welche die Idee der Reinigung nicht abschaffen, aber eine HIV-Übertragung vermeiden. Das wissenschaftliche Paradigma – dies sagt Benn aber auch – werde glaubwürdiger, wenn die Menschen wirklich Zugang zur Prävention und zu den heutigen, wirksamen Medikamenten hätten.
«Programme, die sich an Menschen in einem bestimmten kulturellen Kontext richten», so Benn, «können nicht einfach mit ähnlichen Programmen für Menschen verglichen werden, deren Umgebung völlig unterschiedlich ist.» Die Aidsforschung ist westlich dominiert. Eine erfolgreiche Aidsprävention darf aber nicht ethnozentrisch – auf eine einzige Kultur konzentriert – sein.

Aber nicht nur politisch und gesellschaftlich hat Aids einen Bezug zur Religion, sondern auch privat. Denn für Menschen mit HIV stellt sich – ähnlich wie für andere von einer chronischen Krankheit Betroffene – die Sinnfrage anders und dringender als für Personen, bei denen alles «rund» läuft.

Der Artikel von Christoph Benn ist im Internet mit den Schlagwörtern «Difaem», «Benn» und «Weltanschauung» zu finden.

22 Schulmedizinische Behandlungen

Das Virus hemmen

So viel antiretrovirale Medikamente heute bringen, die anfänglichen «Monotherapien» waren weitgehend erfolglos. Als einzige Substanz wurde AZT erstmals 1985 an einem Menschen getestet und ab 1987 eingesetzt. AZT gehört zu den sogenannten «Reversen Transkriptasehemmern». Auch der isolierte Einsatz weiterer Medikamente dieser Gruppe 1991 bis 1994 brachte keine Erfolge.

Das Bild änderte erst 1995, als entdeckt wurde, dass ein grösserer Effekt erzielt werden kann, wenn zwei reverse Transkriptasehemmer miteinander eingesetzt werden, statt sie «sequenziell» zu «verpulvern». Die «Kombinationstherapie» war in einem ersten Schritt geboren. Bei dieser stehen heute die folgenden Medikamentengruppen im Vordergrund:

- **Reverse Transkriptasehemmer – NRTI, NtRTI**
  Das Erbgut des Retrovirus HIV liegt als einsträngige RNA vor und wird in den menschlichen Wirtszellen von einem Virusenzym, der reversen Transkriptase, in zweisträngige DNA umgeschrieben, als welche es sich ins menschliche Erbgut einnisten kann (siehe Text 04). Die reversen Transkriptasehemmer verhindern diesen Prozess in einem frühen Stadium. Zu ihnen zählen die Wirkstoffe Abacavir, ddI/Didanosin, d4T/Stavudin, Efavirenz, Emtricitabine, Lamivudin, Nevirapin, Tenofovir und Zidovudin (Markennamen AZT, Retrovir).
- **Proteasehemmer oder PI**
  PI hemmen die Protease – das Enzym, das HIV-Eiweissbausteine produziert – und verhindern somit die HIV-Vermehrung in einem späteren Stadium, wenn das Virenerbgut bereits in das

der menschlichen Zelle integriert ist. Wirkstoffe: Amprenavir, Atazanavir, Darunavir, Indinavir, Lopinavir, Nelfinavir, Ritonavir, Saquinavir und Tipranavir.

- **Nicht-Nukleosid-Analgon – NNRTI**
  Das sind Substanzen, die zwar den Bausteinen der Erbsubstanz (den Nukleoiden) gleichen, daher ins Genom eingebaut werden, aber keine funktionstüchtige Viren ergeben.

Dies sind die wichtigsten Substanzen für die aktuellen Dreierkombinationen. Meistens werden zwei reverse Transkriptasehemmer mit einem Proteasehemmer oder einer NNRTI-Substanz kombiniert – daher der Begriff Kombinationstherapien. Bei den reversen Transkriptasehemmern gibt es auch fixe Kombinationen.

Daneben bestehen die folgenden Medikamentengruppen, die teils schon auf dem Markt, teils erst in Forschung sind – alle setzen zu einem je unterschiedlichen Zeitpunkt des viralen Reproduktionsprozesses an.

- **Entry-Inhibitoren (Enfuvirtide):** Sie sollen das Andocken und Eindringen von HIV in die Zielzelle verhindern.
- **Hemmer des Uncoating:** Geforscht wird an Substanzen, die verhindern, dass sich das Virus seiner Hülle entledigt, wenn es schon an der menschlichen Zelle angedockt hat.
- **Hemmer der Integration der Virus-DNS:** Die Substanzen würden verhindern, dass HIV-DNS in die menschliche Zelle eingefügt wird, nachdem die HIV-RNA von der reversen Transkriptase in DNA umgeschrieben ist

ART meint, dass generell eine Antiretrovirale Therapie durchgeführt wird. HAART bedeutet «Highly Active Antiretroviral Therapy» und umschreibt die übliche Dreierkombination. Mega-HAART bedeutet, dass mehr als fünf Substanzen eingesetzt werden, meist, wenn die Standardtherapien nicht wirken – umschrieben wird dies auch als «Rettungstherapie».
Die Kombinationstherapien sind wirkungsvoll. Ihr Einsatz bewirkt – gemäss einer vom Schweizerischen Nationalfonds finanzierten Studie von 2003 – eine 87-prozentige Senkung des Risikos, eine opportunistische Krankheit zu entwickeln (siehe Text 01) oder zu sterben.
Die Medikamente haben aber auch Nebenwirkungen. Sowohl die Reversen Transkriptase- als auch die Proteasenhemmer können zu einer Erhöhung der Blutfettwerte führen. Dies begünstigt die Gefässverhärtung und kann somit zu einem Herzinfarkt oder Hirnschlag beitragen. Als weitere Folge können sie eine Lipodystrophie – eine Fettumlagerung im Körper – zur Folge haben. Auch Wechselwirkungen mit anderen, nicht HIV-Arzneimitteln können entstehen.

Ein wichtiges Thema ist die Medikamententreue. Weil die Substanzen unterschiedliche Abbauzeiten haben, ist die verlässliche Einnahme wichtig. Dies stellt – auf Jahre hinaus gesehen – hohe Anforderungen an die Patientinnen und Patienten. Aus diesem Grund wird – ähnlich der Entwicklung bei Diabetes – an «Once daily»- oder gar «Once weekly»-Präparaten gearbeitet.
Betreffend Therapiebeginn galt anfänglich die «Hit hard and early»-Strategie – eben frühes und hartes Zuschlagen mit mehreren Substanzen. Wann welche Behandlung gewählt wird, hängt allerdings von der Zahl Virenkopien im Blut und der Unterversorgung mit CD4-Helferzellen ab (siehe Text 04). Inzwischen gilt daher vornehmlich die «Hit hard but only when necessary»-Methode. Nicht zuletzt aus Kostengründen sollen zudem Therapieunterbrüche möglich sein, wenn die Virenmenge stabil tief ist (siehe Text 27).
Ein Problem für die Behandlung mit HIV-Medikamenten sind die Resistenzenbildungen durch Mutationen – genetische Anpassungen – des Virus. Sie können dann entstehen, wenn Medikamente nicht in der vollen Dosis eingenommen werden. Ist die Virusvermehrung durch eine gut wirksame Kombinationstherapie vollständig unterdrückt, entstehen in der Regel keine Resistenzen. Allerdings ist es auch so, dass Personen mit einem speziellen Stoffwechsel unterdosiert sein können. Bis jetzt erfolglos wird auch an einem Impfstoff gegen HIV gearbeitet (siehe Text 12).

23 Selbsthilfeorganisationen

Hilf dir selbst!

HIV hat schwerwiegende Folgen für das Leben der Betroffenen. Es ist – mit rund 23 000 Infizierten in der Schweiz, immerhin einer Kleinstadt – aber auch eine schweigende Krankheit. Nicht zuletzt haben wirksame Medikamente (siehe Text 22) in vieler Hinsicht für manche Betroffene wieder ein fast normales Leben möglich gemacht. 70 Prozent der Menschen mit HIV in der Schweiz arbeiten und sind so weit integriert, scheuen sich aber gerade deshalb vor einem Coming-out (siehe Text 03).
Vielleicht ist das der Grund, dass Selbsthilfeorganisationen im Bereich HIV in der Schweiz so dünn gesät sind. Gerade einmal sechs Adressen listet die Aids-Hilfe Schweiz auf ihrer Homepage auf – nebst zwölf Behandlungszentren, zehn Wohnprojekten, fünf Aidsseelsorgeangeboten, drei Institutionen im Bereich Aids und Kind, vier HIV-Sprechstunden für Kinder, fünf Beratungsstellen für versicherungsrechtliche Fragen und einer Partnervermittlungsstelle.

In Bern ist es die «Selbsthilfegruppe» (c/o Aids-Hilfe Bern, mail@aidshilfe-bern.ch), in Genf die PVA (www.mypage.bluewin.ch/pva, Rue de Pacquis 35; Bürozeiten jeden Nachmittag, am Montagabend wird gekocht), in Lugano ebenfalls PVA (aiutoaidsticino@bluewin.ch) und in Lausanne «Sid'action» (www.sidaction.ch, Brunchs jeden zweiten Sonntagmittag im Monat). «actHIV» in Zürich (vormals www.actihiv.ch) wurde im Sommer 2005 stillgelegt. Dies gilt auch für die vormalige Organisation «People With Aids» (PWA) Schweiz. Einen guten Auftritt macht unter www.hivkontakt.unizh.ch eine Studentin im fünften Jahr an der Uni Zürich. Organisiert wird jeweils ein Essen Anfang Semester zum Kennenlernen.

Eine Studiengruppe am Institut für Sozialmedizin und Prävention der Universität Lausanne studierte 2001 die Bedürfnisse der Menschen mit HIV in der Schweiz mit 62 Befragungen von Betroffenen, Angehörigen und Fachleuten. Sie kam unter anderem zum Schluss, dass das Beratungsangebot ziemlich gut sei.

Bezüglich Selbsthilfeorganisationen stellte sie fest: «Die Vereinigungen und Selbsthilfegruppen von Menschen mit HIV/Aids decken den Bedarf nach Unterstützung nur teilweise ab. Diese Gruppen sind manchmal spezifisch (Zusammentreffen von drogenabhängigen oder von schwulen Leuten). Oft entwickelt sich eine wenig motivierende Dynamik, die eher den Leuten Unterstützung bietet, denen es am schlechtesten geht.»

Das werfe die Frage nach professioneller Begleitung solcher Gruppen neu auf. «Hilf dir selbst, sonst hilft dir keiner», heisst es. Offenbar wird der Begriff Selbsthilfe im Bereich HIV etwas zu wörtlich aufgefasst. Etwas Licht am Horizont tauchte 2006 mit der Gründung der Selbsthilfeorganisation «LHIVE» mit der gleichnamigen Internetseite auf.

24 Sexuelle Orientierung und Risikogruppen

Häufig die Krankheit der Schwachen

Eine «Schwulenseuche» ist HIV definitiv nicht. Betroffen waren Männer, die mit Männern Sex haben, aber immer stark. In den Anfängen von HIV ebenfalls hoch war der Anteil drogeninjizierender Personen (siehe Text 26). Dies ist auch so in Ländern, wo sich HIV eher «neu» verbreitet – in Osteuropa, Russland und in China (siehe Text 11). Seit den 1990er-Jahren ist der heterosexuelle Anteil an den neu diagnostizierten Fällen in der Schweiz am grössten. Seit 1997 liegt er über der Hälfte. Bei Neuinfektion im Jahr 2006 waren es rund 46 Prozent.

Gleichwohl, angesichts eines Anteils homosexueller Männer von 2,8 Prozent oder homosexuell Empfindender von 5 Prozent – je nach Studie – ist der Anteil der Neuinfektionen durch sexuelle Kontakte zwischen Männern mit ebenfalls geschätzten 39 Prozent hoch. Ausserdem nahmen bei den homosexuellen Kontakten die positiven HIV-Tests im Jahr 2006 wie schon im Vorjahr deutlich zu – bei den anderen Gruppen ab. Gründe für den überproportional hohen Anteil Infektionen unter Homosexuellen sind das hohe Übertragungsrisiko beim ungeschützten Analverkehr (siehe Text 28) sowie der generelle Trend zu risikoreicherem Verhalten (siehe Text 09).

So präsentiert sich die Statistik über die HIV-Neuinfektionen 2006 in der Schweiz (732 Neuinfizierte, soweit überhaupt getestet natürlich) wie folgt: 46 Prozent heterosexuelle Kontakte, 39 Prozent homosexuelle Kontakte, 8 Prozent Drogeninjektion, Andere 7 Prozent. Die Anteile Mutter-Kind-Übertragungen und Bluttransfusionen/-produkte liegen rechnerisch je unter einem Prozent.

Wenig weiss man in der Schweiz über lesbische und bisexuelle Frauen und HIV. Nur bei einem Drittel der positiven HIV-Testergebnisse bei Frauen stehen nähere Angaben zum Ansteckungsweg zur Verfügung, und man weiss nicht, ob jede HIV-positive Frau ihre sexuelle Orientierung offen darlegt. Soweit ersichtlich, stehen bei den HIV-Infektionen bei Lesben und bisexuellen Frauen 50 Prozent in Zusammenhang mit Drogeninjektion und 40 Prozent mit ungeschütztem Sex mit Männern. Ein kleiner Anteil betraf Bluttransfusionen vor 1985. Sex zwischen Frauen scheint weitgehend ungefährlich zu sein.

Gut bekannt sind hingegen die Infektionswege nach Geschlechtern: Bei den Männern waren es 2001 heterosexueller Geschlechtsverkehr (38 Prozent), sexuelle Kontakte zwischen Männern (35,2) und Drogeninjektion (18,6) sowie «übrige» (7,5). Bei den Frauen lag der Anteil derer, die durch heterosexuellen Geschlechtsverkehr angesteckt wurden, bei 80,2 Prozent, dann noch Drogeninjektion (10,5) sowie 9,3 Prozent «übrige». Immerhin sagt die Aids-Hilfe Schweiz dazu, dass die meisten HIV-Infektionen durch Seitensprünge in «feste» Beziehungen getragen würden – für Frauen also ein erhebliches Risiko. Noch etwas kann man sagen: Von den positiven Tests bis Ende 2002 betrafen 68,9 Prozent Schweizerinnen und Schweizer. Der Anteil Ausländerinnen und Ausländer unter den HIV-Infizierten ist also überproportional hoch. Und unter diesen haben die Frauen den grösseren Anteil.

Das deckt sich mit internationalen «Vulnerabilitätsstudien», die Aussagen darüber machen, welche Bevölkerungsgruppen am anfälligsten für HIV sind. Generell kann man sagen, dass der Anteil der Frauen mit HIV global höher liegt als in der Schweiz. Ende 2005 waren es nämlich 17,5 von 40,3 Millionen HIV-Infizierten – eingeschlossen 2,3 Millionen Kinder unter 15 Jahren. Lässt man die Kinder weg, ergibt sich ein Frauenanteil von 46 Prozent.

Überhaupt leben 90 Prozent der HIV-Betroffenen in Entwicklungsländern. Eine Studie am Wissenschaftszentrum Berlin für Sozialforschung von 1998, die diverse Studien zusammenfasste, machte unter vielen anderen folgende Aussagen:

- Personen mit tieferen Einkommen erhielten eher HIV, vielleicht weil sie sich ein risikoarmes Verhalten weniger aneignen konnten.
- Die HIV-Infektionsraten steigen mit sinkendem Bildungsniveau, und tiefe Bildung der Mütter hängt zusammen mit einer hohen Häufigkeit HIV-positiver Kinder.
- Ethnizität ist ein «Risikofaktor» – Schwarze erkrankten 6,5 Mal und Hispanier 4 Mal häufiger an Aids als Weisse gemäss einer Studie aus Vancouver 1997.
- In den USA waren HIV-betroffene Frauen mit höherer Wahrscheinlichkeit arm, gehörten einer ethnischen Minderheit an oder zählten zu den Drogengebraucherinnen.
- In Thailand spielen Frauen, die als Sexworkerinnen arbeiten müssen, eine Schlüsselrolle bei der Verbreitung von HIV.

25 Sexworking und HIV

Hohem Risiko ausgesetzt

Rund 14 000 Frauen gehen in der Schweiz der Prostitution nach. Hochrechnungen von Stichproben sagen ausserdem, dass etwa 350 000 Männer jedes Jahr wenigstens einmal eine Prostituierte aufsuchen – fast jeder fünfte Mann zwischen 20 und 65 ein Mal. Man geht von einem Jahresgesamtumsatz von 3,5 Milliarden Franken aus. Die Zahl der Kontaktbars, Salons und Clubs hat 2005 zugenommen.

Angesichts des hohen Risikos, dem Frauen ausgesetzt sind – über 80 Prozent der HIV-Neuinfektionen bei Frauen waren im Jahr 2001 auf heterosexuelle Kontakte zurückzuführen (siehe Text 24) –, lohnt sich also der Präventionsaufwand, zumal viele Sexworkerinnen Ausländerinnen und Migrantinnen sind. Ausländerinnen in der Schweiz erreichten 2002 gar einen 64,6-Prozent-Anteil aller HIV-positiven Frauen.

Ohne spezifische Ausrichtung auf ausländische Sexworkerinnen bieten die Institutionen «Frauenbus» sowie «Isla Victoria» in Zürich, «Mascara» in Bern oder «Maria Magdalena» in St. Gallen Unterstützung. Die Aids-Hilfe Schweiz wirkt bei drei Projekten bezüglich Sexworking mit – beim Angebot Aidsprävention im Sexgewerbe (APiS) für Sexworkerinnen aus dem Ausland, dem Projekt «Don Juan», das sich an Freier richtet, sowie bei «Male Sex Work» für Männer, die sich prostituieren.

Bei APiS leisteten 2005 30 Mediatorinnen in 14 Regionen rund 16 000 Kontakte mit ausländischen Sexworkerinnen. Es wurden Gespräche geführt und Kondome abgegeben. Der überwiegende Teil kam aus Mittel- und Südamerika sowie Zentral- und Osteuropa, der geringere aus Afrika sowie Asien.

Vielfach halten sich die Frauen drei Monate mit einem Touristenvisum in der Schweiz auf. Das Bildungsniveau ist unterschiedlich. Einige sind keiner Fremdsprache mächtig. Die grosse Konkurrenz führt zu sinkenden Preisen. Im Fall sexuellen Missbrauchs werden aus Angst kaum polizeiliche Anzeigen getätigt. Dazu kommt der Zwang zum Alkoholkonsum. Der Druck, es «ohne» zu machen, ist verbreitet. Entsprechend ganz oben auf der Liste der Gesprächsthemen rangierten 2005 HIV, Aids und sexuell übertragbare Krankheiten sowie allgemein Gesundheitsthemen.

Im Rahmen von «Don Juan» wurden – bei kleinerem Aufwand – gut 4000 Männer angesprochen – dabei verweigerten 28 Prozent das Gespräch, 17,5 Prozent brachen es frühzeitig ab. Im Projekt geht es darum, das Präventionsbewusstsein zu steigern. Die Aussagen der Männer weichen von denen der Frauen ab – nur eine Minderheit gab an, ungeschützte Sexualkontakte zu praktizieren.

Männliche Sexarbeiter sind einer grossen Ablehnung durch die Gesellschaft ausgesetzt. Ungefähr zehn Prozent üben Beschaffungsprostitution für Drogen aus. Es gibt einen Anteil männlicher Sexworker ohne psychosoziale Probleme. Viele aber sind nicht einmal krankenversichert. Auch hier ist die Szene bestimmt von grossen Wechseln. Viele Männer, etwa aus Russland, arbeiten unter dem Druck des nicht geregelten Aufenthalts. Es gibt zwischen 1000 und 2500 Sexworker in der Schweiz.

26 Spritzenabgabe und HIV

Politiker verhinderten lange Zeit Spritzenabgabe

Das Risiko, sich beim Spritzentausch mit HIV zu infizieren, liegt viel höher als bei ungeschütztem Sexualkontakt, weil Blut am meisten Viren enthält (siehe Text 28). Noch immer lag der Anteil derer, die sich 2005 bei der Drogeninjektion mit HIV infiziert hatten, bei elf Prozent. Das war nicht immer so. Bis Mitte der 1990er-Jahre war Drogeninjektion nebst homosexuellen Kontak-

ten der häufigste Übertragungsweg. Erst seit 1995 liegt der Anteil HIV-Infektionen durch heterosexuelle Sexualkontakte an vorderster Stelle.
So steckten sich vor allem in den 1980er-Jahren viele injizierende Drogengebraucherinnen und -gebraucher mit HIV an. Viele von ihnen starben in der Folge an Aids. Damals waren noch nicht in jeder grösseren Ortschaft saubere Spritzen im Automaten erhältlich.
In den meisten Städten – Zürich, Bern, Basel oder St. Gallen – verboten bürgerliche Politiker lange Zeit die Spritzenabgabe in der Meinung, durch dieses Vorgehen den Drogengebrauch einzudämmen. Verbot und polizeiliche Verfolgung waren bis 1990 vielerorts die einzigen Massnahmen der Drogenpolitik. Dies führte in den meisten Schweizer Städten zu einem grossen Drogenelend. In Zürich war es der «Needlepark» beim Platzspitz, von dem die Bilder um die Welt gingen.
1991 gründeten Ärztinnen, Ärzte und Drogenfachleute in Zürich die Arbeitsgemeinschaft für risikoarmen Umgang mit Drogen. Auch in andern Städten veränderte sich die Drogenpolitik langsam. In St. Gallen schufen Fachleute und Politiker ein «Viersäulenmodell», das aus Spritzen, Methadon- sowie später der staatlich kontrollierten Heroinabgabe bestand, wobei die Repression bis heute beibehalten wurde, da der Besitz von Heroin und Kokain auch zum eigenen Gebrauch unter Strafe steht.
Dieses Modell ist bis heute an den meisten Orten gültig. Oft geht dabei die Spritzenabgabe mit einem Beratungsangebot einher. Insgesamt konnte die Drogeninjektion als Übertragungsweg in der Schweiz und vielen umliegenden Ländern auf diese Weise eingedämmt werden. In Russland und China, wo seit 1990 der Drogengebrauch stark zugenommen hat, und in asiatischen Ländern steht die Drogeninjektion bei der HIV-Übertragung noch immer im Vordergrund. Inzwischen nimmt aber auch dort der Anteil heterosexueller Übertragungen zu.

27 Therapieunterbrüche

Wünschenswert, aber derzeit nicht empfohlen

Auch wenn die antiretroviralen Kombinationstherapien nach 1996 mit grossem Erfolg eingesetzt wurden (siehe Text 22), so bedeutete eine Infektion mit HIV aber doch, lebenslang Medikamente einnehmen zu müssen. Heute scheint es so, dass Therapieunterbrüche in Zukunft möglich sein werden.

Eine Studie der Universität Genf mit 430 HIV-Patienten in der Schweiz, in Thailand und Australien kam 2006 zum Ergebnis, dass Behandlungspausen im Schnitt von vier Monaten, maximal aber bis zu zwei Jahren zu keinen Nachteilen geführt hatten. Mit einer Senkung der Behandlungskosten um 40 bis 50 Prozent rechneten die Forscher. Nach wie vor müssten aber bei einem Unterbruch alle drei Monate die Zahl der CD4-Zellen (siehe Text 04) überprüft werden.
Mit einer Pillenpause verbunden ist die Hoffnung, dass sich der Körper von Nebenwirkungen erholen, aber je nachdem auch, dass resistente Formen von HIV wieder verschwinden könnten und das Virus wieder zu einem ursprünglichen Typ zurückfindet. Geprüft wurde auch, ob mit verschiedenen kleineren Unterbrüchen die Abwehrkräfte angeregt werden können, so dass im späteren Verlauf das Immunsystem des Patienten das HIV-Virus allein unter Kontrolle hält.
Eine andere Studie untersuchte Therapieunterbrüche bei knapp 6000 Personen in 33 Ländern. Sie wurde frühzeitig abgebrochen, weil in der Gruppe mit Therapiepausen deutlich mehr Patienten verstarben als in der normal behandelten Gruppe. Dabei verschieden die Betroffenen nicht an den Folgen der Immunschwäche, sondern oft wegen Herzinfarkten. Vermutet wird, dass die HIV-Infektion selbst durch die chronische Aktivierung des Immunsystems das Fortschreiten der Arteriosklerose und somit das Herzinfarktrisiko fördert.
Durch diese Resultate und die Tatsache, dass die neueren Medikamente seltener und schwächere Nebenwirkungen verursachen, geht der Trend nun wieder in Richtung möglichst früher Therapiebeginn. Der Hoffnungsschimmer, mittels Therapieunterbrüchen einerseits die Langzeitnebenwirkungen und anderseits die Kosten zu senken, ist wieder ein wenig verblichen.
Eine andere Strategie, die 2002 erstmals am Kantonsspital St. Gallen erprobt und seitdem in zahlreichen weltweiten Studien weiterentwickelt wurde, ist die Mono-Erhaltungstherapie. Wenn die erste Hürde einer HIV-Therapie – die Viruskonzentration auf nicht nachweisbare Werte zu drücken – erreicht ist, so genügt offenbar diese Behandlung mit nur einem Medikament. Diese Methode muss aber noch in grösseren Studien überprüft werden.
Gerade hinsichtlich der globalen Medikamentenversorgung wären Therapieunterbrüche wünschbar und ist das Kostenargument zentral. Als «Seuche der dritten Welt» wird HIV inzwischen bezeichnet, weil dort 90 oder mehr Prozent aller HIV-Infizierten leben. Sechs bis sieben Millionen Menschen wären in Afrika dringend auf antiretrovirale Medikamente angewiesen, so Médecins Sans Frontières bereits im Jahr 2005. Nur eine Million hatten Zugriff.
Die in Europa bezahlten Kosten für eine HIV-Therapie von rund 2000 Franken im Monat sind global nicht erschwinglich. Firmen wie etwa die schweizerische Roche haben zwar ein gestaffeltes, auf die Wirtschaftskraft verschiedener Länder bezogenes Preissystem. Ihr wird aber vorgeworfen, dass sie damit Generika etwa aus Indien unterbieten wolle (siehe Text 15).

Der Slogan «One world, one hope», der bereits an der 11. Weltaidskonferenz 1996 geprägt wurde, als die ersten Kombinationstherapien auf den Markt kamen, so scheint es vorderhand, lässt sich nur umsetzen, wenn Generika verbreiteter werden und die Patentbarrieren oder Lizenzgebühren fallen.

28 Übertragungswege

Blut, Sperma und Scheidenflüssigkeit sind infektiös

HIV ist in allen Körperflüssigkeiten einer HIV-positiven Person enthalten, aber nicht überall in gleich hohem Mass, was dazu führt, dass unterschiedliche Infektionsgefahr besteht. Blut hat die höchste HIV-Konzentration, Samenflüssigkeit die zweit- und Scheidenflüssigkeit die dritthöchste Menge.

Muttermilch, Speichel, Urin und Kot sowie Schweiss und Tränen enthalten auch HIV-Viren, aber in so geringen Mengen, dass man sich darob nicht anstecken kann. Muttermilch bedeutet aber eine Ansteckungsgefahr für Babys, weil die ein viel schwächeres, noch nicht ausgebildetes Immunsystem haben.

Kriterien für eine mögliche Ansteckung bei Blut, Samen-, Scheidenflüssigkeit: Die infizierte Flüssigkeit der Person, die HIV überträgt – der «Indexperson» – muss direkt ins Blut oder auf die Schleimhaut der neu infizierten Person gelangen. Je mehr Körperflüssigkeit und je länger der Kontakt, desto grösser ist die Ansteckungswahrscheinlichkeit. Je aggressiver das Virus – denn es gibt verschiedene Typen – und je schwächer das eigene Abwehrsystem, desto eher eine Ansteckung.

Angegeben werden die folgenden Infektionswahrscheinlichkeiten – zum einen wenn man HIV-infizierten Gegenständen ausgesetzt ist: sehr tiefe Stich- oder Schnittverletzungen 16 zu 1, frische Blutspuren auf dem verletzenden Instrument oder verletzende Kanüle oder Nadel, die zuvor in einer Vene oder Arterie platziert war, 5 zu 1. Daraus ist ersichtlich, dass das Ansteckungsrisiko etwa beim Tausch nicht sterilen Injektionsmaterials für den Drogenkonsum sehr gross ist (siehe Text 26).

Die Infektionswahrscheinlichkeiten bei ungeschützten Sexualkontakten sind die folgenden: ungeschützter rezeptiver (erhaltender) Analverkehr mit bekannt HIV-positivem Partner im Schnitt 0,82 Prozent; ungeschützter rezeptiver Analverkehr mit Partner mit unbekanntem HIV-

Serostatus 0,27 Prozent; ungeschützter insertiver (eindringender) Analverkehr mit Partner mit unbekanntem HIV-Serostatus 0,06 Prozent, ungeschützter rezeptiver Vaginalverkehr 0,05 bis 0,15 Prozent; ungeschützter insertiver Vaginalverkehr 0,03 bis 5,6 Prozent – soweit die Zahlen, die von www.hiv.net veröffentlicht wurden.

Diese statistischen Risikoeinschätzungen bedeuten jedoch nicht, dass die Safer-Sex-Regeln nicht mehr gelten. Denn diese Angaben sind Mittelwerte, je nach Konstitution der negativen und je nach Virenbelastung der positiven Person können sie abweichen. Man kann daraus aber immerhin lernen:

- Am riskantesten ist rezeptiver Analverkehr.
- Analverkehr ist generell riskanter als Vaginalverkehr.
- Frauen haben beim Vaginalverkehr in «diskordanten Beziehungen» – der Mann ist HIV-positiv, sie ist -negativ – wahrscheinlich das grössere Grundrisiko als im umgekehrten Fall – also wenn der Mann negativ ist und die Frau positiv. Dies hängt damit zusammen, dass bei der Frau die Schleimhautfläche grösser ist und dass infiziertes Sperma auf der Scheidenschleimhaut länger vorhanden bleibt, während infizierte Scheidenflüssigkeit auf dem Penis des Mann eher rasch abgewischt wird.
- Je nach Konstellation kann das Risiko für den Mann aber höher sein. Und: Es trifft zu, dass beschnittene Männer ein noch geringeres Risiko haben. Schliesslich entstand die Beschneidung als kulturelles Phänomen aus hygienischen Gründen.

Grundsätzlich ist das Risiko bei den ersten Sexualkontakten mit einer HIV-positiven Person höher und sinkt dann mit der Zeit – zum Teil deshalb, weil der nicht infizierte Partner eine Immunantwort gegen HIV aufbaut, die ihn teilweise schützt.

Bei oralem Sex ist die Übertragungswahrscheinlichkeit gering. Beschrieben sind Einzelfälle von Übertragungen, insbesondere bei der Aufnahme von Sperma in den Mund.

Das heisst im Weiteren konkret:

- Beim Tausch und gegenseitigen Einführen ungereinigten Sexspielzeugs kann es zu Übertragungen entweder durch Sperma oder Scheidenflüssigkeit kommen.
- Alle anderen Formen – Oralsex und auch das Einführen von Finger(n), Hand oder Faust in Vagina oder Anus – sind ungefährlich, wenn keine Verletzungen an Haut oder Schleimhäuten vorliegen – was aber umso eher eintritt, je härter die Praxis ist.
- Vorsicht ist geboten bei Menstruationsblut.

29 Zwangstest und Screening

Testen freiwillig

In der Schweiz wird niemand zwangsgetestet. Dies gilt insbesondere bei Arbeitsverhältnissen (siehe Text 10). Ende 2003/Anfang 2004 machte das Bundesamt für Gesundheit den Vorschlag, Asylsuchende im Rahmen der Grenzsanitarischen Untersuchung auf HIV zu testen. Dies ist allerdings nicht obligatorisch und verbunden mit einer Beratung. Auf eine Interpellation der Parlamentarierin Ruth Genner rechtfertigte sich der Bundesrat: «Bei den Vorschlägen des BAG ging es um eine verbesserte Aidspräventionsarbeit, nicht aber um eine obligatorische Testung von Asylsuchenden.»
Es bestehe ein Konsens, dass der HIV-Test an sich keine präventive Wirkung habe, dass aber das Angebot einer Testmöglichkeit, verbunden mit Information über Aids und Beratung vor und nach dem Test das Verhalten der Menschen zur Vermeidung einer HIV-Infektion beeinflusse. Die Aidsprävention in der Schweiz beruht folglich auf einer «Lernstrategie»: Jeder und jede soll sich selbst schützen. Dies setzt voraus, dass die Bevölkerung über das notwendige Wissen zu Aids verfügt und die Risiken und Schutzmöglichkeiten kennt.
Unterstützt wird die Politik bezüglich Asylsuchenden von der Eidgenössischen Kommission für Aidsfragen (Ekaf). Sie empfahl in einer Stellungnahme dem Bundesamt für Flüchtlinge den Ausbau der Prävention und die Möglichkeit für Asylsuchende zum freiwilligen Test und hielt fest: «Das Testresultat darf aber unter keinen Umständen den Asylentscheid beeinflussen.»
In der Schweiz gilt überdies, dass für Asylsuchende mit HIV die Wegweisung nur zumutbar ist, wenn die Therapie im Herkunftsland verfügbar und möglich ist. Dies entspricht in allen andern Fällen einer vorläufigen Aufnahme. Ausdrücklich äusserte sich die Ekaf zu den Befürchtungen, dass diese Praxis eine erhöhte Zuwanderung HIV-positiver oder an Aids erkrankter Menschen zur Folge haben könnte. Das Beispiel Frankreich zeige, dass ein solcher Sogeffekt nicht zu erwarten sei, hielt die Ekaf fest.
Screening-Untersuchungen – die Reihentestung eines bestimmten Bevölkerungsteils ohne Vorliegen eines Verdachtsmoments also – sind ebenfalls kein Thema. Dagegen sprach sich die Ekaf aus Kostengründen und wegen der zu geringen präventiven Wirkung aus. Empfohlen wird der Test aber Personen mit einer Geschlechtskrankheit sowie schwangeren Frauen, um die Übertragung auf das Kind zu vermeiden. In der Schweiz soll die freiwillige HIV-Testung und -Beratung weiterhin optimiert werden.

Adressen und Medien

Nationale Adressen Schweiz

- **Aids-Hilfe Schweiz,** Konradstrasse 20, 8005 Zürich, Tel. 044 447 11 11, Fax 044 447 11 12, www.aids.ch, aids@aids.ch
- **Bundesamt für Gesundheit BAG,** Schwarzenburgstrasse 165, Postfach, 3003 Bern, Tel. 031 322 21 11, Fax 031 323 37 72, www.bag.admin.ch
- **Stiftung Aids & Kind,** Seefeldstrasse 219, 8008 Zürich, Tel. 044 422 57 57, Fax 044 422 62 92, www.aidsundkind.ch, info@aidsundkind.ch
- **LHIVE,** 4434 Hölstein, Tel. 061 951 22 88, www.lhive.ch, lhive@bluewin.ch

Regionale Aids-Hilfen Schweiz

- Aids-Hilfe **Aargau**, Entfelderstrasse 17, 5000 Aarau, Tel. 062 824 44 50, Tel. 062 824 30 50 (anonyme Beratung), Fax 062 824 44 09, info@safersex.ch, www.safersex.ch
- **Appenzell**, Fachstelle für Aids- und Sexualfragen, Tellstr. 4, 9001 St. Gallen, Tel. 071 223 68 08, Tel. 071 223 38 68 (Beratung), Fax 071 223 66 07, ahsga@hivnet.ch, www.hivnet.ch/ahsga
- Aids-Hilfe beider **Basel,** Clarastrasse 4, 4058 Basel, Tel. 061 685 25 00, Fax 061 685 25 01, info@ahbb.ch, www.ahbb.ch
- Aids-Hilfe **Bern**, Monbijoustrasse 32, 3011 Bern, Tel. 031 390 36 36 (deutsch), Tel. 031 390 36 38 (französisch), Fax 031 390 36 37, mail@ahbe.ch, www.ahbe.ch
- **Fribourg**, Empreinte, bd de Pérolles 57, 1700 Fribourg, Tel. 026 424 24 84, Fax 026 424 24 83, empreinte@tremplin.ch, www.tremplin.ch
- **Genève**, Dialogai, 11-13, rue de la Navigation, 1201 Genève, Tel. 022 906 40 40, Fax 022 906 40 44, info@dialogai.org, www.dialogai.org
- Groupe sida **Genève**, 17, rue Pierre-Fatio, 1204 Genève, Tel. 022 700 15 00, Fax 022 700 15 47, info@groupesida.ch, www.groupesida.ch
- Aids-Hilfe **Graubünden**, Lürlibadstrasse 15, 7000 Chur, Tel. 081 252 49 00, info@aidshilfe-gr.ch, www.aidshilfe-gr.ch
- Groupe Sida **Jura**, route de Porrentruy 6, 2800 Delémont 1, Tel. 032 423 23 43, Fax 032 423 23 76, contact@gsj.ch, www.gsj.ch
- **Liechtenstein**, Fachstelle für Sexualfragen und HIV-Prävention, Im Malarsch 4, Postfach 13, FL-9494 Schaan, Tel. 00423 232 05 20, Fax 00423 233 25 20, welcome@fa6.li, www.fa6.li
- Aids-Hilfe **Luzern**, Wesemlinrain 20, 6006 Luzern Tel. 041 410 69 60, Fax 041 410 68 48, info@aidsluzern.net, www.aidsluzern.net

- Groupe Sida **Neuchâtel**, Grand-Rue 18, 2034 Peseux
  Tel. 032 737 73 37, Fax 032 737 73 39, gsn@ne.ch, www.info-sida.ch
- Aids-Hilfe **Thurgau-Schaffhausen**, Rathausbogen 15, 8200 Schaffhausen
  Tel. 052 625 93 38, Fax 052 625 93 39, info@aidshilfe.ch, www.aidshilfe.ch
- **Schwyz**, Fachstelle für Aids-Fragen, Gotthardstrasse 31, 6410 Goldau
  Tel. 041 859 17 27, Fax 041 859 17 29, aidsfragen.schwyz@spd.ch, www.spd.ch/aidsfragen
- **St. Gallen**, Fachstelle für Aids- und Sexualfragen, Tellstrasse 4, 9001 St. Gallen
  Tel. 071 223 68 08, Tel. 071 223 38 68 (Beratung), Fax 071 223 66 07,
  ahsga@hivnet.ch, www.hivnet.ch/ahsga
- **Thurgau**, Fachstelle Aids und Sexualpädagogik TG, Zeughausstrasse 16, Postfach 28,
  8500 Frauenfeld, Tel. 052 722 30 33, Fax 052 720 46 33, info@aidshilfe.ch, www.aidshilfe.ch
- Aiuto Aids **Ticino**, Via Baguti 2, 6904 Lugano, Tel. 091 923 80 40, Tel. 091 923 17 17
  (consultazione anonima), Fax 091 923 80 41, aiutoaidsticino@bluewin.ch
- Antenne Sida du **Valais romand**, 14, rue des Condémines, 1950 Sion, Tel. 027 322 87 57,
  Fax 027 322 99 73, antenne.sida@vsnet.ch, www.antenne.sida.vsnet.ch
- Aids-Hilfe **Oberwallis**, Alte Spittelgasse 2, 3930 Visp, Tel. 027 946 46 68,
  info@aidsvs.ch, www.aidsvs.ch
- **Vaud**, Point Fixe, av. Gare 17, 1003 Lausanne, Tel. 021 320 40 60, Fax 021 311 07 18,
  info@pointfixesida.ch, www.pointfixesida.ch
- Fachstelle Aids-Hilfe **Zug**, Zeughausgasse 9, 6300 Zug
  Tel. 041 710 48 65, Fax 041 710 48 74, aidsinfo@zugernet.ch, www.zug.ch/aidshilfe
- **Zürcher** Aids-Hilfe, Birmensdorferstrasse 169, 8003 Zürich
  Tel. 044 455 59 00 (Telefonberatung Montag bis Freitag, 14 – 17 Uhr), Fax 044 455 59 19,
  mail@zah.ch, www.zah.ch
- Aids-Infostelle **Winterthur**, Technikumstrasse 84, 8401 Winterthur
  Tel. 052 212 81 41, Fax 052 212 80 95, info@aidsinfo.ch, www.aidsinfo.ch

Internationale Adressen

- **Deutsche AIDS-Hilfe e.V.,** Bundesgeschäftsstelle, Dieffenbachstrasse 33, DE-10967 Berlin,
  Tel. 0049 (030) 69 00 87-0, Fax 0049 (030) 69 00 87-42,
  dah@aidshilfe.de, www.aidshilfe.de
- **Bundeszentrale für gesundheitliche Aufklärung,** Ostmerheimer Strasse 220, DE-51109 Köln,
  Tel. 0049(0)221 8992-0, Fax 0049(0)221 8992-300, poststelle@bzga.de, www.bzga.de
- **Aids Hilfe Wien (Die Aidshilfen Österreichs),** Aids Hilfe Haus, Mariahilfer Gürtel 4,
  AT-1060 Wien, Tel. 0043 (01) 599 37, wien@aids.at, www.aids.at

Internet-Links

de.wikipedia.org/wiki/aids Informative Seite zu Aids mit vielen Hinweisen und Links
www.aids.ch Aids-Hilfe Schweiz
www.aidsfinder.org Deutschsprachige und internationale Informationen zu HIV und Aids
www.aidsfocus.ch Schweizerische Fachplattform HIV Aids und internationale Zusammenarbeit
www.aidshilfe.de Deutsche Aids-Hilfe
www.aidshilfen.at Österreichische Aids-Hilfe
www.aids-info.net Plattform der deutschsprachigen Aidskritiker
www.aidsundkind.ch Stiftung Aids & Kind
www.amorix.ch Nationales Kompetenzzentrum für Bildung und sexuelle Gesundheit
www.bag.admin.ch Bundesamt für Gesundheit Sektion Aids, Bern
www.chat.aids.ch Online-Sprechstunde der Aids-Hilfe Schweiz und Chatraum
www.drgay.ch Interaktive Plattform für Schwule
www.hivnet.ch/ahsga Fachstelle für Aids- und Sexualfragen (Hrsg. der CD «beziehungsweise»)
www.hiv.net Ältester, umfangreichster Informationsdienst zu Aids/HIV
www.hiv.ch Prävention und Behandlungsmöglichkeiten
www.hivlife.de Allgemeine Infoplattform, HIVlife-Magazin
www.livepositive.ch Besser leben mit der Therapie
www.lhive.ch Verein zur Gründung einer nationalen Organisation
von Menschen mit HIV und Aids in der Schweiz
www.pinkcross.ch Schweizerische Schwulen-Organisation
www.infekt.ch P+IPS, HIV und Arbeit
www.rethinkingaids.de Wissenschaftliche und politische Kritik der HIV-Aids-Theorie
www.tschau.ch Mail-Beratung und Jugendinformation
www.workpositive.ch Jobbörse der Aids-Hilfe Schweiz

Bücher

- Aids-Hilfe Schweiz: Leben mit HIV und Aids, Nachschlagewerk, Zürich 2006
- Aids-Hilfe Schweiz/Bundesamt für Gesundheit: Ohne Dings kein Bums. 20 Jahre Aids-Arbeit in der Schweiz, 2005
- Brodkey, Harold: Die Geschichte meines Todes, Rowohlt Taschenbuch, 1998
- Cattacin/Lüthi/Schwitter/Steiner/Zenger: Solidarität und soziale Rechte. Überlegungen ausgehend von der HIV-Aids-Problematik. Edition SGGP, Zürich 2005
- Weinreich, Sonja/Benn, Christoph: Aids – eine Krankheit verändert die Welt, Verlag Lembeck Frankfurt am Main 2003

Dokumentarfilme

- Affären, CH 2003, Schweizerdeutsch, 30 Min., Ciné A.S. Filmproduktion GmbH, ursula.egger@bluewin.ch
- TV-Gesundheitsmagazin «Puls», SF DRS 1.12.2003, Schweizerdeutsch, 36 Min.
- Frauen mit HIV. Ein Film über fünf Einzelschicksale, Paul Riniker, CH 2003, Schweizerdeutsch, 53 Min., Fachberatung, Aids-Hilfe Schweiz
- Stefanie. Das Leben eines aidskranken Mädchens, Paul Riniker, CH 1998, Schweizerdeutsch, 53 Min.
- Steps for the Future. Alltag im südlichen Afrika im Zeichen von HIV/Aids, Fachstelle Filme für eine Welt, CH 2003, e/d/f
- The Ball u.a., acht Kurzfilme, Betroffene im südlichen Afrika, www.filmeeinewelt.ch
- AIDS – Aufbau, Vermehrung und Nachweis von HIV, D 1994, Deutsch, 35 Min.

Spielfilme

- Alive & Kicking (1993)
- An Early Frost (USA 1985)
- Blue (1993)
- Clara et moi (2004)
- Felix (2000)
- Gia – Der Preis der Schönheit (1998)
- Hildes Reise (2003)
- It's My Party (1995)
- Jeffrey – It's just sex (1995)
- Kaffee, Milch und Zucker (1995)
- Leben und Lieben lassen (2001)
- Longtime Companion (1993)
- Mein Bruder Leo (2002)
- Mississippi – Fluss der Hoffnung (1994)
- Philadelphia (1993)
- Ricordare Anna (2004)
- ... und das Leben geht weiter (1993)
- Wer mich liebt, nimmt den Zug (1998)
- Zero Patience (1999)